암 환자를 살리는
항암 보양 식탁

저　　자 : 미이 도시코 三位敏子, 고타카 슈지 小高修司
요　　리 : 다카기 준코 高城順子, 하마다 히로미 浜田ひろみ
사　　진 : 나구모 야스오 南雲保夫, 가와우라 켄지 川浦堅至, 오오이즈미 쇼고 大泉省吾, 오카다 나쓰코 岡田ナツ子
디 자 인 : 다니구치 상상력 공방 谷口純平想像力工房
일러스트 : 오오노 마유미 オオノマユミ
편　　집 : 이토 나오코 伊藤尚子 아라키 노리코 荒木典子

GAN NI MAKENAI YOJO RESHIPI
By MII Toshiko, KOTAKA Shuji, TAKAGI Junko, HAMADA Hiromi
Copyrightt ⓒ 2006 SEKAIBUNKA PUBLISHING INC.
All rights reserved.
Originally published in Japan by SEKAIBUNKA PUBLISHING INC..
Korean translation rights arranged with SEKAIBUNKA PUBLISHING INC., Japan
through THE SAKAI AGENCY and YU RI JANG LITERARY AGENCY.

이 책의 한국어판 저작권은 유·리·장 에이전시를 통한 저작권자와의 독점 계약으로 도서출판 전나무숲에 있습니다.
저작권법에 의해 한국 내에서 보호를 받는 저작물이므로 무단 전재와 무단 복제를 금합니다.

암 환자를 살리는 항암 보양 식탁

미이 도시코 · 고타카 슈지 지음
다카기 준코 · 하마다 히로미 요리 | 윤혜림 옮김

전나무숲

들어가는 글

식양생,
암을 극복하기 위한 첫걸음

    중국에 '민이식위천(民以食爲天)'이라는 말이 있다. 백성은 먹거리를 하늘로 삼는다는 뜻으로, 사람에게는 하루 세끼가 무엇보다 중요하다는 의미이다. 또 '약보불여식보(藥補不如食補)'라 하여 약보다는 음식으로 몸을 돌보는 것이 좋다는 말도 전해 온다. 이 말들이 바로 중국 '식양생(食養生, 음식으로 건강을 관리하여 병을 예방하거나 회복시키는 것) 사상'의 뿌리이자 바탕이다.

    나는 현재 일본에서 생활하면서 해마다 몇 번은 고향인 상하이를 찾는다. 그때마다 부모님은 피곤한 내 안색을 살피고 염려가 되어 여러 가지 음식을 만들어 주신다. 자연산 '자라'를 한 마리 통째 쪄 주시기도 하고 겨울이면 아교와 잣, 호두, 대추 등을 고아서 먹이신다.

    중국인은 대부분 매일 시장에 나가 그날 먹을 식품을 구입한다. 품질을 꼼꼼히 따져서 산 신선한 재료로 정성껏 음식을 만들어 온 가족이 식탁에 둘러앉아 즐겁게 식사하는 것이 중요한 일과이다. 그런데 경제적으로 풍요한 일본인들의 식생활은 중국인들과는 많이 다르다. 일이 바빠서인지 조리를 마친 가공식품을 먹거나 외식을 하는 일이 잦다. 그래서는 식사가 부실해지고 영양이 편중되기 십상이다.

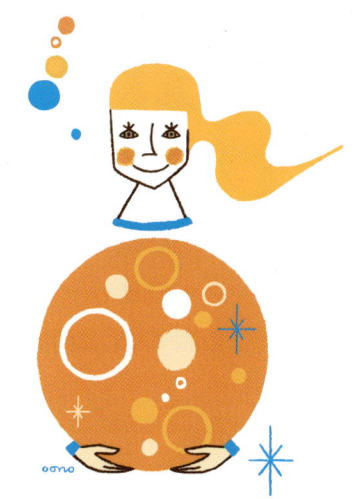

　암은 생활습관병의 하나이다. 특히 식사와 밀접한 관계가 있으므로 만약 암이 생겼다면 지금까지의 식생활을 하나하나 점검해 볼 필요가 있다.
　폐암 말기로 6개월이라는 시한부 삶을 선고받고 나를 찾아온 30대 여성이 있다. 그녀의 시어머님은 "사람은 식물의 생명을 받아 목숨을 이어 간다"며 방금 밭에서 수확한 신선한 채소를 날마다 그녀에게 보내 먹게 했다. 그 후 2년이 지난 지금도 그녀는 건강하게 생활하고 있다.
　인류에게 과제로 주어진 암과의 투쟁은 지금부터가 시작이다. 식양생은 암과 맞서 싸우기 위해 스스로 내딛는 첫걸음이다. 이 책에서는 암 치유를 돕고 환자와 그 가족에게 조금이나마 도움이 되고자 중의학에 근거한 식사요법을 제안한다. 여러분의 건강과 건투를 빈다.

미이 도시코

들어가는 글

식생활 개선,
암과 싸워 이기기 위한 최선의 대책

나는 1971년에 의사가 되었고 1976년부터 국립 암센터 및 모교인 도쿄 치의과 대학 이비인후과에 근무했다. 중간에 잠시 연구를 위해 외국에 다녀오기는 했지만 6년 동안을 두경부(頭頸部) 영역, 즉 빗장뼈(쇄골)부터 위로, 뇌와 안구를 제외한 모든 영역의 암을 치료하는 외과의사로 일했다.

암 환자 치료를 담당하는 동안 나는 여러 차례 사망진단서를 써야 했다. 그런 경험으로 얻은 결론은 "외과의사의 실력보다 환자 자신의 면역력이 병의 증세에 더 많은 영향을 미친다"는 것이었다. 그리고 "인간의 세포에는 개개인 특유의 표식이 되는 단백질이 존재한다"는 면역학자 다다 도미오(多田富雄)의 글을 읽고 그때까지 공부해 왔던 중의학에 더욱 매진하게 되었다. 암 환자 치료에는 저마다 다른 환자의 상태에 맞는 중의학의 진단 치료가 필요하다고 느꼈기 때문이다.

암이 생겼다는 것은 이미 몇 년 동안이나 면역 기능이 저하되어 있었다는 뜻이다. 따라서 약해진 면역 기능을 회복하려면 약에만 의존할 것이 아니라 지금까지의 생활습관을 철저히 반성하고 삶의 방식을 완전히 바꿀 정도의 자기 관리가 필요하다. 면역 기능에는 특히 식생활과 스트레스가 많은 영향을 미친다. 폭음, 폭식과 몸을 차게 하는 음식물을 습관적으로 섭취하는 것은 면역력을 떨어뜨리는 원인이다. 식생활을 바꾸는 것은 암을 치유하는 최선의 대책이자 가장 효과적인 방법이다.

중의학 이론은 서양의학의 지식과 크게 다르거나 완전히 반대되는 경우도 많다. 그러나 중의학은 수천 년간 축적된 임상 결과를 기초로 하고 있다. 독자들이 이 점을 바로 인식하고 암과 맞서 싸울 수 있도록 자신의 체질을 개선하기 바란다.

고타카 슈지

옮긴이의 글

암과 싸워 이길 힘을 길러주는
중의학 식양생 가이드

　암은 누구에게나 두렵고 위협적인 존재이다. 그러나 의학기술의 발달로 암 환자의 생존율은 과거보다 상당히 높아졌고, 사회도 '암 선고'니 '암 판정'이니 하는 암에 대한 절망과 부정적인 표현을 많이 사용하지 않는다. 이제 암 진단을 받았다고 곧장 삶의 끝을 생각하지는 않는다. 긍정적인 자세와 희망으로 암을 이겨내려는 강인한 의지를 보인다. 그런데 이런 투병 의지를 흔들어 놓는 것이 있다. 암 자체의 고통보다 몇 십 배나 더 견디기 힘들다는 항암치료이다. 특히 그 고통 중에 식사를 제대로 할 수 없는 고충이 첫번째로 손꼽힌다. 흔히 암 투병은 체력과의 싸움이라고 하는데, 그렇다고 무턱대고 먹을 수도 없는 일이다. 오히려 치료 과정에서 나타나는 구토나 메스꺼움, 식욕부진 때문에 식사를 못해 영양불량 상태가 되기도 한다. 반대로 암의 종류에 따라서는 수술 후 늘어나는 식욕을 힘겹게 조절해야 하는 경우도 있다.

　암을 막는 식생활에 관해서는 책이나 대중매체를 통해 다양한 정보들이 제공되고 있다. 반면에 병마와 싸워 가며 고통스럽게 식사를 해야 하는 암 환자의 식생활에 대해서는 그렇게 자세히 알려져 있지 않다. 때문에 식생활에 대한 잘못된 인식으로 영양불량을 초래하거나 항암치료를 잘 견디지 못하고 어렵게 받은 치료 효과마저 떨어지기도 한다. 또 검증되지 않는 이런저런 요법으로 부작용이 생기거나 병세가 악화되기도 한다.

　이 책의 주제는 "○○만 먹으면 암이 사라진다"거나 "○○요법으로 암을 고친다"와 같이 특정 식품이나 식사법으로 암을 다스리려는 것이 아니다. 또 현대의학의 일반적인 항암치료법을 부정하거나 거부하지도 않는다. 식사로 생명의 힘을 기르는 식양생으로 암과 맞서 싸우는 힘을 키우려는 것이다. 이를 위해 항암치료를 견딜 수 있도록 체력을 유지하고 면역력을 높이며 투병 과정에서 나타나는 괴로운 증상들을 완화하는 식사요법을 제안한다. 특징은 이 식사요법이 중의학에 바탕을 둔 점이다. 중의학에는 암을 예방하는 것은 물론이고 이미 암이 생긴 후라도 실천할 수 있는 식사요법이 있다. 현대의 영양학과는 또다른 관점에서 해석한 식품의 다양한 효능을 활용한 식사요법이다. 중의학의 건강 체크를 통해 환자 한 사람 한 사람의 건강 상태를 진단하고 그에 따른 식양생 레시피를 처방했다. 암 환자를 위한 요리라고 해서 특별한 보양식만 있는 것은 아니다. 면역력을 높여주는 식품들을 위주로 레시피를 구성하여 항암치료 중이나 후에 그날그날의 식욕에 맞추어 먹을 수 있는 반찬도 있다. 항암치료 중에 겪는 여러 가지 고통을 덜기 위해 암 발생 부위별로 증상을 완화시키는 레시피도 마련했다. 또 환자를 위해 어떤 수고도 마다하지 않는 가족들을 위해 온 가족이 함께 먹을 수 있는 요리도 소개하였다.

   식생활을 바꾸는 것은 암과 싸워 이기기 위한 최선의 대책이자 가장 효과적인 방법이라고 할 수 있다. 이 책이 꿋꿋하게 암과 맞서 싸우는 환자와 그를 보살피고 지켜 주는 가족들이 암에서 자유로워지는 그날을 향한 디딤돌이 되기를 바란다.

윤혜림

차례

들어가는 글	식양생, 암을 극복하기 위한 첫걸음 · 4	
	식생활 개선, 암과 싸워 이기기 위한 최선의 대책 · 6	
옮긴이의 글	암과 싸워 이길 힘을 길러주는 중의학 식양생 가이드 · 8	
이 책의 사용법	17	

Part 1 암 치유를 돕는 중의학 식사요법

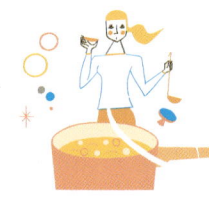

암이란 무엇인가? · 20
암은 예방할 수 있을까? · 20
암의 발생과 성장 과정 · 24
중의학에서 보는 암 · 28
암과 맞서 싸우는 힘을 기르는 법 · 32

중의학으로 진단하는 신체 상태 · 36
● **간단 체크** _ 혀로 아는 '기·혈·수' 진단 · 37
● **신체 체크 1** _ 냉증 체크 · 38
● **신체 체크 2** _ 스트레스 체크 · 40
● **신체 체크 3** _ 지금 나는 허증일까? 실증일까? · 42

암을 극복하는 생활요법 · 44
냉증을 제거하여 면역력을 높인다 · 44
스트레스를 적절히 해소한다 · 46
• 나도 모르는 잘못된 생활습관 고타카 선생이 바로잡아 준다 · 48

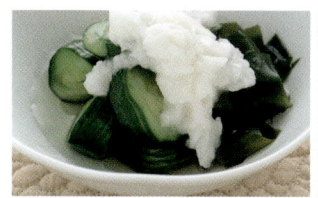 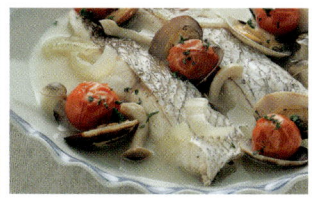 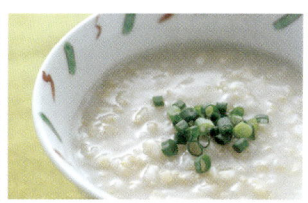

Part 2 '생명의 탕'으로 시작하는 첫 식사요법

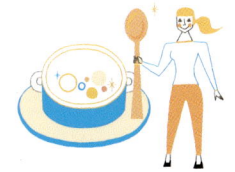

암 진단을 받은 날부터 시작하는 식양생 · 52
    암을 극복하기 위한 위한 8가지 식사 수칙 · 52

'실'과 '허'에 대처하는 식양생 · 56

오성·오미로 식양생 · 60
    오성(五性)에는 열성·온성·평성·양성·한성이 있다 · 60
    오미(五味)에는 신맛·단맛·쓴맛·매운맛·짠맛이 있다 · 62

증상과 상황에 대응하는 식양생 · 64

식양생의 기본, 탕으로 기운을 돋운다 · 67
    • 요리에 사용하는 생약 취급법 · 70

생명을 키우는 기본 요리 _ 닭곰탕 · 72
    ● **국물 내기 1** _ 닭 넓적다리살로 만드는 닭곰탕 · 73
    ● **국물 내기 2** _ 닭 한마리로 만드는 닭곰탕 · 74

허증·실증을 위한 약선요리 _ 닭곰탕을 이용한 식양생 레시피 · 76
    ● **허증을 위한 약선요리** · 77
    팔진탕 · 77 / 흑미죽 · 78 / 돼지고기 국수 · 79

● **실증을 위한 약선요리** · 80

채소탕 · 80 / 녹두 죽 · 81 / 파 메밀국수 · 82

● **허증도 실증도 아닌 사람을 위한 약선요리** · 83

버섯탕 · 83 / 현미 죽 · 84 / 해물 국수 · 85

온가족이 함께 즐기는 면역력을 높이는 주말 식단 _ 양생 탕 요리 · 86

피로회복, 원기보충 효과 오골계탕 · 87

새콤달콤 양배추 절임 · 88 / 오골계 맛죽 · 89

체력보강, 미용효과 탁월 자라탕 · 91

굴소스 아스파라거스 샐러드 · 92 / 자라 맛죽 · 93

체력, 면역력 향상 오리탕 · 95

중화풍 토마토 샐러드 · 96 / 오리탕 국수 · 97

Part 3 면역력을 높이는 9가지 식품 & 면역 강화 레시피

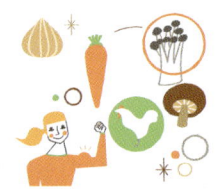

"건강을 위해 오늘은 무얼 먹을까?" · 100

이것만 의식해도 식습관이 바뀌고 내 몸이 달라진다 · 100

면역력을 높이는 식품 1 _ 육류 · 104

● **주요 육류와 그 효능** · 105

쇠고기 전칠인삼 스튜 · 106 / 스페어립 조림 · 107 / 간 향미 조림 · 108
양고기 스튜 · 109 / 닭고기 흑초 조림 · 109

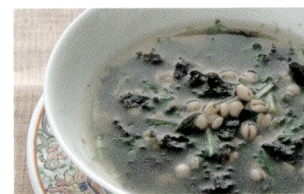 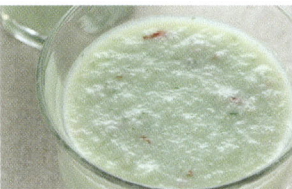 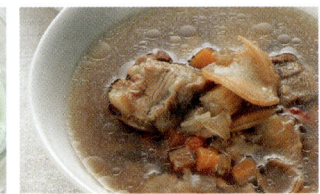

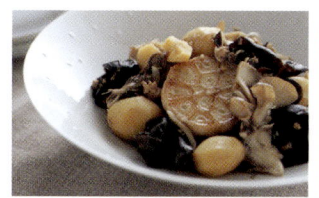
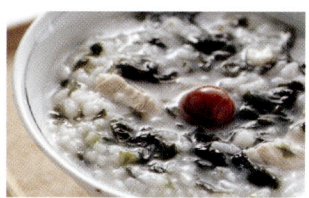
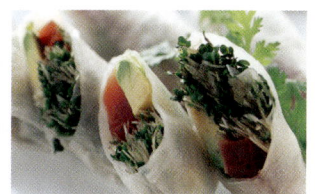

면역력을 높이는 식품 2 _ **어패류** · 110

- **주요 어패류와 그 효능** · 111

  전복 크림 스튜 · 112 / 상어 지느러미 게살 스프 · 113 / 추어탕 · 114
  도미 당귀찜 · 115 / 새우 살 두부찜 · 116 / 장어 약식 · 117

면역력을 높이는 식품 3 _ **버섯** · 118

- **주요 버섯류와 그 효능** · 119

  버섯 호일 구이 · 120 / 만가닥버섯과 튀김두부 볶음 · 120 / 검은 목이버섯과 마늘 조림 · 121
  버섯 깨된장 무침 · 122 / 에스닉 버섯 스프 · 123

면역력을 높이는 식품 4 _ **해조류** · 124

- **주요 해조류와 그 효능** · 125

  미역국 · 126 / 김 죽 · 127 / 다시마채 조림 · 128

면역력을 높이는 식품 5 _ **채소** · 129

- **과별 주요 채소와 그 효능** · 130

  무와 마른새우 조림 · 132 / 브로콜리 새싹 말이 · 133 / 배춧국 · 134 / 셀러리 매실육 무침 · 135
  싹양배추 토마토케첩 조림 · 136 / 튀긴 가지와 꽈리고추 마리네이드 · 137
  파프리카와 방울토마토 발사믹드레싱 샐러드 · 138 / 당근 땅콩버터 무침 · 139
  돼지고기 마늘종 볶음 · 140 / 파드득나물 볶음 · 141 / 백합 뿌리와 아스파라거스 마늘 볶음 · 142
  락교와 닭고기 볶음 · 143 / 구운 파 마리네이드 · 144 / 러시아풍 양파 스프 조림 · 145
  원추리 국 · 146 / 수세미외 달걀 토마토 스프 · 147 / 동아와 닭고기 조림 · 148 / 단호박찜 · 149

- **중의학이 주목하는 채소**

  연근 · 연자육　닭고기와 연자육 조림 · 151 / 연근전 · 152 / 연근과 새우 조림 · 153
  참마 · 토란　토란과 오징어 매콤달콤 조림 · 155 / 마와 버섯 발사믹 식초 볶음 · 156 / 참마 무침 · 157
  죽순 · 진고　튀긴 죽순 김무침 · 159 / 죽순과 유바 조림 · 160 / 진고와 자차이 볶음 · 161

면역력을 높이는 식품 6 _ 콩·콩 제품 · 162
- ● 콩 · 콩제품과 그 효능 · 163

두부 검은깨 묵 · 164 / 두유 전골 · 165 / 경수채와 유바 조림 · 166 / 마파두부 · 166 / 고야두부 조림 · 167

면역력을 높이는 식품 7 _ 향신 채소 · 168
- ● 주요 향신 채소와 그 효능 · 169

양하 새콤달콤 절임 · 170 / 생강 새콤달콤 절임 · 170 / 티타임에는 허브티를 마신다 · 171 /
향을 토핑한다 · 171 / 향신 채소는 먹기 직전에 썬다 · 171

면역력을 높이는 식품 8 _ 과일 · 172
- ● 주요 과일과 그 효능 · 173

파파야 율무 죽 · 174 / 사과 죽 · 174 / 차와 함께 먹는 과일 · 175 / 요리와 함께 먹는 과일 · 175 / 감귤류를 먹는다 · 175

면역력을 높이는 식품 9 _ 곡류 · 176
- ● 주요 곡류와 그 효능 · 177

잡곡밥 · 177

Part 4   암 발생 부위별 증상을 완화시키는 식양생 레시피

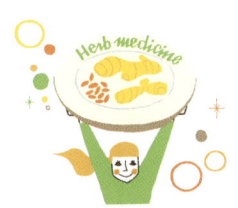

견디기 힘든 통증을 덜어 주는 식사요법 · 180

SOS! 이런 증상에는 이런 약선요리가 좋다 · 184

　　식욕이 없을 때 _ 채소 카레 스프 · 185
　　속이 좋지 않을 때, 구역질이 날 때 _ 참마와 오이 초무침 · 187
　　부종이 있을 때 _ 율무와 김 스프 · 189
　　몸에 열감이 있을 때 _ 여주 볶음 · 191 / 배 샐러드 · 191
　　음식을 삼키기 어려울 때 _ 오즙밀 주스 · 193 / 연근 주스 · 193
　　원기를 회복할 때 _ 회복기에 먹는 양생 스프 · 195

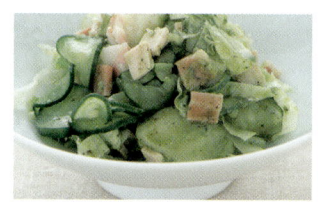 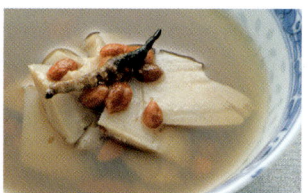 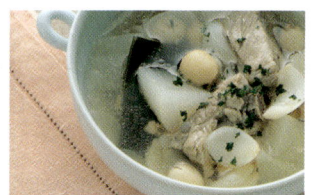

암 치유를 돕는 티타임 레시피, 양생 차

서양인삼차 · 197 / 팔보차 · 197 / 청열차 · 197 / 용안육차 · 197 / 매실 녹차 · 198
금은화차 · 198 / 행인차 · 198 / 마늘차 · 198 / 울금차 · 199 / 산사차 · 199

암 발생 부위별 식양생 레시피

1. 위암   ● **바람직한 food & life / 삼가야 하는 food & life** · 201
칡 죽 · 203 / 전칠인삼 달걀찜 · 204 / 버섯 약선 스프 · 205

2. 폐암   ● **바람직한 food & life / 삼가야 하는 food & life** · 207
동충하초 전복찜 · 209 / 행인 은이 죽 · 210 / 스페어립 양생 스프 · 211

3. 대장암   ● **바람직한 food & life / 삼가야 하는 food & life** · 213
녹차 감자 샐러드 · 215 / 참마 스프 · 216 / 약선 닭곰탕 · 217

4. 간암   ● **바람직한 food & life / 삼가야 하는 food & life** · 219
잉어 팥탕 · 221 / 굴과 두부 맛조림 · 222 / 맥아 죽 · 223

5. 췌장암   ● **바람직한 food & life / 삼가야 하는 food & life** · 225
경수채와 두부 맑은국 · 226 / 간과 채소 스프 · 227

6. 유방암   ● **바람직한 food & life / 삼가야 하는 food & life** · 229
루콜라 진피 죽 · 231 / 가리비 패주와 두부 조림 · 232 / 두유 양갱 · 233

7. 자궁암   ● **바람직한 food & life / 삼가야 하는 food & life** · 235
익모초 달걀조림 · 237 / 참마 메밀국수 · 238 / 미네스트로네 · 239

8. 난소암   ● **바람직한 food & life / 삼가야 하는 food & life** · 241
오징어 향미 조림 · 242 / 전복 산사 조림 · 243

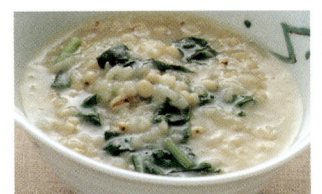
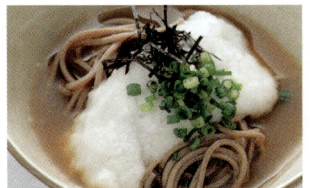
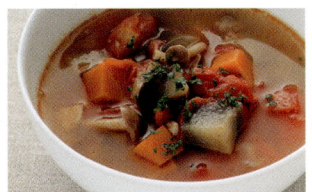

9. 구강암·인두암·식도암　● 바람직한 food & life / 삼가야 하는 food & life · 245
　　　　　　　　　　　　　배 패모찜 · 247 / 당삼윤폐탕 · 248 / 흰 살 생선 스프 찜 · 249

10. 전립선암　● 바람직한 food & life / 삼가야 하는 food & life · 251
　　　　　　　토마토와 양상추 스프 · 253 / 채소 볶음 · 254 / 여주 가다랑어포 무침 · 255

11. 담낭암·담관암　● 바람직한 food & life / 삼가야 하는 food & life · 257
　　　　　　　　　인진죽 · 258 / 채소와 두부 조림 · 259 / 귤즙차 · 260

12. 백혈병　● 바람직한 food & life / 삼가야 하는 food & life · 262
　　　　　영지 자라탕 · 263 / 뿌려 먹는 땅콩과 깨 · 264 / 장어와 부추 달걀찜 · 265

Part 5　Q&A로 알아본 식양생 실천의 길잡이

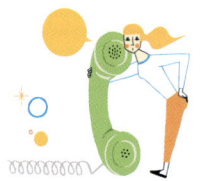

미이 도시코와 고타카 슈지가 알기 쉽게 풀어 주는 식양생 Q&A · 268

생약도감 · 276
특별 식품·향신료 도감 · 280

중의학 전문 용어집 · 283
생약을 구입할 수 있는 곳 · 285
식품별 요리 찾아보기 · 289

이 책의 사용법

- 이 책에서는 중국 전통의학을 중의학이라고 부른다. 식양생이란 중의학에 바탕을 둔 식사요법을 말한다.

- 레시피에 나오는 분량은 1작은술=5㎖, 1큰술=15㎖, 1컵=200㎖이다.

- 레시피에 특별히 표기한 것 외에는 전자레인지를 이용하여 조리하는 경우에는 500W를 기준으로 한다.

- 레시피에 나오는 '맛국물'은 다시마와 가다랑어포를 우려내서 만든 국물이다.

- 레시피에 나오는 '녹말물'은 녹말가루를 2배의 물에 푼 것.

- 레시피 재료에서 붉은 글씨로 표기한 식품 및 생약은 식양생에서 다소 특별한 효능을 기대할 수 있는 것으로 276~282쪽에 자세한 내용이 실려 있다.

- 물의 분량, 재료를 데칠 때 사용하는 소금물에서 소금의 분량은 특별한 경우 외에는 따로 표기하지 않았으므로 적당한 양을 사용한다.

Part 1

암 치유를 돕는 중의학 식사요법

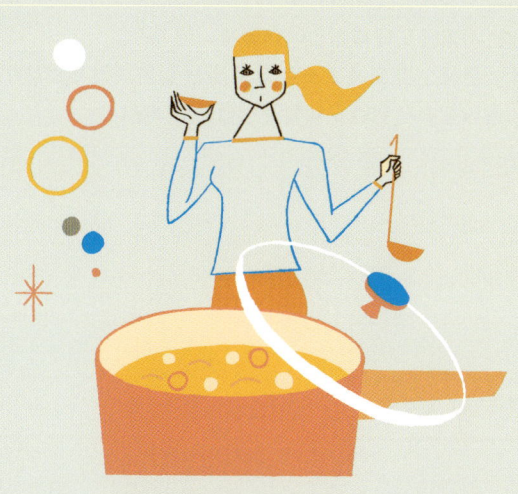

중의학에는 암 환자들이 실천할 수 있는 식사요법이 있다.
식사요법을 실천하려면 먼저 여러 가지 전문적이고 생소한 용어들을 정확하게 알아야 한다.
암 치유를 돕는 중의학의 식사요법을
좀 더 효율적으로 실천하기 위한 기초지식을 알아보자.

고타카 선생이 알려 주는

암이란 무엇인가?

암에 걸리는 사람과 그렇지 않는 사람은 도대체 무엇이 어떻게 다른가?
암으로 진단받은 후 의사에게 의존하는 것 외에 스스로 할 수 있는 일은 과연 무엇일까?
먼저 암을 정확히 이해하고 암을 극복하기 위한 구체적인 방법을 알아본다.

암은 예방할 수 있을까?

암은 생활습관병이다

"가족 중에 암 환자가 있으니 나도 암에 걸릴지 모른다"고 걱정하는 사람들이 있다. 그러나 유전에 의한 암 발생 비율은 전체의 5~10% 정도에 지나지 않는다. 나머지는 생활습관이 원인이므로 암은 대부분 생활습관병으로 보아도 된다. 암의 발생부터 성장에 이르는 과정을 살펴보면 여러 단계에서 생활습관이 영향을 미친다는 사실을 알 수 있다.

영국의 리처드 돌(Richard Doll) 박사가 1981년에 발표한 「암 사망에 대한 발생 요인별 기여도」에 따르면 암 발생 요인의 약 1/3은 식습관에 있다. 이를테면 육류 중심에 채소가 적은 식사, 지방이 많은 식사, 맛이 진하거나 뜨거운 음식, 탄 음식을 자주 먹는 식습관, 다량의 음주 등이다. 특히 대장암·위암·식도암·유방암의 발생은 이러한 식생활과 관계가 있다는 것이 밝혀졌다. 발암 위험을 고려할 때 평소의 식습관은 결코 무시할 수 없다.

물론 암에 걸리기 쉬운 가계나 가족도 있을 것이다. 그중에는 암 유전자를 가진 사람도 있다. 그러나 그보다는 가족의 공통적인 식습관이 암에 걸리는 원인인 경우가 더 많다. 부모에게서 자녀로 대물림되는 기호나 습관이 때로는 암을 유발하기 쉬운 것일 수도 있다. 유전자보다는 오히려 물려받은 생활습관이 발암 위험을 더 높일 수 있다.

●● 암을 유발하는 많은 요인이 바로 생활습관에 있다

암 관련 전문가들은 암 발생 요인의 1/3은 흡연, 1/3은 잘못된 식습관에 있다고 말한다.

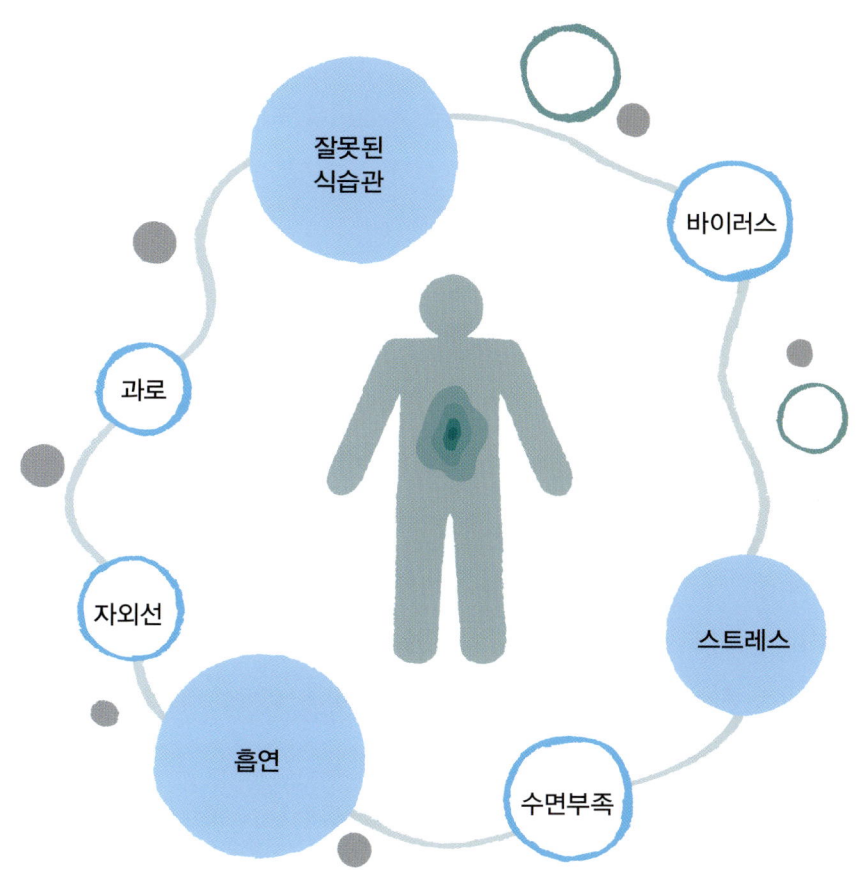

면역 시스템이 암 발생을 막는다

암이란 세포 증식의 정상적인 제어 기능을 잃고 제멋대로 계속 늘어나는 세포의 집단이다. 그러나 그 출발점은 하나의 보통 세포다. 우리의 몸 안에서는 항상 신진대사가 일어나 매일 약 1조 개의 새로운 세포가 태어나고 비슷한 수의 세포가 죽는다. 세포 수가 이 정도로 막대하다 보니 그중에는 유전정보에 오류가 있는 비정상적인 세포도 생기게 마련이다. 그 수가 하루에 2000개에 달한다. 비정상적인 세포의 수는 연령의 증가나 발암물질로 둘러싸인 환경, 잘못된 생활습관 때문에 더욱 늘어난다.

그러나 보통은 세포 내 암화 억제 시스템이 가동되고 있어 대부분의 세포는 암화를 미연에 방지한다. 그런데 이 시스템이 제대로 작동하지 않아 암화를 억제하지 못하면 비정상적인 세포가 이상 유전정보를 가진 채 분열을 되풀이하여 더 심각한 이상을 가진 암세포가 된다. 이 암세포는 '영양의 균형을 잃은 식사'나 '과잉 스트레스', '과도한 자외선 노출' 등을 계기로 증가한다.

그렇다고 모든 사람에게 암이 생기는 것은 아니다. 일부만이 암에 걸린다. 여기에는 개개인의 면역력이 큰 영향을 미친다.

림프구를 비롯한 면역세포는 우리 몸 안을 돌아다니면서 우리 몸에 해를 끼치는 이물질이 없는지를 찾고 이를 발견하면 공격하거나 잡아먹음으로써 소멸시킨다. 암세포 역시 공격 대상이므로 우리 몸의 면역 기능이 정상이라면 암세포는 소멸된다. 그러나 면역력이 떨어지면 미처 제거하지 못한 암세포가 생긴다. 면역력 저하는 고령자나 에이즈 감염자 등에서도 나타나지만 주로 불균형한 식사나 과도한 스트레스, 과로 등의 생활습관이 원인이 되어 일어난다. 한편, 면역력이 정상이라도 그 면역 기능을 넘어설 정도로 많은 수의 암세포가 형성되면 더 이상 제어할 수 없다.

생활습관의 점검과 개선이 암을 극복하는 첫걸음이다

비정상적인 세포의 생성과 그것이 암으로 진행되고 성장하는 모든 단계에 생활습관이 영향을 미친다는 사실을 잘 알았을 것이다. 이미 암이 발생한 상태라면 지금까지의 생활습관을 점검하고 개선하는 것이 최우선이다. 수술로 암을 제거한 사람도 마찬가지다. 이전과 동일한 생활을 한다면 암이 재발할 위험이 높다.

똑같은 상황을 되풀이하지 않으려면 새로운 삶을 시작하는 각오로 지금까지의 생활을 하나하나 살펴보고 고쳐 나가야 한다(44~47쪽 참조). 치료가 끝났다고 '이제 원래 생활로 돌아갈 수 있겠구나'하고 방심해서는 안된다. '좋아하는 것은 뭐든 먹어도 좋다'는 생각도 위험하기는 마찬가지다. 치료의 효과를 유지하고 재발을 막으려면 생활습관을 적극적으로 개선해야만 한다.

물론 서양의학으로 치료를 할 수 없거나 완치되지 않는 암도 있다. 그러나 생활습관을 바꿈으로써 암의 진행을 늦추는 것은 얼마든지 가능하다. 암을 지닌 채 천수를 누릴 수도 있는 것이다.

암의 발생과 성장 과정

비정상 세포에서 암세포로 성장

최근 석면이 건강에 미치는 폐해가 크게 부각되는 이유 중 하나는 우리 몸이 석면이라는 원인물질에 노출되고 나서 중피종(흉막의 암)으로 진단되기까지 매우 오랜 세월이 걸리기 때문이다. 암이라고 하면 흔히 순식간에 진행되는 것으로 알고 있지만 사실은 하나의 암세포가 생기고 나서 암 조직으로 발견되기까지 대개 5년 정도 걸린다.

출발점인 '비정상 세포'는 크기가 약 10μ(미크론, 1mm의 1000분의 1)이다. 이것이 암세포가 되고 증식을 거듭하여 덩어리(종양, 암 조직)가 되는데 그만큼의 시간이 걸리는 것이다. 바꾸어 말하면 이 정도의 시간이 걸리기 때문에 대책을 강구할 수도 있는 것이다.

암세포 발생을 억제하는 시스템, 즉 '비정상 세포'가 암화되지 않도록 제어하는 시스템은 면역세포에만 있는 것이 아니라 세포 자체에도 있다. 그러나 이 암화 억제 시스템에 이상이 생기고 면역력이 떨어지면 비정상 세포는 무제한 증식해 암세포로 변한다.

호르몬같이 신체 기능에 꼭 필요한 물질이 암화를 일으키기도 하지만 일반적으로는 생활습관과 관련된 다양한 요소(20~21쪽 참조)가 복잡하게 얽혀 암화의 방아쇠가 된다. 그러나 막 암화된 세포라면 면역력을 높여 소멸시킬 수 있다. 조금 성장한 암세포라도 NK세포(자연살해세포)나 매크로파지(대식세포) 같은 면역세포가 물리칠 수도 있다.

암은 예방 단계에서뿐만 아니라 치료 중이나 치료 후에도 면역력을 높이는 것이 중요한 이유가 여기에 있다. 수술로 종양을 제거한 경우라도 암세포가 몸 여기저기에 흩어져 있을 가능성이 높다. 그러나 면역기능만 제대로 작동한다면 그런 정도의 암세포는 자연적으로 사멸하거나 면역세포가 물리쳐서 전이를 막을 수 있다. 따라서 암 수술 후나 치료 후에도 방심하지 말고 꾸준히 건강관리를 해야 한다. 특히 치료 후 2년간이 중요하다.

생활습관을 바꾸지 않으면 침윤·전이로 이행

냉증이나 스트레스, 잘못된 생활습관 등으로 신체가 손상되면 암이라는 이상 상태에도 둔감해진다. 면역세포만으로는 처리할 수 없는 크기가 될 때까지 알아차리지 못하다가 결국 수술이나 방사선 치료가 필요한 사태에 이른다. 세포는 두 배에서 다시 그 두 배로 증가한다. 1개는 2개, 2개는 4개, 4개는 8개로 늘어나기 때문에 처음 1개의 암이 지름 3cm 정도로 자라는 데 걸리는 시간보다 1cm 크기의 암이 3cm 크기가 되는 데 걸리는 시간이 훨씬 더 짧다. 이처럼 암의 크기는 가속적으로 증가한다.

게다가 암은 성장하면서 성질이 바뀌어 '침윤'과 '전이'가 시작된다. 또한 정상세포로 공급되어야 할 영양분을 빼앗아 신체를 쇠약하게 만들어 악액질(惡液質 ; 악성질환의 진행으로 몸이 쇠약해지는 것)이 되게 한다. 암 환자가 몸이 마르는 데는 내장 장애에 의한 식욕부진 외에 악액질이 그 원인으로 작용하는 것으로 알려져 있다. 면역 기능이 떨어지면 '비정상 세포'는 암세포가 되고 이것을 방치하면 결국 숙주마저 파멸시키는 존재가 되는 것이다.

●● 암의 일생과 회복 과정

암의 진행 단계와 상관없이 생활습관을 고치고 식사 요법을 실천하여 면역력을 높이는 노력을 멈추지 말아야 한다. 그것이 회복에 이르는 길이다.

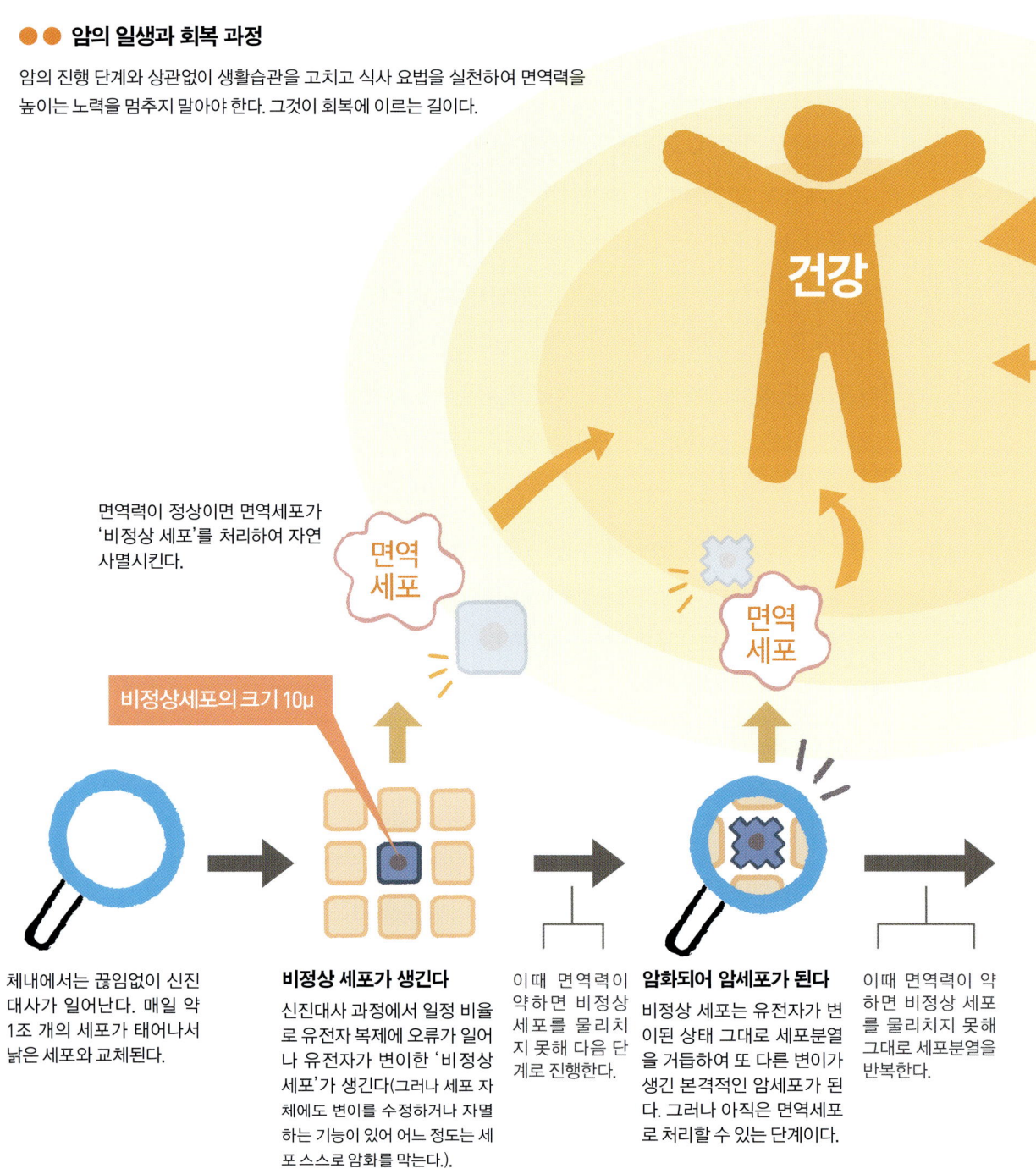

면역력이 정상이면 면역세포가 '비정상 세포'를 처리하여 자연 사멸시킨다.

비정상세포의 크기 10μ

체내에서는 끊임없이 신진대사가 일어난다. 매일 약 1조 개의 세포가 태어나서 낡은 세포와 교체된다.

비정상 세포가 생긴다
신진대사 과정에서 일정 비율로 유전자 복제에 오류가 일어나 유전자가 변이한 '비정상 세포'가 생긴다(그러나 세포 자체에도 변이를 수정하거나 자멸하는 기능이 있어 어느 정도는 세포 스스로 암화를 막는다.).

이때 면역력이 약하면 비정상 세포를 물리치지 못해 다음 단계로 진행한다.

암화되어 암세포가 된다
비정상 세포는 유전자가 변이된 상태 그대로 세포분열을 거듭하여 또 다른 변이가 생긴 본격적인 암세포가 된다. 그러나 아직은 면역세포로 처리할 수 있는 단계이다.

이때 면역력이 약하면 비정상 세포를 물리치지 못해 그대로 세포분열을 반복한다.

약 5년

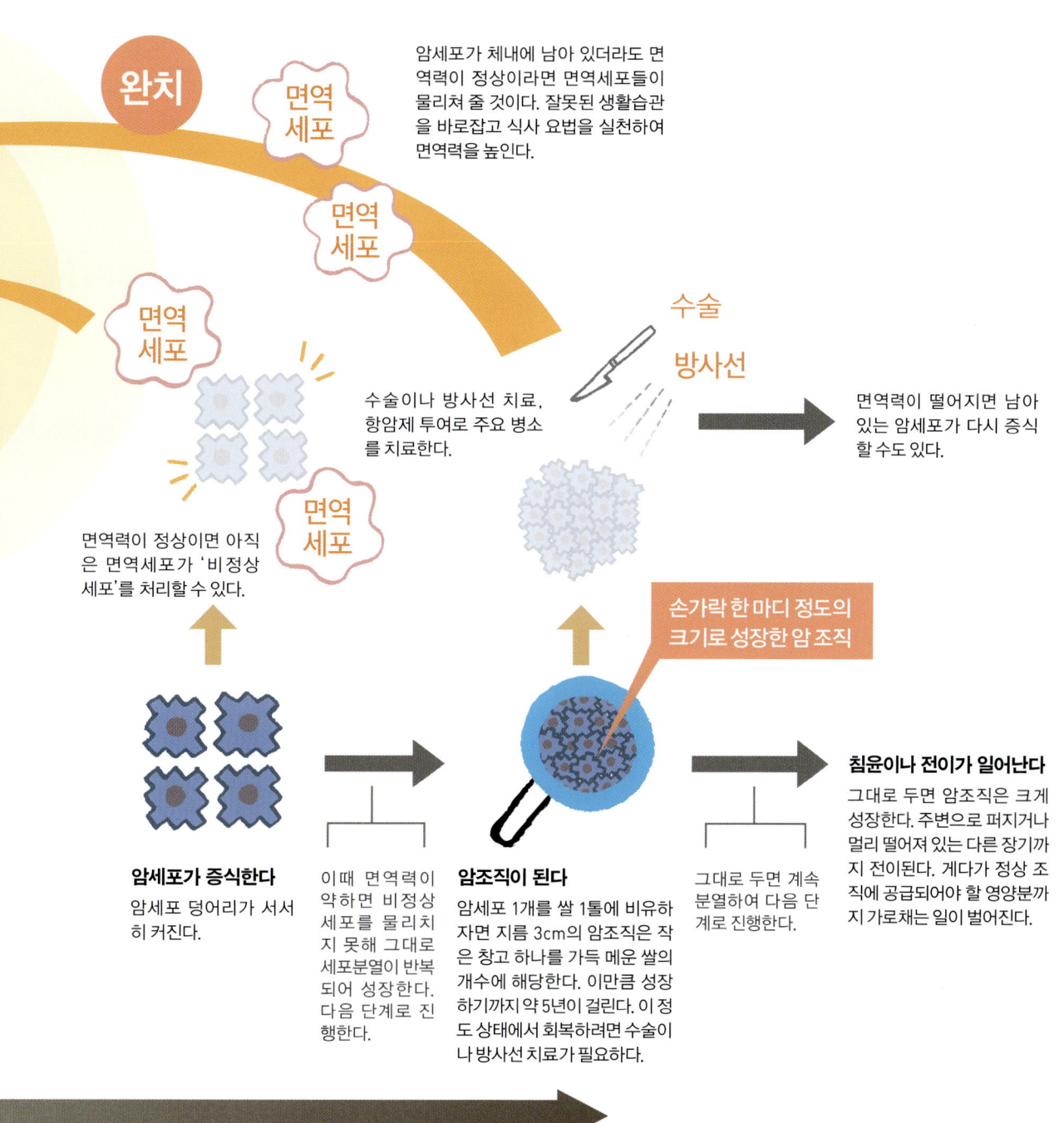

중의학에서 보는 암

중의학의 사고방식과 개념은 우리에게 친숙한 서양의학과 전혀 다르며 우리의 한의학과도 차이가 있다. 서양의학이나 한의학과 공통된 용어를 사용하는 경우가 있어 혼란스러울 때도 있지만, 잠시 머리를 비우고 중의학에서는 우리의 몸과 생명과 암을 어떻게 이해하는지 살펴보자.

신체를 이루는 '기', '혈', '수'

중의학의 기본 개념은 인간의 신체가 '기(氣)', '혈(血)', '수(水)'의 세 가지 요소로 구성되어 있다는 것이다. 이 세 가지 요소는 서로 밀접하게 영향을 주고받는다. '기'는 눈에는 보이지 않지만 의기(意氣)나 기력(氣力) 같은 말에서 연상할 수 있듯이 생명 활동의 근원이 되는 에너지이며, 좁은 의미로는 '흐르는·따뜻한' 존재로 인체에 작용하는 기체상의 물질을 가리킨다. 마찬가지로 좁은 의미에서 '혈'이란 혈액 속의 혈구 성분을 가리키고, '수'는 '진액(津液)'이라고도 불리며 혈청, 림프액, 타액 등 체내에 있는 액체를 가리킨다. 그러나 '기·혈·수'가 서로 밀접하게 관련되어 인간의 신체를 구성한다는 사실을 이해하려면 그 각각의 요소를 좀 더 넓은 개념으로 파악해야 한다.

이를테면 '혈'과 '수'는 '기'로 만들어지고 '기'의 에너지에 의해 체내를 순환한다. '혈'은 혈구 성분 외에도 혈청이라고 하는 '수'의 요소를 가지며 체내에서는 '기'도 포함한다. 넓은 의미의 '기'는 좁은 의미의 '기'와 '수'를 함께 갖는 큰 존재로 보면 된다. 가장 좋은 것은 '기·혈·수'의 양이 충분하고 온몸 구석구석까지 막힘없이 흐르는 것이다. 이와 반대로 그 양이 부족하거나 흐름에 이상이 생기면 신체에 불쾌한 증상이 나타나고 그것이 심해지면 중한 질병을 초래한다. 그러므로 '기·혈·수'의 상태에 주목하여 그 상태를 개선하는 것이 곧 질병을 예방하고 치료하는 핵심이다.

신체의 상태를 나타내는 '허'와 '실'

'기·혈·수'의 상태는 날마다 다양하게 변화한다. 중의학에서는 '허(虛)'와 '실(實)'이라는 상반된 용어를 써서 그 상태를 두 가지 유형으로 나누어 파악한다. '기·혈·수'의 양이 부족한 상태를 '허증(虛症)'이라고 하고, 흐름이 더 나아가지 못하고 그 자리에 머물러 있는 상태를 '실증(實證)'이라고 한다. '허'는 허약이나 체력 저하, 기운이 없다는 뜻뿐만 아니라 질병에 대한 저항력이 약하다는 의미도 있다. '실'은 한의학에서는 때로 튼튼하고 체력이 있는 것을 뜻하지만, 중의학에서는 원활히 흘러야 하는 것이 한 곳에 머물러 정체된 상태, 즉 '병사(病邪)가 충실한 상태'를 의미한다.

물론 '허'도 '실'도 아닌 상태가 바람직하지만 식사나 정신 상태, 수면, 연령, 계절에 따라 '허'와 '실'이 끊임없이 달라지는 것이 보통이다. 폭음, 폭식이나 정신적인 충격 때문에 하루 동안에 급변하기도 한다. 또한 한 사람의 신체에 '허'와 '실'이 공존하는 것도 흔한 일이다. 어느 한쪽으로만 지나치게 치우친 생활습관이 지속되면 신체 상태에서도 '허' 또는 '실'의 어느 한쪽이 두드러지게 된다.

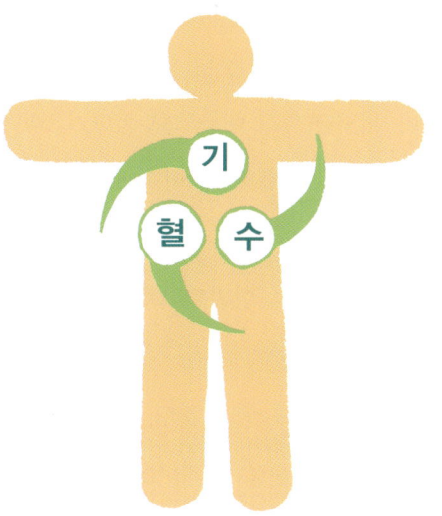

●● **생명을 이루는 세 가지 요소**

'기·혈·수'의 양이 충분하고 온몸 구석구석까지 막힘없이 흐르는 상태가 가장 좋다.

●● 신체 이상 = '기·혈·수'의 이상

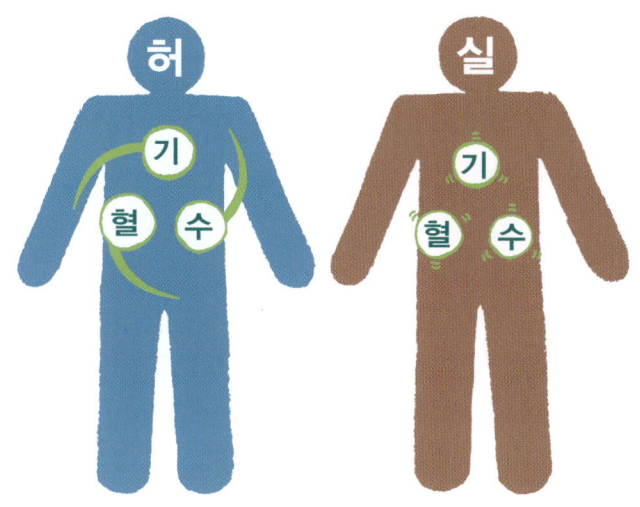

'기·혈·수'의 양이 부족한 '허'한 상태   '기·혈·수'의 흐름이 나쁜 '실'한 상태

암 조직은 '기 · 혈 · 수'의 정체

중의학에서는 암의 병소를 '기·혈·수'가 정체된 것으로 본다. 그 근본 원인은 전신에 '허'가 존재하기 때문으로 본다. 그러나 실제로는 전신에 '기·혈·수'가 정체되어 있으면서 (특히 가로막과 종격(좌우의 늑막강 사이에 있는 부분. 앞쪽은 흉골, 뒤쪽은 척추 밑은 가로막에 접해 있다.)) 신체 어느 한 부분에 '심한 정체 = 암'이 일어난 상태이다.

따라서 암을 한방약으로 치료할 때는 먼저 전신에 일어난 정체를 흩어지게 해야 한다. 일반적인 치료법에서는 정체를 그대로 두고 먼저 '기·혈·수'를 보(補)하는데, 이것은 순서가 반대이므로 좋지 않다. '기·혈·수'의 상태를 강물의 흐름에 비유하여 설명하자면 그 흐름을 가로막는 장애물이 있는데도 그것을 먼저 제거하지 않고서 댐에서 물을 방류하여 강물의 양을 급히 늘리는 셈이다. 결국은 강물이 범람하여 불필요한 문제를 일으키므로 해결이 되었다고 할 수 없다.

지금은 대부분의 환자가 서양의학 치료를 병행해서 받기 때문에 '실'한 부분은 수술이나 방사선 등으로 제거하거나 축소한다. 그러나 이런 치료법은 정체를 일으키는 근본적인 원인을 해결하지는 못한다. 따라서 서양의학과 병행하여 치료를 하는 경우라도 먼저 사(邪, 정체)를 제거해야 하는 원칙에는 변함이 없다.

저자의 클리닉에서도 이 원칙에 따른 생활요법을 지도한다. 정체를 유발하는 생활을 바로잡고 정체를 푸는 식품을 적극적으로 섭취한다. 이와 동시에 '기·혈·수'를 보하여 면역력을 높인다.

신체에 정체된 곳이 있는데도 보(補)하는 식사를 하는 것이 불안하겠지만 스트레스가 쌓이지 않게 적극적으로 기분 전환을 하고 찬 음식물을 제한한다면 걱정할 필요가 없다. 인삼 같은 생약을 다량으로 쓰지 않는다면 '보하는' 식사로 정체가 악화되는 일은 없다. 오히려 수술이나 항암치료를 앞두었거나 치료 후 얼마 지나지 않았을 때는 체력과 면역력을 키우기 위해 '보하는' 식사가 필요하다.

●● 암이 발생한 상태에서의 '기·혈·수'

전신이 '허'한 상태이면서 정체도 있으며, 암 조직 자체는 '실'한 상태이다.

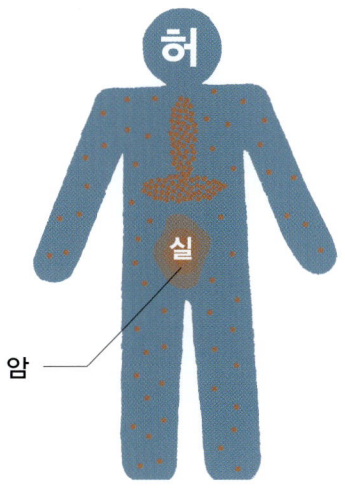

암과 맞서 싸우는 힘을 기르는 법

면역력의 근원 = '기'를 강화한다

'기·혈·수' 중에서 가장 중요한 존재는 '기(氣)'다. '기'가 충분하고 막힘이 없으면 '기'에서 생성되는 '혈·수'도 풍부하여 흐름이 순조로울 것으로 보기 때문이다. 반대로 '기'의 양이 부족하거나 흐름이 멈추면 '혈·수'도 부족해지고 정체된다. 이처럼 영향력이 큰 '기'는 면역력의 근원이기도 하다. '기'의 양을 늘려서 원활하게 흐르도록 하는 것이 암과 맞서는 기본적인 대처법이다.

'기'는 아무 곳에서나 솟아나는 것이 아니다. 호흡을 통해 외기로부터 받아들이는 '기[청기(淸氣)]'와 음식을 소화·흡수하여 생기는 '기[곡기(穀氣)=수곡(水穀)의 기]'가 있는데, 이 두 가지가 모여야 체내를 흐르는 '기[영기(營氣)+위기(衛氣)]'가 된다. 즉 호흡과 소화가 '기'를 만드는 핵심인 것이다. 몸속의 정기(正氣)는 늘 사기(邪氣, 질병을 일으키는 원인)와 싸워가며 우리 몸을 지키고 있으므로 '기'는 끊임없이 생성되어야 한다. 이를 위해서는 호흡기와 소화기가 제 기능을 유지해야 한다.

'기'의 양이 적고 기능이 약한 상태를 특히 '기허(氣虛)'라고 한다. 호흡이 얕거나 입이 짧아 잘 먹지 않으면 '기'의 원료가 모자라서 '기'의 생성이 줄어든다. 이를 개선하려면 바르게 호흡하고(47쪽 참조), 잘 먹어야 한다. 특히 자신의 소화흡수력에 맞는 음식을 먹어야 먹은 것이 '기'를 충분히 보충하는 데 쓰인다.

병중이나 병후에 서둘러서 건강을 회복하려다 보면 자신의 소화 능력을 넘어 과식을 하기 쉽다. 그 결과 회복은커녕 '유음숙식(留飮宿食: 속에 담이 있어 음식을 소화하지 못하는 병증)'이라는 병증을 만들어 '기'의 흐름을 방해하고 새로운 병태를 만든다. 늘 80% 정도의 포만감에 만족하고 식후에는 산책을 하는 것이 좋다. 중의학에서는 식품에 다양한 효능이 있다고 보고 이를 활용한 식사요법을 제안한다. 이를테면 '기'를 보하는 효능이 있는 식품을 섭취하여 '기허' 증상을 개선하는 것이다.

　소화기와 호흡기의 기능을 약하게 만드는 생활습관을 바로잡는 것도 암과 맞서는 전략의 하나다. 암의 병소는 '기·혈·수'의 정체이자 '사(邪)'가 '실'한 상태이다. 냉증, 스트레스, 흡연, 과음, 과식, 오염된 공기, 화학 첨가물투성이인 정크 푸드의 섭취 등은 모두 '사기'에 해당한다. 지금부터라도 이러한 발암 요인을 피하는 생활로 바꾸어야 한다.

●● **사기(邪氣)로부터 우리 몸을 지키는 '기'**

몸속에서는 늘 정기와 사기가 싸우고 있다.

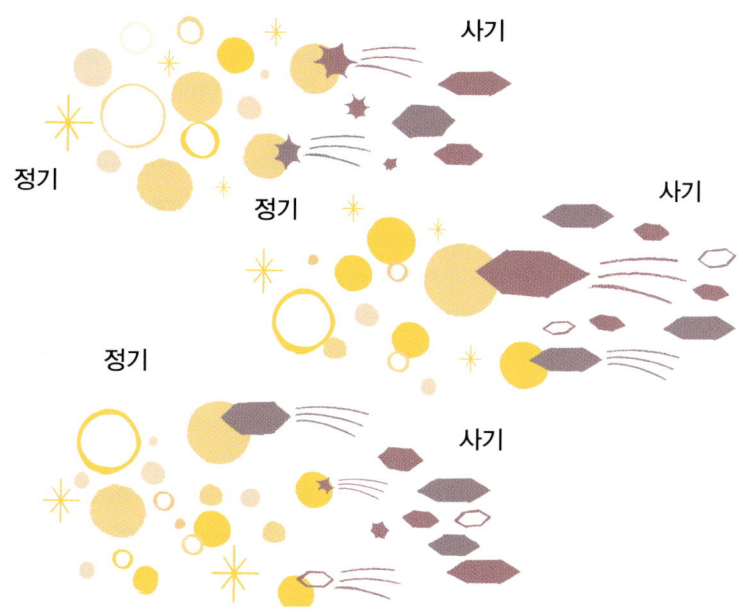

'기·혈·수'를 약하게 만드는 '냉증'을 없앤다

많은 현대인들은 '냉증'으로 소화기나 호흡기를 스스로 손상시키고 있다. '냉증'이라고 해서 꼭 발끝이 차거나 하는 자각증상이 있는 것은 아니다. 찬 음식물을 먹으면 소화기에 '냉증'이 생겨 손상되고 여름에 에어컨 바람을 오래 쐬면 호흡기에 '냉증'이 생겨 역시 손상된다. 소화기나 호흡기가 손상되면 위장이나 폐의 기능이 떨어져 '기'의 생성이 지장을 받고 결국 암을 일으키는 근본 원인인 '본허(本虛)'를 초래한다. 즉 면역력이 저하되는 것이다. 이것이 몸을 차게 하지 말아야 하는 중요한 이유이다.

중의학에서는 식품이 지닌 성질을 '식성(食性)'이라고 하며, 몸을 따뜻하게 하는지 또는 차게 하는지에 따라 '열성(熱性)·온성(溫性)·평성(平性)·양성(凉性)·한성(寒性)'의 '오성(五性)'으로 분류한다. 몸이 차면 '온성'이나 '열성' 식품을 섭취하여 몸을 따뜻하게 하고, 열이 있을 때는 '양성'이나 '한성' 식품으로 몸을 식힌다. '평성' 식품은 어느 쪽으로도 작용하지 않는다. 중의학 식사요법은 이러한 식성을 이용하여 '냉증'을 막거나 낫게 한다. 또한 소화기와 호흡기의 기능 저하를 막고 이를 통해 면역력과 체력을 키워 암 치유를 돕는다.

식양생으로 오장을 건강하게 한다

중의학에서는 '폐(肺)', '간(肝)', '비(脾)', '심(心)', '신(腎)'을 오장(五臟)이라고 한다. 서양의학에서 장기를 가르키는 이름과 우연히 같은 용어를 사용하지만, 서양의학과는 별개의 개념으로 분류한 것이라 그 의미가 다르다.

예를 들어 중의학에서 말하는 '폐'는 서양의학에서 말하는 폐에 코와 피부를 더한 것을 말한다. 중의학의 '폐'는 호흡으로 '기'를 생성하고 전신의 '기'와 '수'를 조절하는 역할을 한다. 서양의학이 가리키는 '비(비장)'는 위 뒤쪽에 있고 순환혈액량을 조절하는 장기이다. 이와 달리 중의학에서 말하는 '비'는 입에서 시작되는 모든 소화기관을 말하며, 간과 췌장을 포함하고 음식물로 '기'를 생성하여 온몸에 전달하는 역할을 한다.

오장은 제각기 '기·혈·수'의 생성과 공급에 관련한 역할을 한다. 건강관리의 핵심은 '기·혈·수'의 양과 흐름을 조절하는 것이므로 암과 맞설 수 있는 체력을 갖추려면 곧 오장이 건강해야 한다. 이를 위한 식양생 레시피는 뒤에 소개할 것이다.

●●● 오장이란

건강에 작용하는 오장의 기능은 서로 밀접한 관련이 있다. 그러나 서양의학에서는 위에 병이 나면 위에만 주목하여 치료한다. 반면에 중의학에서는 위의 이상을 간이나 폐와의 관계까지 포함해서 살핀다. 암을 치료할 때도 마찬가지다. 환부뿐만 아니라 오장 전체의 균형을 검토하는 것이 중의학이다.

간(肝) '쓸개'를 포함하며 '혈'과 '기'의 순환을 제어하고 자율신경을 주관한다. 분노와 스트레스 등으로 인해 기가 정체되는 현상과 관련이 있어 분노를 참으면 '간'의 기능이 약해지고 '간'이 약해지면 화를 잘 내게 된다.

심(心) 감정적인 정신활동, 의식, 사고, 순환계를 주관한다. 소장과 관련된다. '심'의 '기·혈'이 부족하면 쉽게 불안해지고 잠이 얕아져서 수면 중에 자주 깨게 된다.

비(脾) '비위(脾胃)'라고도 한다. 위, 구강, 식도, 장, 비장, 췌장, 간을 통틀어 말하는 것으로, 음식물을 소화하여 '곡기'라는 '기'를 만들고 저장한다. 또한 '혈'과 '수'를 생성하여 온몸에 전달하는 역할도 한다.

폐(肺) 폐 외에 코, 인후, 피부 등을 포함한다. 호흡으로 '청기'라는 '기'를 생성하여 온몸으로 내보내고 이와 동시에 '수'를 온몸으로 내보내는 역할을 한다(넓은 의미에서 '기'와 '수'는 같다).

신(腎) 신장 외에 귀, 방광, 생식기, 골수, 뇌수, 여기에 시상하부를 상위 중추로 하는 호르몬계통을 포함하며 부신피질호르몬 등의 호르몬과도 관련된다. 오장의 고차적인 제어를 맡고 있다.

> 지금 내 건강 상태를 안다

중의학으로 진단하는 신체 상태

내게 맞는 효과적인 식양생을 위해 중의학 자가진단을 이용하여 자신의 건강 상태를 파악한다.

식양생에 앞서 자가진단을 한다

중의학에서는 환자를 진단할 때 몸의 이곳저곳을 관찰하고 맥을 짚거나 자각증상을 물어 환자에 대한 정보를 수집한다. 일반인이라도 날마다 자신의 몸을 주의 깊게 살펴보고 만져 보면 몸의 건강 상태를 어느 정도는 진단할 수 있다. 자신이 대략 '허증'인지 '실증'인지만 알아도 몸에 맞는 식양생을 실천하는 데 큰 도움이 된다.

암 환자는 기본적으로 전신에 '기·혈·수'가 부족한 '허'상태이지만 암이 생긴 국부를 비롯한 '실'도 가진 상태이다. 그러나 좀 더 자세히 말하자면 신체는 그날그날 미묘하게 '허'나 '실'의 경향을 띤다. 방심하여 몸을 차게 하거나 과식을 해도 상태는 곧 바뀐다.

혀를 보면 건강이 보인다

중의학에서 특히 중요한 진단 방법은 '혀'를 관찰하고 그 특징으로 진단하는 것이다. 혀의 색, 설태의 상태나 두께, 균열 여부, 매끈한 정도가 몸 안의 병리적 상태를 나타내기 때문이다.

건강한 사람의 혀는 분홍색이고 하얀 설태가 이끼처럼 전체적으로 얇게 덮여 있다. 그런데 자신의 소화 능력을 넘어 과식을 하면 설태가 두터워지고, 매운 것을 너무 많이 먹어 속열이 생기면 혀 가운데 부분의 설태가 누렇게 변한다. 매일 자신의 혀를 관찰하다 보면 혀의 색이나 설태가 어떻게 변화하는지 파악할 수 있으므로 거르지 말고 매일 아침 혀를 관찰하여 자신의 몸 상태를 체크한다.

'속열'이란 열이 체내에 발생하고 있는 상태를 가리키는 것으로 속열이 있다고 해서 꼭 체온계에 나타나는 것은 아니다. 속열은 '기허(氣虛)'나 '음허(陰虛)' 또는 오장의 기능장애 같은 다양한 원인에서 비롯된다. 속열이 지속되거나 자가 진단만으로는 확신할 수 없으면 중의학 클리닉이나 한약국에서 상담을 받아 보기 바란다.

●● 간단 체크 _ 혀로 아는 '기·혈·수' 진단

혀의 상태	진단(식사요법은 56~59쪽 참조)
혀가 보라색을 띠고 있다.	'혈'이 정체되어 있다.
혀가 홍색을 띠고 있다.	'혈'과 '수'가 부족하다. 속열이 있다.
혀의 색이 옅다.	'혈'이 부족하다.
혀 가장자리에 잇자국 같은 요철이 있다.	'수'가 정체되어 있다. 속이 차다.
설태가 두텁고 끈적거린다.	'수'가 정체되어 있다.
설태가 두텁고 말라 있다.	장기간 '수'가 정체되어 속열이 있다.
설태가 누런색을 띤다.	장기간 '수'가 정체되어 속열이 있다.
설태가 회색빛 검은색이다.	'기'의 정체로 '간'이 손상되어 속열이 심하다.
설태가 검고 칙칙하다.	냉증이 있거나 속열이 있다.
설태가 없고 번들거린다.	'혈'과 '수'가 심하게 부족하다.

●● 신체 체크 1 _ 냉증 체크

'비위'와 '폐'는 생명 에너지인 '기'의 생성을 주관한다. 이 중요한 장부의 기능을 떨어뜨리는 것이 바로 '냉증'이다. 따라서 생명력과 면역력을 높이려면 먼저 '냉증'을 치료해야 한다. 다음 체크 리스트를 통해 냉증의 정도를 알아본다.

체크 리스트

다음 항목 중 해당하는 것이 있으면 오른쪽 칸의 숫자에 ○로 표시하고 마지막에 그 점수를 모두 더한다.

1. 손가락 10개 중에서 손톱의 반달(흰 부분)이 있는 손가락이 5개 이하이다.*	3
2. 손톱의 붉은색이 옅다.	3
3. 위 주변을 만져 보면 차게 느껴진다.	5
4. 공복에 찬 것을 먹거나 마셔도 복통이나 설사가 일어나지 않는다.	5
5. 여름에는 에어컨을 자주 켜는 편이다.	3
6. 발이 차서 잠을 이루지 못할 때가 있다.	3
7. 감기에 자주 걸린다.	3
8. 욕조에 몸을 담가도 몸이 쉽게 따뜻해지지 않는다.	3
9. 땀이 잘 나지 않는다.	1
10. 아이스크림이나 찬 주스, 맥주를 좋아한다.	5
11. 혀 뒷면의 붉은색이 옅다.	5
12. 평소에 찬 음식물을 자주 먹으며 유난히 더위를 탄다.	5
13. 겨울에도 생채소로 만든 샐러드를 즐겨 먹는다.	1
14. 녹차나 우롱차를 하루에 5~6잔 마신다.	3
15. 생선보다 육류를 많이 먹는다.	1
16. 다른 사람에 비해 옷을 얇게 입는 편이다.	3
17. 여름에도 발끝이 차게 느껴질 때가 있다.	5
18. 동상에 잘 걸린다.	5
19. 생선회나 생채소같이 날것으로 먹는 것을 좋아한다.	3
20. 이유 없이 몸이 노곤하고 움직이기 힘든 때가 있다.	1
합계 점수	점

* 손가락에 보이는 반달의 수로 '냉증'의 정도를 진단한다. 6개 이상 보이면 '냉증'은 그다지 걱정할 필요가 없지만 손톱의 색이 옅다면 '스트레스'가 높은 상태일 수 있으므로 방심하면 안 된다.

고타카 선생의 진단 및 도움말

■ **46~66점** ➡ **심각한 냉증**

'냉증'이 매우 심합니다. 특히 4번 항목에 해당하는 사람은 찬 것을 먹어도 신체가 정상적으로 반응하지 않을 만큼 냉증이 만성화된 상태입니다. 차가운 음식물을 먹는 습관을 지금 바로 고쳐야 합니다. 44~45쪽을 참조하여 냉증을 제거하는 생활요법을 실천하세요.

■ **24~45점** ➡ **중간 정도의 냉증**

손발을 따뜻하게 하고 찬 음식물을 삼가는 등의 노력(44~45쪽 참조)으로 '냉증'이 더 악화되지 않도록 조심해야 합니다.

■ **3~23점** ➡ **가벼운 냉증**

심각한 '냉증'은 없지만 안심하지 말고 냉증을 제거하는 생활요법(44~45쪽 참조)을 실천하세요. 냉증이 만성화된 상태가 아니더라도 항암치료 중이거나 암을 경험한 사람은 평소에 되도록 몸을 따뜻하게 생활하는 것이 좋습니다.

●● 신체 체크 2 _ 스트레스 체크

스트레스는 '기'의 흐름을 막아 '기'가 정체되게 하여 면역력을 떨어뜨린다. 나의 클리닉을 찾은 환자와 대화하다 보면 자신에게 스트레스가 쌓인 줄도 모르는 경우가 자주 있다. 최근 자신의 몸 상태가 어땠는지 생각해 보고 자신도 모르는 스트레스가 있는 것은 아닌지 확인해 보자.

체크 리스트
다음 항목 중 해당하는 것이 있으면 오른쪽 칸의 숫자에 ○로 표시하고 마지막에 그 점수를 모두 더한다.

1. 위를 보고 누운 자세에서 명치 부근을 누르면 딱딱하다.	5
2. 옆구리를 눌러보면 단단하거나 아프다.	5
3. 늘 시간에 쫓기고 있다.	3
4. 잠이 쉽게 들지 않는다.	3
5. 한숨을 자주 쉰다.	3
6. 최근에 소리 내서 웃어 본 적이 없다.	3
7. 사람들에게 화를 잘 낸다는 말을 들은 적이 있다.	5
8. 고민이나 불안이 있다.	3
9. 일을 결정하지 못하고 망설일 때가 많다.	3
10. 목에 뭔가 걸린 듯한 느낌이 든다.	4
11. 식사를 하면 속이 더부룩하다.	4
12. 이유 없이 숨이 찬다(호흡이 제대로 안 되는 것 같다).	3
13. 트림이나 가스가 자주 나온다.	3
14. 위에서 신물이 올라올 때가 있다.	3
15. 편두통이 자주 일어난다.	3
16. 눈 속이 아플 때가 있다.	3
17. 월경전증후군의 증상이 심하다(여성만).	3
18. 어깨가 심하게 결리고 때로 붓기도 한다.	3
19. 아침에 일어나도 개운하지 않다.	3
20. 불안이나 초조감 때문에 과식할 때가 있다.	3
합계 점수	점

고타카 선생의 진단 및 도움말

■ 47~68점 ➡ 심각한 스트레스

스트레스가 심하군요. 스트레스의 원인이 직장이나 가정환경에 있다면 당장 해결하기는 어렵겠지요. 그러나 몸을 적당히 움직이는 '붕어 운동'(46쪽 참조)을 하거나 나만의 시간을 가지는 것으로도 상황을 어느 정도 호전시킬 수 있으므로 지금이라도 실천에 옮기도록 하세요. 스트레스는 '기'를 정체시키므로 기의 흐름을 좋게 하는 식품을 섭취하도록 합니다. 향이 좋은 채소나 고명, 과일이 효과가 있습니다(59쪽 참조).

■ 25~46점 ➡ 중간 정도의 스트레스

스트레스가 있군요. 혹시 평소 생활에서 자신의 감정을 억누르거나 무엇이건 참고 있지는 않습니까? 암 발병을 좋은 기회로 삼아 시간에 쫓기는 생활이나 늘 인내해야 하는 상황에서 벗어나도록 하세요. '기'가 더 정체되면 신체의 기력이 떨어질 수 있으므로 정체된 '기'를 푸는 '와하하 운동'(47쪽 참조)을 권합니다.

■ 3~24점 ➡ 가벼운 스트레스

스트레스를 쌓아 두지 않고 적절히 해소하고 있군요. 그러나 암에 걸렸다는 충격과 치료의 고통이 스트레스를 부를 수도 있습니다. 항상 자신의 몸 상태를 살펴보고 몸과 마음이 모두 건강하도록 노력하기 바랍니다.

●● 신체 체크 3 _ 지금 나는 허증일까? 실증일까?

현재 신체에 나타나는 증상을 통해 자신의 '기·혈·수'가 어떤 상태인지를 진단해 본다. '허증'인지 '실증'인지를 알았다면 그 다음 표에서 '기', '혈', '수'가 각각 어떤 상태인지 파악할 수 있다. 내 몸의 상태를 정확하게 알아야 내게 맞는 효과적인 항암 대책을 세울 수 있다.

허증 체크
다음 항목 중 해당하는 것이 있으면 오른쪽 칸에 ○로 표시하고 마지막에 ○의 개수를 더한다.

1. '냉증'의 자각증상이 있다.	
2. 빈뇨나 야간뇨가 심하다.	
3. 소화가 잘 안 되고 입이 짧아 적게 먹는다.	
4. 변비나 설사가 자주 일어난다.	
5. 감기에 자주 걸리고 쉬 피로하다.	
6. 피부가 건조하고 윤기가 없다.	
7. 현기증이 있고 앉았다 일어서면 어지럽다.	
8. 가슴이 두근거리고 건망증이 심하다.	
9. 수면 중간에 깨는 등 잠이 얕아 푹 잤다는 느낌이 없다.	
10. 손톱이 얇고 잘 부러진다.	
11. 마른기침이 계속된다.	
12. 입이나 눈이 자주 건조하다.	
13. 식은땀을 자주 흘린다.	
14. 상기*되거나 몸이 달아오른다.	
15. 변이 동글동글하고 단단하거나 변비다.	
○수의 합계	

실증 체크
다음 항목 중 해당하는 것이 있으면 오른쪽 칸에 ○로 표시하고 마지막에 ○의 개수를 더한다.

1. 더위를 잘 타고 목이 자주 마른다. 찬 것이 먹고 싶다.	
2. 불안이나 우울감이 있고 안절부절못하며 쉽게 화를 낸다.	
3. 목에 무언가가 걸린 것 같은 불쾌감이 든다.	
4. 설사와 변비가 번갈아 나타난다.	
5. 쉽게 잠에 들지 못하고 꿈을 자주 꾼다.	
6. 편두통이 자주 생긴다.	
7. 어깨 결림이 심하다.	
8. 만성적인 관절통이 있다.	
9. 기미나 주근깨가 많다. 안색이나 입술 색이 어둡다.	
10. 때때로 가슴이 두근거리고 부정맥이 있다.	
11. 피부가 지성이다. 여드름이나 뾰루지가 잘 생긴다.	
12. 때때로 어지럽거나 구역질이 난다.	
13. 가래가 많다.	
14. 머리가 무겁다. 몸이 무겁고 나른하다.	
15. 물살이 쪘다. 몸이 쉬 붓는다.	
○수의 합계	

* 기혈(氣血)이 머리 쪽으로 치밀어 오르는 현상

고타카 선생의 진단 및 도움말

앞의 두 가지 체크리스트 중에서 ○가 5개 이상인 쪽이 자신의 '증(症)'에 해당합니다.
각 상태를 위한 추천 식품을 이용하여 식양생을 실천합니다.

■ **허증 체크에서 ○가 5개 이상 ➡ 허증**

식사요법은 58쪽을 참조한다

■ **실증 체크에서 ○가 5개 이상 ➡ 실증**

식사요법은 57쪽을 참조한다

■ **양쪽 모두에서 ○가 5개 이상 ➡ 허증 + 실증**

복합적이므로 중의 클리닉에 상담하는 것이 좋다. 식사요법은 57~59쪽을 모두 따른다.

■ **양쪽 모두에서 ○가 4개 이하 ➡ 양호한 상태**

지금까지 해 온 대로 생활하면서 이 책에서 권하는 레시피를 실천한다. ※같은 색 항목에서 ○가 3개인 경우는 제외

'기', '혈', '수' 각각의 상태를 진단한다

허증 체크의 결과를 재진단
1~5에서 ○가 3개 이상 → 특히 '기'가 부족한 '기허(氣虛)' 상태
6~10에서 ○가 3개 이상 → 특히 '혈'이 부족한 '혈허(血虛)' 상태
11~15에서 ○가 3개 이상 → '수'와 '혈'이 부족한 '음허(陰虛)' 상태
식사요법은 모두 58~59쪽을 따른다.
실증 체크의 결과를 재진단
1~5에서 ○가 3개 이상 → 특히 '기'가 정체된 '기체(氣滯)' 상태
6~10에서 ○가 3개 이상 → 특히 '혈'이 정체된 '어혈(瘀血)' 상태
11~15에서 ○가 3개 이상 → 특히 '수'가 정체된 '수체(水滯)' 상태
식사요법은 모두 57, 59쪽을 따른다.

오늘부터 바로 시작하자!

암을 극복하는 생활요법

'냉증'과 '스트레스'는 암과 맞서 싸워야 하는 신체를 약화시키는 주된 원인이다.
이를 해소하기 위해 오늘부터 바로 실천할 수 있는 생활요법을 배운다.

냉증을 제거하여 면역력을 높인다

암 환자 중에는 몸이 찬사람이 많다. 지금부터라도 몸을 따뜻하게 하는 생활요법을 적극적으로 실천하도록 한다.

생활요법 1 _ '온성·열성' 식품을 먹는다

61쪽의 표를 참고하여 몸을 따뜻하게 하는 '온성·열성' 식품을 섭취한다. 몸을 차게 하는 '한성·양성' 식품을 먹을 때는 '온성·열성' 식품과 함께 먹도록 한다. 식품이 몸을 차게 하는 쪽으로만 작용하지 않도록 균형을 잡기 위해서다. 예를 들면 구운 가지(양성)에 생강(온성)을 곁들이거나 토마토(양성) 샐러드에 마늘(열성)이 들어간 드레싱을 사용한다. 가열 조리하여 익혀 먹으면 '양성'에서 '온성'으로 성질을 바꿀 수도 있다.

냉장고에 두었거나 얼음을 넣은 찬 음료수는 신체를 직접적으로 차게 만들므로 삼가도록 한다. 찬 음료 대신 따뜻한 홍차를 마시는 것이 좋다.

생활요법 2 _ 양말은 두 켤레를 겹쳐 신는다

발끝에는 '기'의 흐름이 시작되는 점과 도착하는 점이 있다. 발을 따뜻하게 하면 '기'의 흐름에 의해 몸 전체가 따뜻해진다. 겨울에는 양말을 두 켤레 겹쳐 신거나 발가락 양말을 신어 발을 따뜻하게 한다. 발 보온 팩을 이용해도 좋다. 시간 여유가 있으면 42℃ 정도의 온수에 발을 담가 족욕을 하는 것도 좋다.

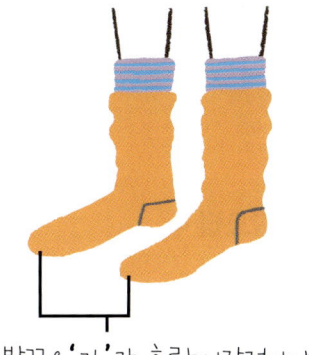

발끝은 '기'가 흐르는 시작점이자 도착점이므로 매우 중요하다.

생활요법 3 _ 미지근한 물에 천천히 몸을 담근다

목욕을 할 때는 샤워로 끝내지 말고 반드시 욕조에 들어가 몸을 덥힌다. 미지근한 물에 느긋하게 몸을 담그면 온몸이 따뜻해진다. 이때 물이 너무 뜨거우면 오래 있기 어려워 몸 속까지 덥혀지지 않는다. 38~40℃의 온수에 가슴 아래를 담그는 반신욕으로 천천히 몸을 덥히는 것이 좋다. 미지근한 물은 정신적인 긴장을 푸는 데 효과적이다. 더운 여름철에도 욕조에 들어가 몸을 담그도록 한다.

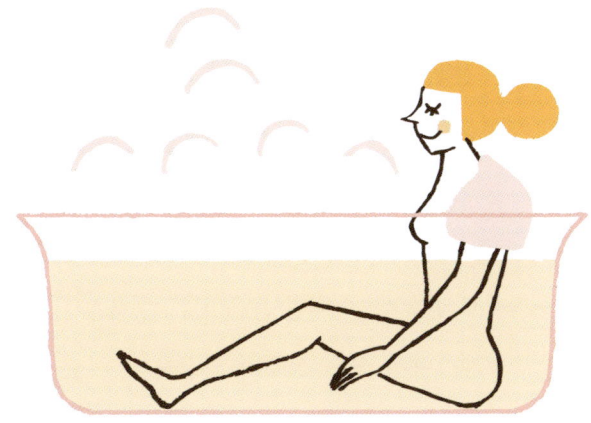

스트레스를 적절히 해소한다

스트레스가 '기(氣)'의 흐름을 막는다. 그날의 스트레스는 그날 풀도록 한다.

생활요법 4 _ 하루에 30분 기분 전환을 한다

스트레스를 푸는 특효약은 '기분 전환'이다. 하루에 단 30분 만이라도 시간을 내어 자신이 몰두할 수 있는 일을 찾아 실천해 본다. 그 시간만큼은 건강에 대한 근심이나 일과 가족에 관한 생각을 모두 머릿속에서 몰아내고 오직 자신의 기분을 좋게 만들 수 있는 일을 한다. 정원이나 텃밭을 가꾸거나 악기를 연주해도 좋고 독서나 요가 등 어떤 것이라도 좋다. 이런 활동은 일주일에 한 번 시간을 내서 몰아서 하기보다는 그날의 스트레스를 그날 해소할 수 있도록 짧은 시간이라도 매일 하는 것이 좋다.

생활요법 5 _ 막힌 '기'를 풀어 주는 붕어 운동을 한다

적극적으로 몸을 움직이면 스트레스 때문에 정체되어 막힌 '기'의 흐름을 회복할 수 있다. 특히 '기'의 흐름이 상복부와 옆구리 부근에서 막히면 온몸에 영향이 나타난다. 반대로 그 부위를 유연하게 만들어 두면 전신으로 악화되는 것을 막을 수 있다. 이를 위해서는 '붕어 운동'이 효과적이다. 위를 보고 누워 몸에서 힘을 빼고 붕어가 헤엄치듯 허리 아래 부분을 좌우로 흔든다. 이처럼 몸을 흔드는 움직임은 스트레스에서 오는 신체의 긴장을 푸는 데 좋다.

흔들흔들

생활요법 6 _ 하루에 한번 '와하하' 운동을 한다

긴장하면 무의식중에 숨을 죽이게 된다. 이 같은 스트레스는 가로막의 과도한 긴장을 유발하여 결국 '기'를 정체시킨다. 웃으면 가로막이 움직이므로 막혔던 '기'의 흐름이 원활해진다. 코미디 프로그램 같은 것을 보고 크게 웃어도 좋고 가로막을 움직이는 체조를 하는 방법도 있다. 양손을 갈비뼈 아래에 대고 큰 소리로 '와하하' 하고 웃으면서 상반신을 아래위로 움직인다. 이때 배 속의 공기를 뱉어내듯이 소리를 크게 내는 것이 중요하다.

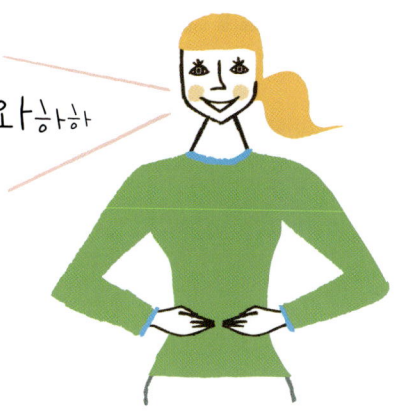

생활요법 7 _ 숨을 내쉰 후에 들이쉬는 호흡의 기본을 지킨다

흔히 국민 체조 등에서는 호흡할 때 먼저 숨을 들이쉬고 나서 내쉬라고 한다. 그런데 이 순서가 잘못되었다. 이렇게 하면 심호흡을 충분히 할 수 없고 가로막을 크게 움직일 수도 없다. 호흡(呼吸)은 말 그대로 먼저 숨을 내쉰 후에 들이쉬는 것이다. 천천히 폐 속의 공기를 오래 뱉어내고 나서 천천히 숨을 크게 들이마신다. 되도록 산림의 '맑은 기운'이 가득한 공원이나 녹지대에서 아침 일찍 신선한 공기를 마시는 것이 좋다.

나도 모르는 잘못된 생활습관
고타카 선생이 바로잡아 준다

✖ 찬 음식물을 삼간다

찬 음식물은 '비위'와 '폐'를 차게 하여 그 기능을 떨어뜨린다. '비위'와 '폐'는 원기(元氣)의 '기(氣)'를 생성하는 중요한 장부다. 그 기능이 떨어지면 '기'의 생성이 줄어 체력과 면역력이 약해진다. 찬 맥주, 찬 물을 섞은 술, 얼음을 넣은 청량음료, 아이스크림 등은 삼가도록 한다. 술을 마신다면 청주를 중탕으로 데워 마시고 음료는 늘 따뜻한 것을 마신다.

✖ 옷을 얇게 입거나 맨발로 지내지 않는다

에어컨을 켠 실내에 하루 종일 있거나 옷을 얇게 입고 있어도 추위를 느끼지 못하는 사람이 많다. 흔히 더위를 잘 탄다고 하는 사람 중에는 오히려 체내에 심한 '냉기'가 있는 경우가 많다. 중의학에서는 체내에 '냉기'가 있기 때문에 '양기'가 체표 쪽으로 떠올라 더위를 타는 것으로 본다. 몸이 찬데도 다시 몸을 차게 하는 것은 신체 반응이 둔해져 있다는 좋지 않은 징후이다. 여름에는 몸에 열이 차지 않도록 땀샘이 열려 있기 때문에 외사(外邪 ; 밖으로부터 침입한 사기. 여기서는 '풍한사(風寒邪)')가 침입하기 쉽다. 춥게 느껴지지 않더라도 '냉기'를 의식하여 겉옷을 준비해 두거나 맨발로 지내지 않는 등 외사로부터 스스로를 지키는 노력이 필요하다. 아울러 '냉증'을 제거하는 생활요법(44~45쪽 참조)을 실천한다.

✖ 수분을 과다 섭취하지 않는다

'하루에 2ℓ의 수분 섭취'와 같이 양을 정해 놓고 물을 마시는 것은 좋지 않다. 암 환자 중에는 '수'의 흐름이 정체되어 건강이 나빠진 사람도 있다. 자신의 신체가 처리할 수 있는 능력을 넘는 양의 수분은 결국 체내에 쌓여 '수'의 정체를 일으킨다.

✖ 녹차를 너무 많이 마시지 않는다

녹차는 서늘한 성질의 '양성' 식품이라서 너무 많이 마시면 몸을 차게 한다. 가끔 한두 잔 마시는 정도라면 문제

암과 싸우기는커녕 암만 점점 더 강하게 만드는 생활을 되풀이하는 환자들이 있다. 온갖 건강 정보를 그대로 받아들이거나 잘못 이해하여 오히려 건강을 해치기도 한다. 고타카 선생의 도움을 받아 '반드시 고쳐야 하는' 잘못된 생활습관을 바로잡자.

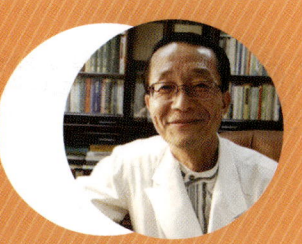

가 없지만 매일 대여섯 잔씩 마시면 자신도 모르게 '냉증'이 일어나게 된다. 특히 차게 해서 마시면 안 된다. 차를 마신다면 따뜻한 홍차나 번차가 좋다.

✗ 인삼은 주의해서 섭취한다

인삼은 '기'를 보하는 효과가 강한 생약이다. '기'가 부족한 '기허' 상태에서는 잘 듣지만 '실'한 상태, 특히 '기'의 흐름이 정체되었을 때 복용하면 병을 악화시킬 수 있다. 암의 병소는 '실'한 상태이므로 종양을 지닌 채, 즉 '기'의 흐름을 개선하지 않은 상태에서 주관적인 판단으로 인삼을 사용하면 위험하다. 인삼 농축액이 들어 있는 드링크제도 함부로 복용해서는 안 된다.

✗ 사우나는 위험하다

중의학에서는 땀을 '수'의 일부로 보기 때문에 땀은 '혈'과 더불어 '음액(陰液)'에 속한다. 사우나로 함부로 땀을 내는 것은 그야말로 온몸에서 피를 흘리는 것과 마찬가지다. 땀이 많이 나면 혈청이 줄어 상대적으로 혈구 성분이 늘어나므로 혈액이 걸쭉해져서 뇌경색 등이 일어나기 쉬워진다. 일본의 유명한 전 프로야구 선수도 뇌경색 발병 후 현재 재활치료 중인데 그는 사우나를 매우 즐겼다고 한다. 아무리 수분을 보급하면서 사우나를 한다고 해도 '혈'이 당장 보충되는 것은 아니므로 결코 좋을 리가 없다. 사우나는 몸을 건강하게 만들기보다 오히려 몸을 쇠약하게 만든다. 마찬가지 이유로 뜨거운 욕조에 몸을 담그는 것도 좋지 않다. 미지근한 물에 들어가 천천히 몸속부터 덥히고 중간에 땀이 나기 시작하면 욕조에서 나오도록 한다. 샤워 물의 온도는 욕조 물보다 10℃ 낮은 것이 몸에 좋다.

✗ 격렬한 운동은 좋지 않다

사우나와 마찬가지 이유로 땀을 흠뻑 흘릴 정도로 격렬한 운동을 하는 것은 좋지 않다. 걷기나 자전거 타기같이 땀이 약간 배어 나올 정도의 운동이 알맞다. 지나친 운동도 몸을 상하게 하는 원인이 된다.

Part 2

'생명의 탕'으로 시작하는 첫 식사요법

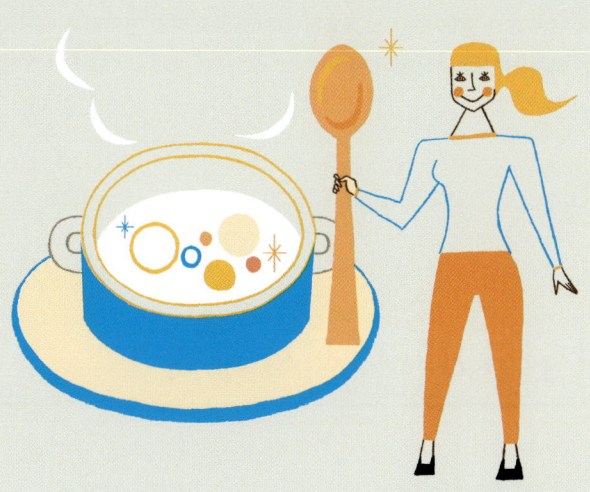

일주일에 한 번 손수 만든 탕을 먹는 것으로
식양생을 시작한다.
효능 좋은 식품을 이용하여 정성껏 고아낸 '탕의 힘'을
몸과 마음으로 느끼면서
건강 회복을 향한 첫걸음을 내딛는다.

암 진단을 받은 날부터 시작하는 식양생

암과 맞서 싸우기 위해 나와 내 가족이 할 수 있는 일은 무엇일까?
가장 손쉽고도 효과적인 것이 중의학에 근거한 식사요법이다.
현재의 건강 상태를 정확히 파악하고 내 몸에 맞는 식양생을 실천하여 체력과 면역력을 키우자.
지금부터 암을 극복하기 위한 식사 작전을 시작한다.

암을 극복하기 위한 8가지 식사 수칙

1. 생명력 있는 자연식품을 사용한다

신선한 식품과 제철 식품, 자연에 가까운 방법으로 재배한 식품에는 자연의 '기'가 가득하다. 인스턴트식품이나 장기 보존 식품, 건강기능식품 등에도 영양분은 있지만 대신 '생명력 = 기'가 부족하므로 '부실한 식사'가 되기 쉽다. 조미료와 화학조미료를 모두 피하고 자연에 가까운 것을 고른다. 물도 수돗물이 아니라 꼼꼼히 잘 따져 고른 물을 사용한다.

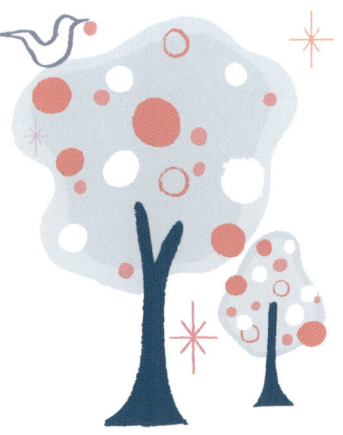

자연식품에는 '기'가 가득하다.

2. '냉증'을 일으키는 음식물을 삼간다

아이스크림이나 차가운 맥주같이 찬 음식물과 몸을 차게 하는 '한성'이나 '양성' 식품(61쪽 참조)은 삼간다. 찬 음식물은 위장의 기능을 떨어뜨리고 속에 '열'이 차게 만든다. '한성'이나 '양성' 식품은 위장을 중심으로 몸을 차게 하고 '비위'의 '기'를 약화시켜 면역력을 떨어뜨린다.

- ⭕ 상온 또는 따뜻한 음식물, '열성'이나 '온성' 음식물 등
- ❌ 냉장고에서 바로 꺼낸 찬 음식물, 얼음을 넣은 음료, 날것(생선회, 날생선을 사용한 초밥 등) 등

3. 주로 '끓이거나' '쪄서' 먹는다

지방이 많은 식사는 '비위'에 부담을 준다. 게다가 항암치료 때문에 속이 메스껍거나 입맛을 잃으면 제대로 먹을 수도 없다. 약해진 신체가 쉽게 소화·흡수할 수 있도록 조림이나 찜, 국물 요리로 만들어 먹는다. 식품의 유효 성분이 국물로 나오기 때문에 효과적으로 섭취할 수 있다.

4. 단것을 삼간다

식품 고유의 단맛은 '비위'의 기운을 기르고 신경의 긴장을 풀어 준다. 그러나 정제도가 높은 백설탕을 과다 섭취하는 것은 위장을 약하게 하고 살을 찌우며 쉽게 짜증이 나게 만든다. 중의학에서는 '수'나 '열'이 쌓이면 암의 온상이 될 수 있다고 보기 때문에 단것은 절제하는 것이 좋다.

- ⭕ 과일, 말린 과일, 정제도가 낮은 설탕(흑설탕) 등
- ❌ 단맛이 강한 케이크나 화과자의 과다 섭취, 정제도가 높은 설탕(백설탕)의 과다 섭취 등

5. 순하고 연한 맛이 기본이다

적당히 짠맛은 '신(腎)'의 기운을 기르지만 지나치면 도리어 '신'을 상하게 할 수 있다. 염분의 과다 섭취는 암을 유발하는 위험 인자 중 하나다. '신맛·단맛·쓴맛·매운맛·짠맛(63쪽 참조)' 중 어떤 맛이라도 지나쳐서 좋을 것은 없다. 건강을 해치고 신체에 불쾌 증상을 초래하기도 한다. 특히 자극이 강한 고추나 겨자 등은 적당히 먹도록 한다.

6. 자신의 적정 섭취량을 알고 먹는다

위장에 부담을 주지 않고 무리 없이 먹을 수 있는 양을 섭취한다. 1회 섭취량을 적게 잡고 대신 횟수를 늘리는 방법도 좋다. 적정 섭취량의 기준은 위장의 상태와 변통의 정도로 판단한다. 식후에 속이 거북한지, 하루에 한 번꼴로 변을 보고 변 상태가 좋은지를 확인해 가면서 식사량을 조절한다.

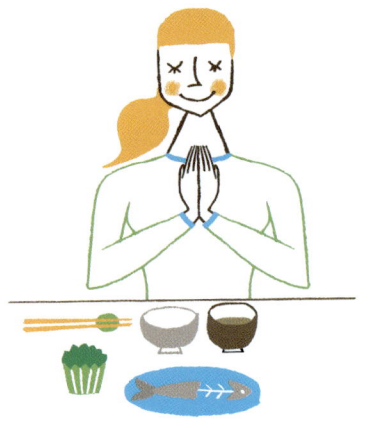

"나는 이 정도가 알맞아"

7. 즐겁게 먹는다

즐겁게 식사하면 '기'의 흐름이 좋아지고 '비위'의 기능도 활발해진다. '즐거운 식사'를 위해서는 음식에 고운 색깔의 채소를 곁들이거나 맘에 드는 그릇에 담아 내거나 때로 식탁을 꽃으로 장식하는 등의 노력도 필요하다. 입원 중이라면 식사 시간에 가족이 곁에 있어 주거나 병원 음식을 환자가 좋아하는 그릇에 옮겨 담아서 내 본다. 사소한 아이디어로 환자의 기분을 바꿀 수 있다. 투병은 온갖 즐거움을 앗아가기 마련이지만 그런 때일수록 기쁜 마음으로 식사 시간을 즐겨서 '살아가는 것'에 대한 의욕과 보람을 느끼도록 한다.

8. 몸 상태에 맞는 식품을 골라 먹는다

식사에서 중요한 것은 내 몸의 상태에 맞게 먹는 것이다. 이를 위해서는 먼저 자신의 건강 상태를 확인해야 한다. 이를 바탕으로 내게 맞는 식품을 골라 먹고, 식품의 성질(61쪽 참조)과 맛에 따른 다양한 작용(63쪽 참조)을 이용하여 요리한다.

- 몸 상태를 파악하는 건강 체크는 36~43쪽을 참조한다.
- 몸 상태에 맞는 식품 선택에 관해서는 56~63쪽을 참조한다.

중의학에서는 '위기(胃氣)가 있으면 살 수 있다'고 말한다. 위장의 힘이 곧 생명력이라는 뜻이다. '비위(소화관 전체)'의 힘은 생명력의 근원이자 '기·혈'을 키운다. 대부분의 항암치료는 신체에 큰 부담을 주기 때문에 위장 기능이 쉽게 약해진다. 위장의 힘을 지킬 수 있는지 여부는 생명력에도 큰 영향을 끼친다. 암과 맞서 싸울 체력은 위장의 힘에 달려 있으므로 식양생에서도 무엇보다 위장을 지키는 데 힘써야 한다.

이런 음식을 조심한다!

- **기름진 음식** : 튀김, 지방이 많은 육류·생선 등
- **맵고 짠 음식** : 건어물, 자반 생선, 연어 알, 간장조림
- **곰팡이가 핀 것** : 곰팡이 치즈 등
- **탄 음식**
- **뜨거운 음식**
- **현미식** : 허증 상태이거나 소화기가 약할 때는 특히 섭취에 주의해야 한다(273쪽 참조).

'실'과 '허'에 대처하는 식양생

'실'을 중점적으로 개선하면서 아울러 '허'도 개선하는 것을 기본으로 한다.
먼저 42~43쪽에서 현재 자신의 건강 상태를 진단하고 그에 맞는 식품을 선택한다.

우리 몸에는 '실'과 '허'가 공존한다

암이 생긴 사람은 몸에 '실(實)'과 '허(虛)'가 함께 존재한다. 또한 전신에 '기·혈·수'가 부족한 상태에서 그 흐름마저 정체되어 있다. 그중에서도 암이 생긴 국부는 매우 심하게 정체된 상태이다.

따라서 중의학 클리닉에서 약재 처방을 할 때도 무조건 '실'이나 '허' 중 어느 한쪽에만 맞춰 대처할 수가 없다. 처음은 8:2로 정도로 먼저 '실'에 대처하고 점차 '허'로 중심을 옮겨 가는 것이 치료의 기본 흐름이다.

식양생에서도 '실'과 '허'를 동시에 종합적으로 대처해 나가야 한다. 식양생으로는 막힌 것을 풀고 부족한 것을 채울 수 있다. 이 점을 충분히 이해한 후에 '정체되어 막힌 것을 푸는' 식품과 생약, '모자란 것을 보하는' 식품과 생약을 평소 식사에 이용한다. 중요한 것은 어느 한쪽으로 치우치는 일이 없어야 한다는 점이다.

'실증'에는 정체되어 막힌 '기·혈·수'를 푸는 식품으로 대처한다

암 조직은 '기·혈·수'가 정체되어 생긴다. 스트레스 때문에 답답하고 마음이 편치 않거나 냉증이 있어 '기·혈·수'가 흐르지 못하고 멈춘 것이 주된 원인이다. 따라서 적절한 기분 전환과 적극적으로 몸을 따뜻하게 하는 것이 중요하다. 아울러 식사요법도 필요하다.

고지방 고단백 식품이나 단것을 많이 먹으면 '혈'이나 '수'에 점성이 생겨 흐름이 순조롭지 못하며, 암 조직에도 과다한 영양을 공급할 위험이 있다. 그러므로 식단을 현미식과 채식을 중심으로 바꾸는 것이 좋다. '기'가 심하게 정체된 상태인 '기체'(43쪽 표로 진단)라면 셀러리, 파드득나물같이 향이 강한 향신 채소, 귤 등의 감귤류, 민트차, 재스민차 등으로 '기'의 흐름을 좋게 한다. '혈'의 정체가 심한 상태인 '어혈'(43쪽 표로 진단)이라면 양파, 락교, 계피, 사프란, 홍화, 울금 등이 좋다. 또한 '수'가 정체된 상태인 '수체'(43쪽 표로 진단)라면 이뇨 작용을 하는 박과 채소, 율무, 녹두 등이 좋다. (59쪽 표 참조)

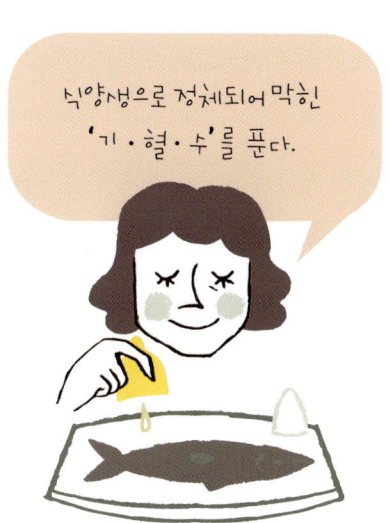

'허증'에는 부족한 '기·혈·수'를 보하는 식품으로 대처한다

암이 생기면 온몸이 '허'해지는 일이 늘어난다. 특히 암이 어느 정도 진행되면 항암제나 방사선, 수술 같은 치료로 몸이 손상을 입어 허증이 되기 쉽다. 이때 나타나는 증상으로는 체력 저하, 체중 감소, 권태감과 무기력, 식욕부진, 냉증, 미열, 입마름, 빈혈, 백혈구의 감소 등이 있다. 이런 증상들은 전신에 닥친 위기이므로 약해진 몸을 돌보고 치유하는 식양생으로 극복해야 한다.

허증은 '기·혈·수'가 부족한 상태를 말한다. 그 각각이 부족한 정도는 사람마다 다르지만 그것을 보하는 식품은 모두 같다. '기·혈·수'는 서로 밀접하게 관련되어 있어 엄밀하게 나눌 수 없기 때문이다. 예를 들어 '기'를 보하는 쇠고기나 장어는 '기'를 보할 뿐 아니라 결과적으로 '혈'과 '수'를 보하여 그 기능을 좋게 한다. 그러므로 59쪽 아래 표에 있는 식품을 적당히 골라서 먹으면 된다. 물론 영양의 균형도 중요하므로 채소, 버섯, 해조류 등도 부족하지 않게 먹는다. 허증인 사람은 '비위'가 약한 경우가 많으므로 식품은 익혀 먹도록 한다.

> 식양생으로 부족한 '기·혈·수'를 보한다.

● ● '실증'에 대처하는 식양생 : 정체되어 막힌 '기·혈·수'를 푸는 식품과 생약

	'기'의 정체를 개선한다	'혈'의 정체를 개선한다	'수'의 정체를 개선한다
식품	셀러리, 파드득나물, 쑥갓, 차조기, 고수, 파슬리, 민트, 여주, 귤, 오렌지, 매실장아찌, 구기자, 국화, 울금, 정향, 칼더먼, 팔각, 계화, 해당화, 재스민차	등 푸른 생선(정어리, 꽁치, 전갱이 등), 부추, 양파, 마늘, 락교, 검은 목이버섯, 식초, 사프란, 산초, 계피, 해당화, 울금, 산사, 복숭아, 버찌	녹두, 여주, 동아, 오이, 청경채, 피망, 양배추, 버섯류, 율무, 무, 당근, 우엉, 해조류, 바나나
생약	초과, 맥아, 진피 (276~279쪽 참조)	울금, 전칠인삼, 천궁, 당귀, 익모초, 홍화 (276~279쪽 참조)	황기, 복령, 택사 (276~279쪽 참조)

● ● '허증'에 대처하는 식양생 : 부족한 '기·혈·수'를 보하는 식품과 생약

	'기·혈·수'를 보하는 식품		
식품	쇠고기, 닭고기, 양고기, 장어, 자라, 간, 굴, 새우, 돼지고기, 대합, 모시조개, 바지락, 전복, 갈치, 등 푸른 생선, 해삼, 달걀, 메추리알, 조개류 시금치, 토마토, 두부, 당근, 참마, 브로콜리, 버섯류, 검은 목이버섯, 흰 목이버섯, 콩류, 토란, 밤, 호두, 백합 뿌리, 원추리, 구기자, 대추, 검은깨, 배, 복숭아, 꿀, 흑미, 찹쌀 등		
	특히 '기'를 보한다	특히 '혈'을 보한다	특히 '수'를 보한다
생약	인삼, 당삼, 황기 (276~282쪽 참조)	당귀, 숙지황 (276~282쪽 참조)	맥문동, 사삼 (276~282쪽 참조)

오성·오미로 식양생

중의학에서는 식품에 다섯 가지 '성질'과 다섯 가지 '맛'이 있다고 본다.
그 하나하나가 서로 다른 작용을 하므로
이를 적절히 활용한 식양생으로 건강을 회복하자.

오성(伍性)에는 열성·온성·평성·양성·한성이 있다

중의학에서는 식품에 '오성(五性)'이라고 부르는 다섯 가지 성질이 있다고 본다. 이를 크게 나누면 몸을 따뜻하게 하는 '열성(熱性)'과 '온성(溫性)', 몸을 차게 하는 '한성(寒性)'과 '양성(凉性)', 어느 쪽에도 속하지 않는 '평성(平性)'이다. '열성·온성' 식품은 몸을 따뜻하게 하고 혈액의 흐름을 좋게 하므로 쉬 피로하거나 냉증이 심할 때 또는 따뜻한 것이 먹고 싶을 때 섭취한다. 대표적인 것은 양고기, 파, 생강이다. 몸을 덥히는 작용은 '열성' 식품이 '온성' 식품보다 더 강하다.

열감·홍조가 있거나 잘 때 식은땀을 많이 흘리며 입이 마르고 찬 것이 먹고 싶을 때는 '한성·양성' 식품을 섭취한다. 대표적인 것은 가지, 오이, 배다. 몸을 식히는 작용은 '한성' 식품이 '양성' 식품보다 더 강하다. 그런데 몸이 너무 차도 더위를 쉽게 탈 수 있으므로 (42~43쪽에서 진단) 그런 경우에는 몸을 따뜻하게 하는 식품을 먹는다.

'평성' 식품은 '온성·열성'이나 '양성·한성' 중 어느 한쪽으로 치우치지 않기 때문에 장복하거나 언제 먹어도 문제가 되지 않는다. 대표적인 것은 닭고기, 달걀, 참마, 버섯류다. 딱히 열이나 열감·홍조, 냉증 같은 증상이 없을 때는 '평성' 식품을 골고루 먹는다.

성질이 반대인 식품을 함께 먹어서 균형을 이루는 방법도 있다. 이를테면 '한성' 식품인 게를 먹을 때 '열성' 식품인 생강과 함께 먹는 것이다. 또한 '양성·한성' 식품이라도 따뜻하게 해서 먹으면 몸을 차게 하는 작용을 약하게 만들 수 있다.

●● **오성의 작용과 주요 식품**

오성	작용	식품
열성	몸을 따뜻하게 한다. 혈액의 흐름을 좋게 한다. 오장의 기능을 강화한다.	양고기, 고추, 겨자, 후추, 마늘, 산초(281쪽 참조)
온성		쇠고기, 새우, 갈치, 간(닭), 부추, 생강, 락교, 파, 차조기, 매실, 복숭아, 석류, 귤, 호두, 밤, 대추, 흑설탕, 식초, 찹쌀
평성	몸을 따뜻하게 하거나 차게 하지 않고 온화하게 조화시킨다.	닭고기, 달걀, 돼지고기, 장어, 간(소·돼지), 미꾸라지, 대합, 김, 토란, 참마, 옥수수, 양배추, 당근, 감자, 브로콜리, 버섯류, 맛버섯, 대두, 깨, 딸기, 사과, 꿀, 멥쌀
양성	몸을 차게 한다. 과도한 열을 제거한다. 해독·진정 작용을 한다.	오리고기, 전복, 토마토, 시금치, 셀러리, 죽순, 연근, 바나나, 배, 우유, 두부, 백설탕, 밀
한성		게, 바지락, 다시마, 톳, 토마토, 여주, 오이, 멜론, 감

오미(伍味)에는 신맛 · 단맛 · 쓴맛 · 매운맛 · 짠맛이 있다

중의학에서는 식품의 맛을 '신맛[酸味]', '단맛[甘味]', '쓴맛[苦味]', '매운맛[辛味]', '짠맛[鹹味]'의 다섯 가지로 나눈다. 이 각각의 맛은 서로 다른 작용을 하고 오장 중 특정 장부와 관계가 있다(35쪽 참조).

'신맛'은 '기'의 흐름을 좋게 하여 자율신경의 균형을 바로잡는 작용을 한다. 오장 중 '간'과 관계가 있어 '신맛' 나는 식품을 섭취하면 '간'의 기능을 개선할 수 있다. 오장은 서로 밀접하게 관련되어 있기 때문에 약해진 '간'의 기운을 기르는 것은 결국 오장 전체의 기능을 높이는 것이다. 그러나 '신맛' 나는 식품을 지나치게 섭취하면 반대로 '간'이 약해질 수 있다. '간'이 약해지면 '비위'도 약해지고 결국 오장 전체의 기능이 떨어진다. 그러므로 신체에 불쾌 증상이 있으면 그 부위에 작용하는 맛을 필요량만큼 보하되 어떤 맛이라도 지나치지 않도록 주의해야 한다.

●● 오미의 작용과 주요 식품

오미	관련된 오장	작용	식품
신맛	간(肝)	'기'의 흐름을 좋게 하여 자율신경의 균형을 바로잡는다. 암이 생기면 불안과 근심 때문에 기울(氣鬱)* 상태가 되기 쉽다. 이때 '신맛'을 적절히 이용하면 '기'의 흐름을 원활하게 하고 위장 기능을 회복하는 데도 도움이 된다. 그러나 지나치게 섭취하면 도리어 위를 약하게 만들 수 있으므로 주의한다.	감귤류, 딸기, 사과, 토마토, 식초, 매실장아찌, 요구르트 등
단맛	비(脾) 위(胃)	자양강장 작용을 하며 소화기의 기능을 좋게 하여 허약체질을 개선한다. 또한 긴장이나 통증을 누그러뜨린다. 한방 보제인 인삼, 황기, 지황 등은 모두 '단맛'이 있다. 단맛은 허증을 개선하고 위장(胃腸)의 기운을 기르는 데 효과적이다. 그러나 지나친 섭취는 위장 기능을 약하게 만든다.	육류(쇠고기, 닭고기, 돼지고기 등), 쌀, 감자류, 호두, 밤, 표고버섯, 만가닥버섯 등
쓴맛	심(心)	이뇨·소염·해독·진정·해열 작용을 한다. 실증에는 특히 '쓴맛'이 필요하다. '쓴맛'에 '한성'이 강할수록 열을 제거하는 효과가 크다. 그 때문에 암으로 부분적인 정체가 심하고 열이 잠복해 있을 때는 쓴맛도 맛있게 느껴진다. 그러나 지나친 섭취는 위장에 부담을 주므로 주의한다.	간(돼지), 여주, 피망, 파슬리, 오이, 머위, 녹차 등
매운맛	폐(肺)	'기·혈'의 흐름을 좋게 하고 발한·해열 작용을 한다. 그러나 너무 많이 섭취하면 몸이 뜨거워지면서 수분을 지나치게 발산하여 '기'를 소모할 수 있다. 갈증이나 피부 건조, 열감·홍조 등의 증상이 있을 때는 삼간다. 염증이 있을 때도 피하는 것이 좋다.	파, 양파, 생강, 피망, 마늘, 고추, 산초, 후추, 고추냉이 등
짠맛	신(腎)	신진대사를 촉진하고 멍울이나 응어리를 작게 만드는 작용을 한다. 비뇨기의 기능을 돕지만 지나치게 섭취하면 반대로 해를 끼쳐 부종 등이 일어난다. 부종, 복수, 흉수가 있을 때는 삼간다.	조개류(굴, 모시조개, 대합, 바지락 등), 오징어, 미역, 다시마, 간장, 된장 등

* 정신적인 원인으로 기가 한 곳에 몰려 잘 순환하지 못하는 병리 현상. 혹은 그로 인하여 나타나는 증상.

증상과 상황에 대응하는 식양생

암이 발생한 부위나 전신의 상태에 따라 식양생이 달라진다.
암이 어느 정도 진행되었는지, 수술이 필요한지, 항암치료 중인지 등
각자의 상태에 맞는 식사요법이 필요하다.

수술 전후

수술은 조직에 상처를 내고 출혈도 일으키므로 몸을 매우 약하게 만든다. 따라서 수술 전후에는 여러 가지 식품을 고루 섭취하여 체력을 기르는 것이 우선이다. 수술 전에 영양 관리를 하면 수술 후에만 영양 관리를 하는 것보다 치료 효과가 높아진다는 보고도 있다. 특히 수술 전에는 '기'와 '혈'을 보하는 식품과 생약을 섭취하고 수술 후에는 여기에 '기'의 흐름을 순조롭게 하는 식품을 추가해서 섭취하는 것이 기본이다. 수술 경과에 따라 지혈이나 상처 치유 효과가 있는 식품을 요리에 사용하기도 한다.

■ **지혈 효과가 있는 식품**

가지, 원추리(280쪽 참조), 굴, 연근, 셀러리, 연잎 등이 있다.
생약으로는 전칠인삼(278쪽 참조) 등이 있다.

방사선 요법에 의한 항암치료 중이거나 후

방사선 요법은 방사선으로 암세포의 DNA에 직접 손상을 입혀 최종적으로 사멸시키는 치료법이다. 부작용으로 환부에 일광 화상 비슷한 염증이 일어날 수 있으므로 식양생에서는 염증을 누그러뜨리는 배나 연근, 생약으로는 전칠인삼을 이용한다. 또한 피로하거나 식욕이 없어지는 등의 '기허' 증상도 나타나므로 '기'를 보하는 동물성 식품이나 인삼(277쪽 참조) 등의 생약을 이용한다.

■ 소염 효과가 있는 식품
'한성·양성' 식품(61쪽 표 참조). 오이, 동아 같은 박과 채소, 배, 연근, 토마토. 생약으로는 전칠인삼(278쪽 참조), 대황(278쪽 참조), 원추리(280쪽 참조), 치자(280쪽 참조) 등이 있다.

항암제 투여에 의한 항암치료 중이거나 후

항암제 투여는 약으로 암세포의 분열을 억제하여 축소시키는 치료법이다. 이때 암세포 외에 다른 세포들도 큰 영향을 받는다. 특히 문제가 되는 것은 백혈구 감소로 인한 면역력 저하이다. 이럴 때는 '기'를 보하는 식품과 생약(59쪽 아래 표 참조)을 적극적으로 섭취하여 조금이라도 면역력을 높이도록 한다.

진행이 느린 암

노년기에 발생한 암은 청장년기에 생긴 암보다 진행이 느린 것이 특징이다. 식사요법으로 면역력을 높여서 더 이상 암이 커지지 않도록 한다. '기'를 보하는 식품(59쪽 아래 표 참조)을 이용한 식사가 기본이지만, 자양강장 효과가 지나치면 암을 강하게 만들 수 있으므로 현재 암의 상태를 고려하여 효과를 조절하도록 한다.

진행된 암

암이 어느 정도 진행되면 암세포에서 다양한 물질이 방출되면서 근육과 지방이 감소하여 몸이 마르기 시작한다. 이런 상태(악액질)가 되면 단순히 먹기만 해서 좋아지는 것은 아니지만 먹을 수 있는 한 음식을 통해 영양을 흡수하도록 한다. 식사를 즐기는 것만으로도 권태감이 줄고 희망이 생기며 기운이 나기도 한다. 또한 장에 자극을 주면 약해진 면역력을 다시 강화하는 데도 도움이 된다. 쉽게 먹을 수 있는 것이나 좋아하는 것을 중심으로 소화·흡수가 잘 되도록 조림이나 찜, 국물 요리 등을 만들어 먹는다.

식양생의 기본, 탕으로 기운을 돋운다

중국에서는 병이 나면 집에서 고아 만든 따뜻한 탕을 먹는 전통이 있다.
그 국물에는 약해진 신체를 북돋는 힘이 있다는 것을 오랜 체험으로 알고 있기 때문이다.
이 탕은 암을 극복하기 위한 식양생 기본 레시피이다.

식품 효능이 우러난 국물로 '건강한 기운' 섭취

고대 중국 주나라 시대(기원전 1000~250년)에는 의사 중에 '식의(食醫)'의 지위가 가장 높았다. 식의란 평소에 황제의 식사를 준비하고 건강을 관리하던 의사를 말한다. 식의는 다양한 탕을 마련하고 필요할 때는 여러 종류의 생약을 이용하여 그때그때 황제의 몸 상태에 맞는 음식을 만들었다고 한다. 말하자면 식양생의 달인인 셈이다.

국물 요리를 '탕(湯)'이라고 한다. '탕'이라는 말은 '갈근탕'처럼 약재를 달인 것에도 사용한다. 재료에 물을 붓고 성분이 우러나도록 끓이면 몸에 필요한 영양소나 유효 성분인 '건강한 기운'을 우리 몸이 쉽게 받아들일 수 있다. 우려내거나 달이는 것은 식품의 효능을 우리 몸이 가장 효율적으로 흡수할 수 있는 기본 조리법이다.

국물을 내는 것은 어렵지 않다. 닭고기나 돼지고기를 향미채소와 함께 물에 넣고 가열하여 은근히 끓이면 맛있는 탕이 만들어진다. 이 국물에는 단백질이나 아미노산, 비타민, 미네랄 등 각종 영양분뿐만 아니라 신체에 나타나는 다양한 불쾌증상을 개선하는 유효 성분도 들어있다. 이런 이유로 식양생에서는 식품의 효능이 고스란히 녹아 있는 탕의 힘을 귀하게 여긴다. 국물을 낼 때 내 몸의 상태에 맞는 다른 식품을 함께 넣으면 나만을 위한 맞춤 탕을 만들 수 있다. '건강한 기운'은 국물에 녹아 있어 몸에 부담을 주지 않고 흡수되는 장점이 있다. 위장이 약하거나 피로한 사람에게 좋고 식욕이 없을 때는 국물만 마셔도 건강을 회복하는 데 도움이 된다.

자연식품 고유의 기운을 이용한다

국물이 좋다고 해도 인스턴트(즉석 조리) 국이나 가공식품으로는 효력을 기대하기 어렵다. 즉석 국에는 식품 고유의 기운이 담겨 있지 않기 때문이다. 탕은 자연식품을 써서 시간을 들여 은근히 끓여야 한다. 여기서 자연식품이란 닭으로 말하자면 놓아기른 토종닭같이 자연에 가까운 상태로 기른 것을 뜻한다. 건강하게 자란 생명인 만큼 다른 생명을 키울 수 있는 힘을 지녔을 것이다. 그런 재료여야만 생명을 키우는 힘을 담은 탕을 만들 수 있다. 식품에서 '건강한 기운'을 끌어내는 물도 중요하다. 생수 같은 자연의 물이 가진 힘을 이용한다.

식품은 전체를 사용한다

중국의 약선 사상에 '일물전체(一物全體)'라는 것이 있다. 하나의 사물은 그 전체가 모두 필요한 것으로 어느 것 하나 버릴 것이 없다는 뜻이다. 식품 전체의 효용을 중시하는 약선의 기본 사상으로 식품은 어느 한 부분이 아니라 그 전체가 몸에 좋은 것이라 하여 이를 중의학 식양생법에도 반영하고 있다.

이 책에서는 탕의 재료로 닭 한 마리를 통째로 쓸 것을 권한다. 닭은 머리부터 발끝까지 한 마리를 쉽게 구할 수 있다. 그러나 돼지 같은 식품은 일반 가정에서는 한 마리를 통째 다루기가 어렵다. 닭 외에는 오골계나 자라, 미꾸라지 등이 가정에서 통째로 사용하기 쉬운 재료들이다. 똑같은 닭곰탕이라고 해도 닭 한 마리를 그대로 곤 국물과 살을 발라낸 닭 뼈로 만든 국물은 힘이 다르다. 물론 닭 뼈만으로도 감칠맛과 영양은 얻을 수 있지만 살코기에는 비할 바가 못 된다. 국물 한 가지 내리고 살코기를 듬뿍 쓰는 것이 낭비로 보이겠지만 그만큼 가치 있는 '건강한 기운'과 농축된 맛을 지닌 힘 있는 탕을 만들 수 있다.

최근 거의 매일같이 식품의 '유효 성분'이 보도되고 있다. 이렇게 자주 새로운 유효 성분이 발견된다는 것은 아직도 찾아내지 못한 유익한 성분들이 많다는 뜻이다. 그러나 성분만 쫓다 보면 식품에 숨겨진 엄청난 힘을 놓치기 쉽다. 중의학에서는 식품의 효능이 어느 한 가지 성분이 아니라 그 식품 전체에 담긴 성분의 합으로 보고 그 작용을 건강을 지키는 데 이용한다.

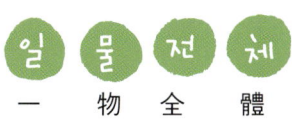
一 物 全 體

'식품은 그 전체가 우리 몸에 유익한 것이므로 어느 것 하나 버릴 것이 없다'는 중국의 약선 사상이다. 동물성 식품을 비롯하여 채소나 과일, 곡류 등도 남기는 부분 없이 전체를 사용한다.

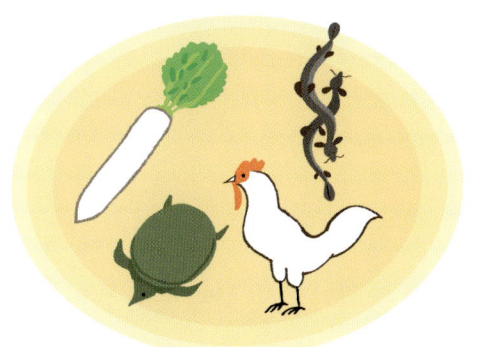

국물은 남김없이 마신다

정성껏 고아 만든 국물은 그만큼 생명을 키우는 힘이 강하다. 한 방울도 남김없이 모조리 몸에 흡수하도록 한다. 건지를 푸짐하게 넣어 먹어도 좋고 조림이나 찜의 '육수'로 써도 좋다. 면을 넣어 라면처럼 즐겨도 좋고 밥을 넣어 죽이나 국밥처럼 먹어도 일품이다. 재료의 맛이 국물에 충분히 우러나 있으므로 어떤 요리에 써도 맛있게 먹을 수 있다.

경우에 따라서는 암에 맞설 기운을 기르기 위해 생약을 함께 넣어 끓이기도 한다. 이렇게 만든 국물은 '약선 탕'으로 불러도 좋을 만큼 강한 힘이 들어 있다.

요리에 사용하는 생약 취급법

약재 주머니를 이용한다

유효 성분을 추출한 생약은 여러 번 우려내어 맛도 향도 없는 찻잎 같은 상태다. 음식에 섞여 있으면 보기에 좋지 않고 혀에 닿아도 거슬려서 먹을 때는 오히려 방해가 된다. 생약만 따로 걸러내기 쉽도록 생약을 달일 때는 국물을 낼 때 사용하는 주머니에 담거나 종이타월로 싸서 넣는다.

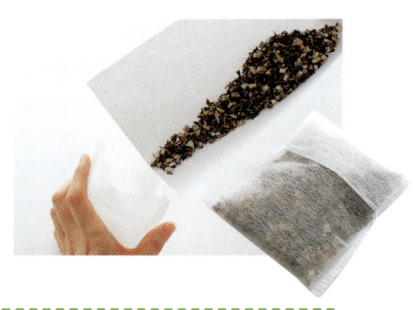

사용하기 전에 물로 씻어 불린다

생약은 사용하기 전에 채에 받치고 가볍게 물로 씻어 먼지나 불순물 등을 제거한다. 볶음이나 찜 요리에 사용할 때는 미리 10분 정도 물에 담갔다가 넣는다. 이때 담가 두었던 물도 함께 사용한다. 조림이나 국물 요리에 사용할 때는 물에 담가 두지 않아도 된다. 가루로 된 생약은 씻지 않고 그대로 쓴다.

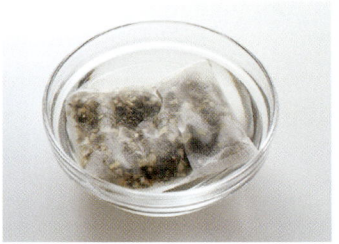

끓일 때는 사기그릇이 좋다

생약 성분이 변질될 수 있으므로 구리로 된 그릇은 사용하지 않는다. 알루미늄이나 철, 유리, 불소수지 가공된 것은 어느 것이나 괜찮다. 가장 좋은 것은 생약 성분이 충분히 우러날 수 있는 사기그릇이다.

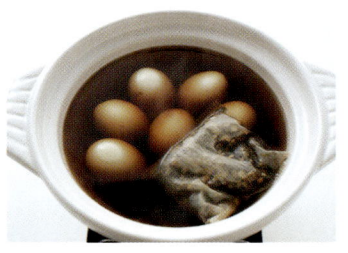

생약을 요리에 사용하려면
손쉽게 다루고 약효도 충분히 얻을 수 있도록 몇 가지 요령을 알아 두는 것이 좋다.
익숙해지면 그다지 번거롭지 않으므로 잘 읽고 실천하기 바란다.

끓이거나 달일 때는 약한 불로 한다

불 조절은 일반 국물 요리를 할 때와 같다. 처음에 중간~강한 불로 가열하다가 끓어오르면 약한 불로 줄여서 은근히 달인다. 펄펄 끓이면 불필요한 성분까지 빠져나온다.

생약에 따라 달이는 시간을 달리한다

대체로 실증인 사람을 위한 생약은 10분 정도, 허증인 사람을 위한 생약은 30분 정도 달인다. 생약은 종류에 따라 달이는 시간이 다르기 때문에 레시피에 표시된 조리 시간을 지키도록 한다. 너무 오래 달이면 유효 성분이 날아 갈 수도 있다.

먹고 남은 것도 사용한다

생약이 들어 있어도 일반적인 요리와 마찬가지로 먹다 남으면 다음 날 다시 데워 먹어도 문제는 없다. 다만 생약의 효과가 약해질 수는 있다.

생명을 키우는 기본 요리
닭곰탕

중국의 오래된 의학서인 『신농본초경(神農本草經)』에서는
약제를 '상품', '중품', '하품'의 세 가지로 나눈다.
닭은 그중 '상품'에 속한다. '상품'이란 날마다 먹어도 폐해가 적고,
오장에 고루 기운을 주어 생명을 키운다는 뜻이다.
그런 기운을 고스란히 국물에 담은 것이 닭곰탕이다.
매일 먹어도 좋을 생명의 탕이다.
기호에 맞게 간을 해서 마시거나 다른 요리의 육수로 쓰는 등
요모조모 다양하게 활용할 수 있고 만들기도 쉬운 닭곰탕을 소개한다.

건강하게 키운 닭을 사용한다

닭곰탕에는 사용한 재료에서 우러난 여러 가지 성분이 들어 있다. 기운 없는 재료에서 기운 있는 국물이 우러날 리 없다. 이 국물로 생명의 기운을 길러야 한다. 그러므로 되도록 건강하게 키운 닭을 골라 쓰도록 한다. 사육 방식이 의심스러운 닭으로 만들면 그 의심과 불안까지 국물로 빠져나온다. 브로일러(broiler: 병아리를 비육시켜 육용으로 쓰는 닭)라도 항생제를 쓰지 않고 성실하게 사육한 것도 있고, 토종닭이라도 사육법에 규정이 없어 항생제를 많이 써서 기른 것도 있다. 토종닭이라고 무조건 안심할 수는 없다. 믿을 수 있는 곳에서 구입하는 것이 가장 좋은 방법이다.

국물내기 1
간편하게
적은 양의
닭곰탕 만들기

닭 넓적다리살로 만드는 **닭곰탕**

적당한 양의 국물을 손쉽게 만들 수 있다.

재료(완성 양 1~1.2ℓ)

닭 넓적다리살(뼈째) 큰 것 2개, 대파(파란 부분) 1대 분량, 생강 1쪽, 물(위생적이고 맛이 좋은 것으로) 2ℓ

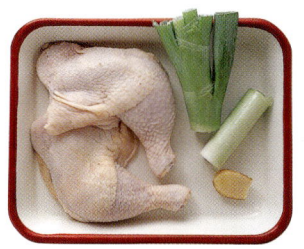

이렇게 만드세요

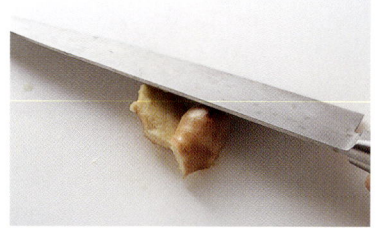

1 생강은 껍질째 칼 옆면으로 눌러 으깬다. 대파는 10~15cm 길이로 잘라 칼 옆면으로 납작하게 누른다.

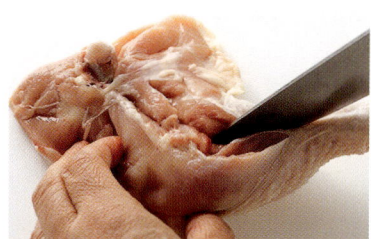

2 닭고기는 물로 씻어 물기를 닦아낸 후 뼈를 따라서 칼집을 넣는다.

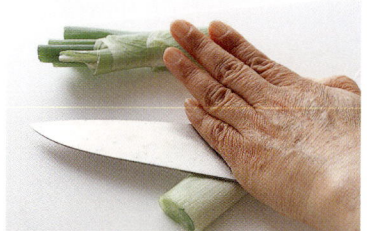

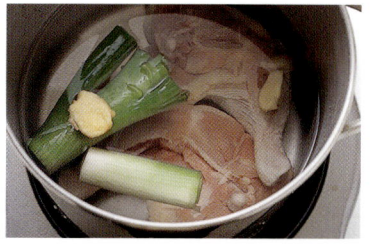

3 냄비에 분량의 물과 ❶, ❷를 넣고 강한 불에서 가열한다.

완성

닭곰탕 국물은 다른 요리에 풍미 좋은 '육수'로 써도 좋다. 국물 요리뿐만 아니라 다양한 요리에 자주 활용하기 바란다.

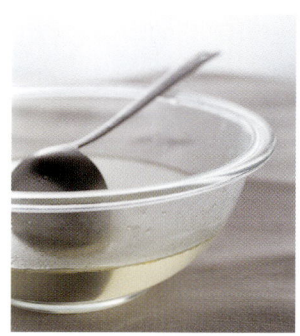

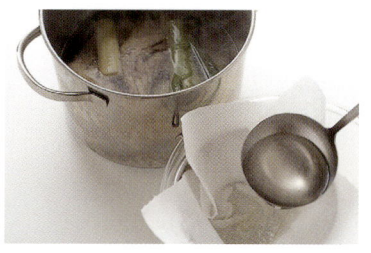

4 끓어오르면 중간 불로 줄이고 위에 떠오르는 거품을 말끔히 걷어낸다. 더 이상 거품이 떠오르지 않으면 약한 불로 줄여서 50분~1시간 동안 끓인다.

5 체에 종이타월을 깔고 국물을 거른다.

'생명의 탕'으로 시작하는 첫 식사요법　73

> 국물내기 2
> 본격적인
> 닭곰탕 만들기

닭 한마리로 만드는 **닭곰탕**

닭 한 마리를 모두 사용해서 만든 국물답게 원기를 북돋는 힘이 다르다.

재료(완성 양 1.6~2ℓ)

닭(내장 제거) 1마리(800g~1kg), 대파(파란 부분) 2대 분량, 생강 1~2쪽, 물(위생적이고 맛이 좋은 것으로) 3ℓ

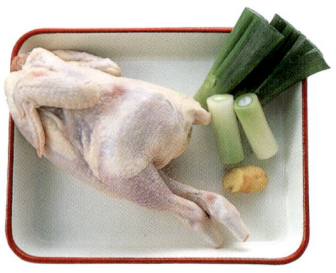

이렇게 만드세요

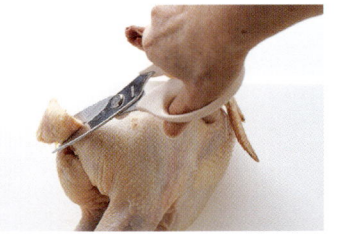

1 닭은 세모 모양의 볼록한 꽁지 부분을 잘라낸다.

꽁지 부분의 지방에는 사육 시에 섭취한 지용성 유해 성분이 축적돼 있을 수 있으므로 반드시 제거한 후에 사용한다.

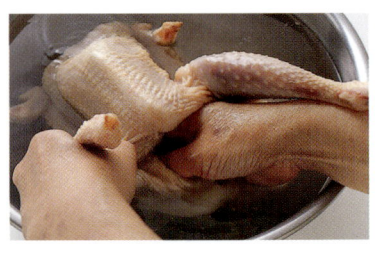

2 닭 껍질을 문질러 가며 물로 씻는다. 항문 쪽으로 손을 넣어 배 속을 긁어내듯이 깨끗이 씻어 핏덩어리나 불필요한 지방을 제거한다.

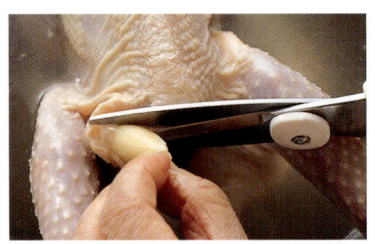

3 껍질 쪽으로 빠져나온 지방도 제거한다.

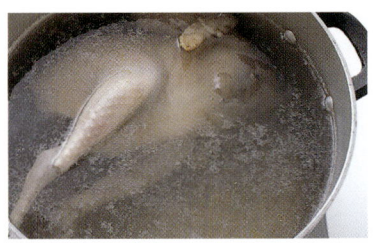

4 냄비에 물(분량 외)을 끓여 ❸을 넣고 가열한다.

■ 닭고기 구입 요령

닭곰탕에는 건강하고 위생적으로 사육한 영계를 내장만 제거하고 한 마리 그대로 쓰는 것이 가장 좋다. 미처 구하지 못했으면 뼈를 포함하여 넓적다리살, 닭날개, 닭발 등 닭 한 마리를 이루는 부위를 모아서 준비해도 된다. 닭 뼈로만 국물을 내기도 하지만 요즘 닭 뼈에는 살이 거의 붙어 있지 않기 때문에 그것만 우려내서는 기운 있는 국물을 만들지 못한다.

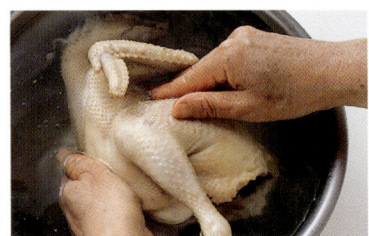

5 닭 껍질이 하얗게 변하고 팽팽해지면 따로 준비해둔 미지근한 물에 담가 다시 한 번 배 속을 깨끗이 씻은 후 물기를 닦는다.

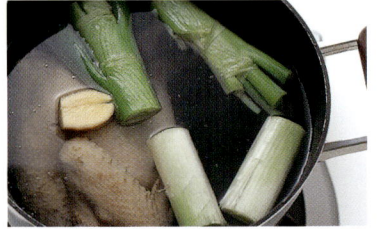

6 대파는 10~15cm 길이로 잘라 칼 옆면으로 납작하게 누른다. 생강도 칼 옆면으로 눌러 으깬다. 냄비에 닭과 분량의 물, 대파, 생강을 넣고 강한 불에서 가열한다.

7 끓어오르면 중간 불로 줄이고 위에 떠오르는 거품을 말끔히 걷어낸다. 더 이상 거품이 떠오르지 않으면 약한 불로 줄여서 50분~1시간 동안 끓인 후 체에 종이 타월을 깔고 국물을 거른다.

완성

간편하게 소금과 후추로만 간하고 파나 원하는 양념을 넣어 마셔도 좋다. 완성된 닭곰탕은 맛 좋은 '육수'가 된다. 간이 되어 있지 않아 사용하기도 편하므로 매일 다양하게 활용하기 바란다.

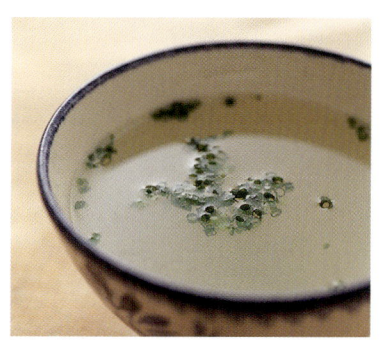

닭곰탕의 여러 가지 쓰임새

국물을 내고 남은 닭고기 이용하기

맛있게 국물을 우려내고 남은 고기는 퍼석퍼석하고 감칠맛도 적어 그다지 맛있지 않다. 그래도 버리기 아까우면 참기름을 고루 바르고 뼈를 제거한 후에 소금을 조금 뿌려둔다. 이렇게 해두면 나중에 샐러드나 무침에 이용할 수 있다. 냉장고에 보관하고 2~3일 안에 먹도록 한다.

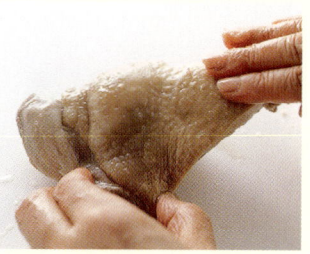

남은 국물 보관하기

다 먹지 못할 것 같으면 빨리 냉동해 두는 것이 좋다. 완성된 국물을 약한 불에서 10~15분간 더 끓여서 좀 더 진하게 만든 후에 얼음틀에 부어 얼린다. 다 얼면 틀에서 꺼내 보존용 비닐봉지나 밀폐용기에 옮겨 냉동 보존한다. 맛이 농축된 국물이라서 서양요리나 중국요리 등 다양한 요리에 이용할 수 있다. 너무 진하면 적당히 물을 섞어 농도를 조절한다.

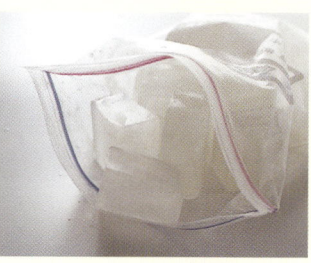

시판 국물 이용 요령

고형 닭육수 같은 인스턴트 재료로는 기운 있는 국물은 만들 수 없다. 그러나 닭을 오래 끓일 시간적인 여유가 없을 때는 즉석 조리 식품인 시판 국물을 이용해도 된다. 그대로 먹을 수 있게 소금 간이 되어 있는 것도 있으므로 요리에 쓸 때는 염분을 조절한다.

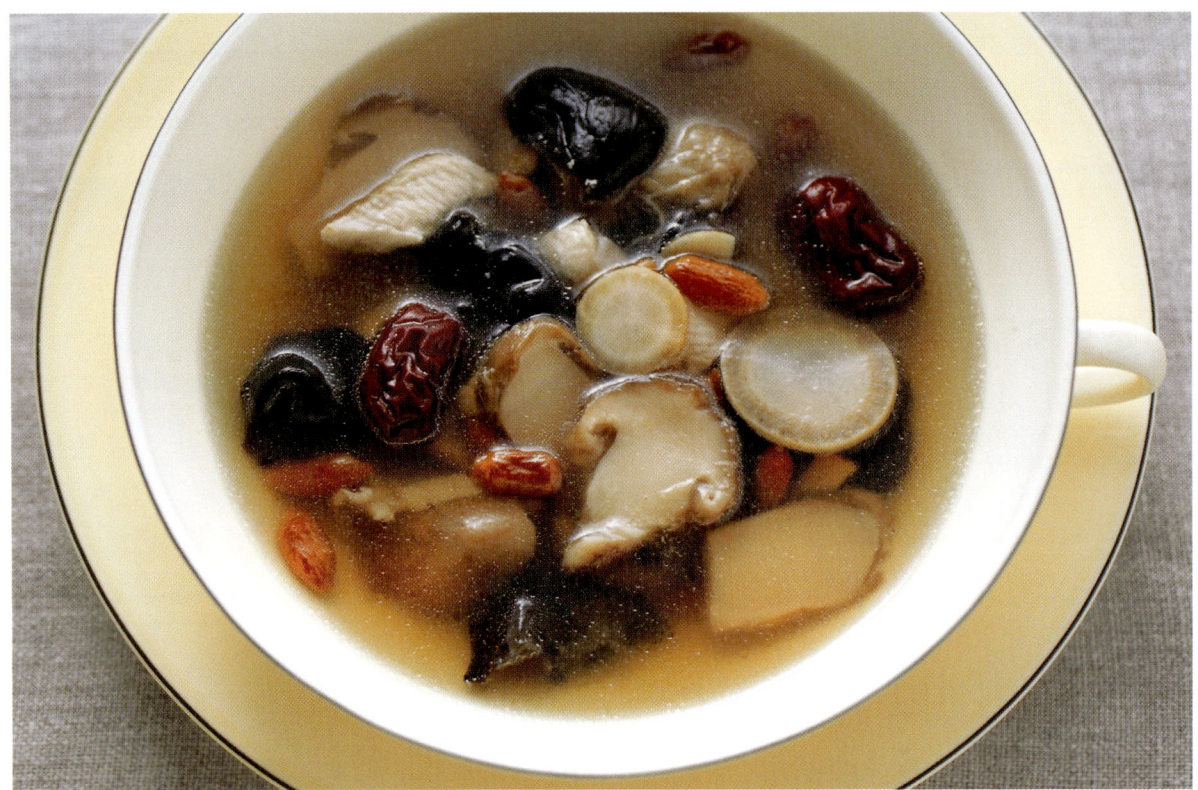

허증·실증을 위한 약선요리

닭곰탕을 이용한 식양생 레시피

닭으로 정성껏 우려낸 국물은 맛만 좋은 것이 아니라
'건강한 기운'이 풍부한 만능 육수로도 손색없다.
어떤 요리에 사용해도 좋지만 여기서는
'기·혈·수'의 상태에 대응하는 약선요리를 소개한다.
먼저 42~43쪽의 체크 시트를 이용하여 자신의 증(症)을 진단한다.

■ **허증일 때**
77~79쪽의 요리

■ **실증일 때**
80~82쪽의 요리

◪ **허증과 실증이 모두 있을 때**
77~82쪽의 허증 또는 실증을 위한 요리

■ **허증도 실증도 아닌 양호한 상태일 때**
83~85쪽의 요리

자신의 '증'에 맞지 않는 요리를 먹으면 안 된다는 뜻은 아니다. 요리마다 각 증의 '기·혈·수'의 문제를 개선하기 위한 식품을 사용했지만 다른 '증'을 가진 사람이 그 식품을 먹더라도 해가 되는 것은 아니다. 그러므로 가족이 함께 같은 음식을 먹어도 괜찮다. 몸 상태란 매일같이 변하므로 그때마다 '증'을 꼼꼼히 확인하여 그날 내 몸에 맞는 요리를 즐기기 바란다.

허증을 위한 약선요리

닭곰탕 국물을 이용한 요리로 허증일 때 좋다. 허증은 '기·혈·수'가 모자라 활력이 부족한 상태이므로 모자란 분량을 보하는 효능이 있는 식품과 생약을 이용한다.

팔진탕

쉬 피로하거나 온몸이 노곤할 때 먹으면 좋다. 허증을 위한 대표적인 한방 처방인 '팔진탕(八珍湯)'과 똑같은 이름을 붙였다. 이름 그대로 8종류의 식품과 생약을 사용했으며, 그 중에는 팔진탕에 들어가는 생약도 있다.
'기'와 '혈'을 보하는 효능으로 몸속부터 기운을 돋우어 면역력 향상을 돕는다.

재료(2인분)

닭 가슴살 60g, 검은 목이버섯(건조) 4g, 버섯(좋아하는 것으로 준비한다. 여기에서는 아가리쿠스 버섯 생것으로 작은 것 1개를 사용했다) 80g, 구기자(280쪽 참조) 1큰술(6g), A[대추(281쪽 참조) 4개, 인삼(277쪽 참조) 4g, 당귀(277쪽 참조) ½작은술, 복령(278쪽 참조) ½작은술], 닭곰탕 국물(73쪽 참조) 2½컵, B[소금 ½작은술, 후추 조금, 간장 ½작은술]

이렇게 만드세요

1. 목이버섯은 물에 불려 딱딱한 부분은 잘라내고 큰 것은 반으로 자른다. 구기자는 소량의 미지근한 물에 담가 둔다. 인삼은 가볍게 씻는다. 당귀와 복령은 씻어서 약재 주머니에 넣는다. 대추는 씻어서 미지근한 물에 담가 둔다.
2. 버섯은 먹기 좋은 크기로 자른다. 닭고기는 1cm 폭으로 가늘게 썬다.
3. 냄비에 닭곰탕 국물과 닭고기, 버섯, A를 넣고 가열한다. 끓어오르면 약한 불로 줄여서 15분간 끓인다.
4. 목이버섯과 B를 넣고 다시 7~8분간 끓인다. 마지막에 구기자를 넣고 한소끔 끓인다.

생약에 관한 도움말

'혈'을 보하는 한방 처방인 '사물탕(四物湯)'과 '기'를 보하는 한방 처방인 '사군자탕(四君子湯)'을 합한 것이 '팔진탕'이다. 팔진탕은 작약, 지황, 인삼, 복령 등이 균형 있게 배합되어 '기'와 '혈'을 모두 보하는 중의학의 대표적인 처방의 하나다. 중의학에서는 여러 가지 생약을 조합하여 다양한 증상에 맞는 약을 만든다. 예를 들어 팔진탕에 육계와 부자를 더하면 '기', '혈', '음양(陰陽)'의 허를 보하는 '십전대보탕(十全大補湯)'이 된다. 사물탕이나 사군자탕은 한약국에서 구입할 수 있지만 약선요리에서는 약을 약으로 먹는 것이 아니라 조림이나 국물 요리에 넣어 먹는다.

사군자탕

인삼, 백출, 복령, 감초의 네 가지 생약을 배합한 것이다. 중의학의 기본 처방 중 하나로 '기'를 보하고 생명력을 강화한다.

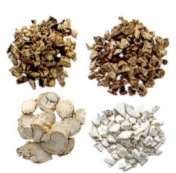

사물탕

당귀, 천궁, 작약, 지황의 네 가지 생약을 배합한 것이다. '혈'을 보하고 신체를 윤택하게 하는 효능이 있다.

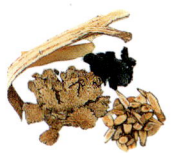

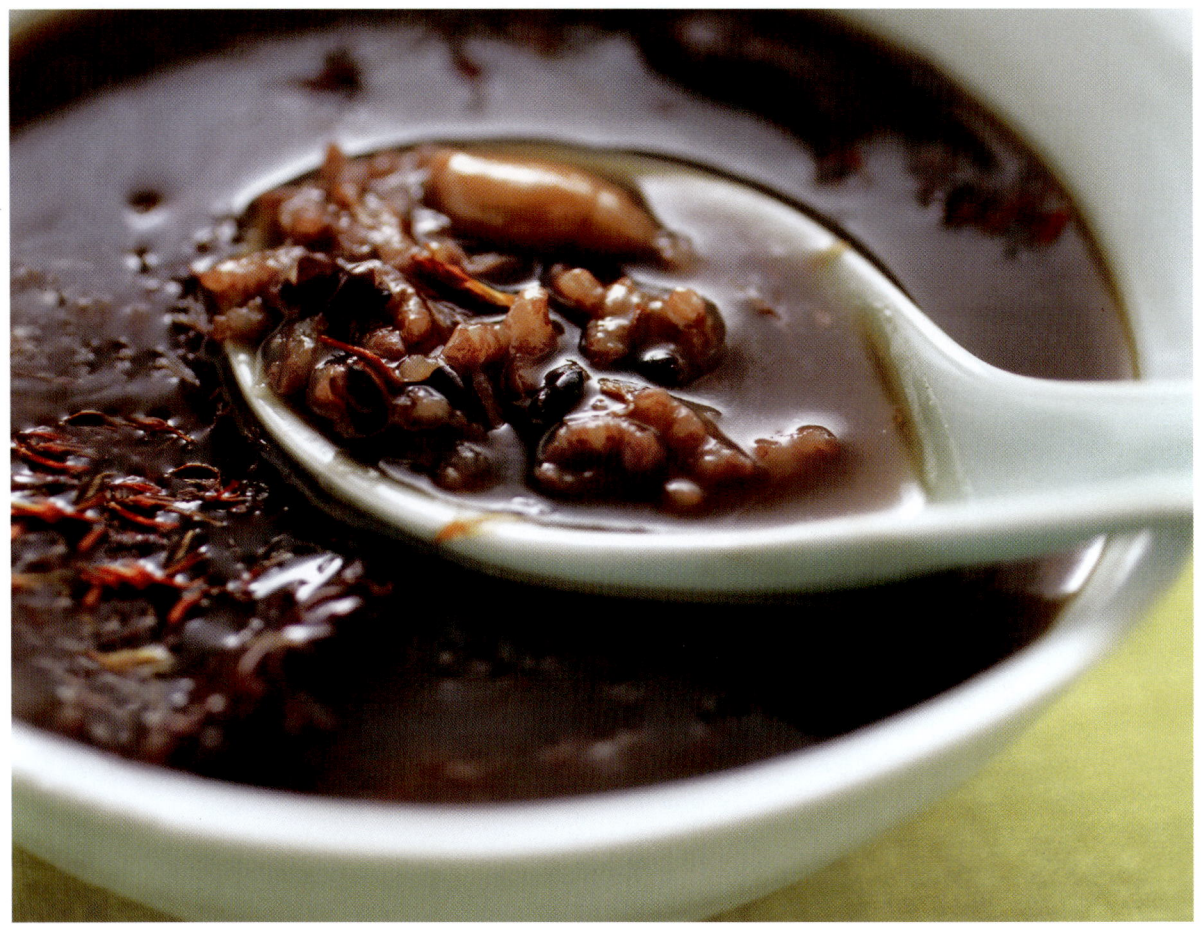

흑미 죽

백미에 '혈'을 보하는 흑미와 대추, 몸을 따뜻하게 해서 위장을 튼튼하게 하는 육계를 더했다. 식품의 효능이 충분히 발휘되도록 뭉근히 끓인 흑미 죽으로 쉬 피로한 신체에 기운을 북돋운다.

재료(2인분)

백미 ¼컵, 흑미 1큰술, 땅콩(껍질 벗긴 생것) 20g, 대추(281쪽 참조) 4개, 육계(281쪽 참조) 1조각, 홍화(279쪽 참조) 2g, 닭곰탕 국물(73쪽 참조) 6컵, 소금 ⅕작은술

이렇게 만드세요

1. 백미와 흑미를 함께 씻어 체에 밭친다.
2. 대추는 가볍게 씻어 미지근한 물에 담가 불린 후 물기를 뺀다.
3. 냄비에 ①의 백미와 흑미, 땅콩, 대추, 육계, 닭곰탕 국물을 넣고 뚜껑을 덮어 중간 불에서 가열한다. 끓어오르면 한 번 섞어 준 후 뚜껑을 조금 열고 약한 불에서 40~50분간 끓인다.
4. 마지막에 홍화를 넣고 소금으로 간을 맞춘다.

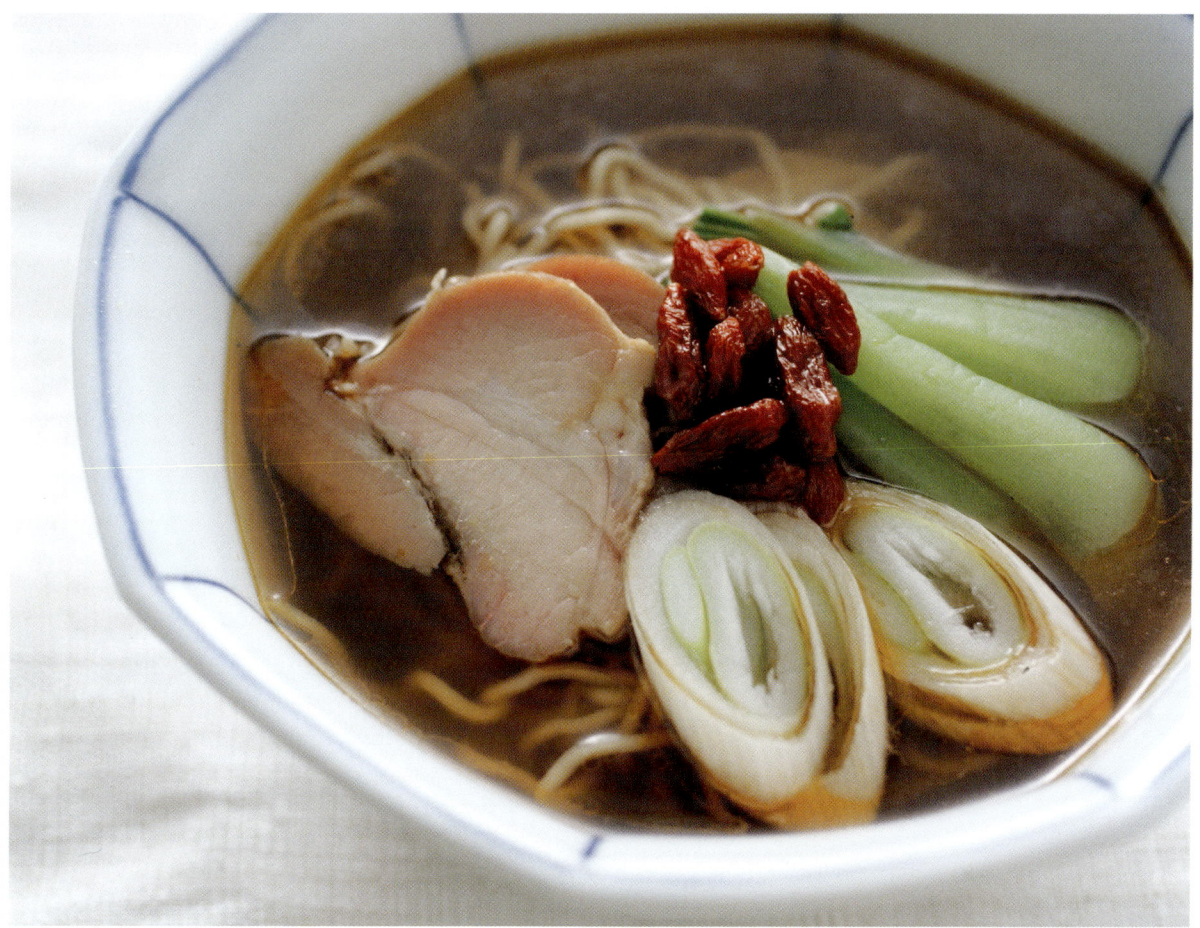

돼지고기 국수

허증일 때 신속하게 기운을 내려면 육류가 좋다. 자양강장 효과가 있는 구기자를 더하면 '혈'과 '수'를 모두 보할 수 있다. 녹색 채소도 꼭 곁들인다.

재료(2인분)

중화면(생면) 2사리, 청경채 1개, 구운 돼지고기*(얇게 썬 것) 4장, 대파 ½대, 구기자(280쪽 참조) 1큰술, 닭곰탕 국물(73쪽 참조) 3컵, A[간장 2큰술, 후추 조금, 고추기름 1작은술, 소금 ⅕작은술]

* 돼지고기 덩어리에 밑간을 해서 오븐 등에서 굽거나 돼지고기 덩어리를 기름에 굽거나 튀겨서 표면을 익힌 후 간장, 설탕, 생강, 청주 등을 넣은 조림국물에 조려서 만들기도 한다.

이렇게 만드세요

❶ 구기자는 미지근한 물에 담가 불린 후 물기를 뺀다. 대파는 얇게 어슷썰기한다.

❷ 청경채는 잎과 줄기를 나누고 줄기는 길이로 6등분한다. 뜨거운 물에 소금을 조금(분량 외) 넣고 끓여서 줄기와 잎을 데친다.

❸ 면을 삶기 시작한다.

❹ 닭곰탕 국물을 끓인다.

❺ 그릇 두 개에 A를 반씩 나누어 넣고 ❹의 국물을 붓는다. 면이 익으면 건져서 물기를 빼고 그릇에 담는다. 구운 돼지고기와 ❶, ❷를 반씩 넣는다.

실증을 위한 약선요리

닭곰탕 국물을 이용하여 실증에 좋은 음식들을 준비했다. 실증은 '기·혈·수'의 흐름이 정체된 상태이므로 그 흐름을 원활하게 하는 식품과 생약을 사용한 레시피로 구성되어 있다.

채소탕

실증을 위한 약선요리에는 '기·혈·수'의 흐름을 좋게 하기 위해 육류를 줄이고 채소를 충분히 넣는 것이 원칙이다. 채소탕은 닭곰탕 국물에 채소의 향미가 더해져서 영양뿐만 아니라 맛도 균형을 이룬다. 커민(생약명은 마근)같이 향이 좋은 향신료는 '기'의 흐름을 순조롭게 하는 작용을 한다.

재료(2인분)

양파(얇게 썬다) ¼개, 당근(채 썬 것) 50g, 셀러리(채 썬 것) 50g, 연근 50g, 국화(생것. 281쪽 참조) 중간 것 1개, 커민(280쪽 참조) ½작은술, 닭곰탕 국물(73쪽 참조) 2½~2컵, A[소금 ½작은술, 간장 ½작은술], 참기름 ½큰술

이렇게 만드세요

1. 연근은 강판에 간다. 국화는 꽃받침을 떼어 둔다.
2. 냄비를 달구어 참기름을 두르고 양파, 당근, 셀러리를 순서대로 넣고 볶는다. 재료가 익으면 커민을 넣고 가볍게 볶는다.
3. ❷에 닭곰탕 국물을 부은 후 끓어오르면 위에 떠오르는 거품을 걷어내고 약한 불에서 10분간 끓인다.
4. ❶의 연근과 A를 넣고 잘 섞어서 2~3분간 끓인 후 국화를 넣는다. 그릇에 담아 국화의 꽃잎(분량 외)으로 장식한다.

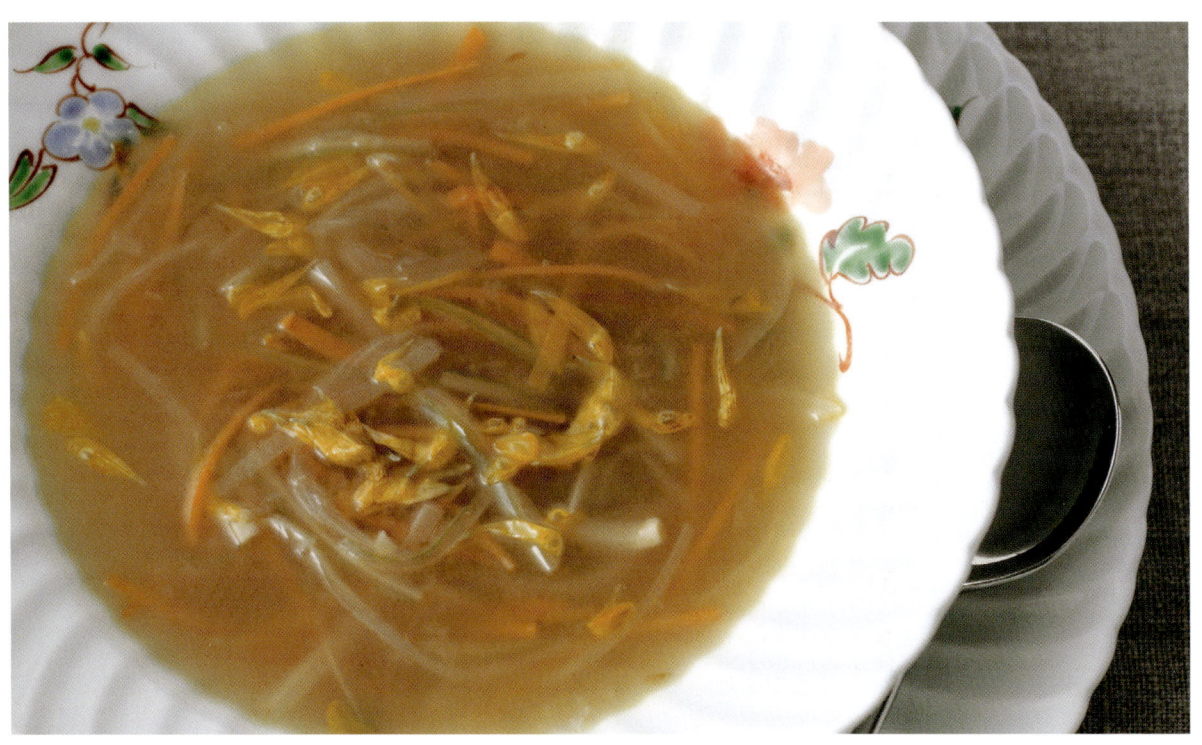

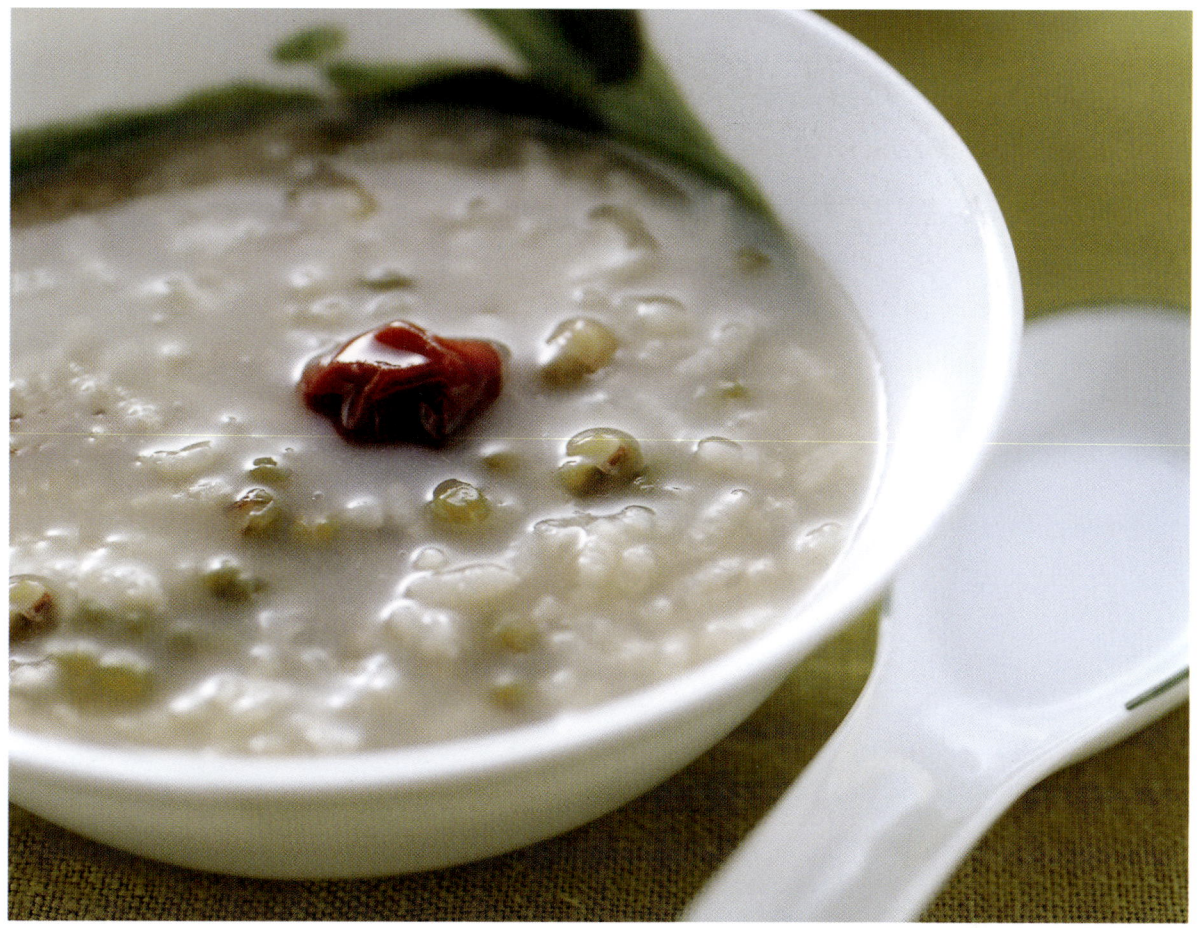

녹두죽

녹두는 이뇨, 청열, 해독 작용을 한다. 열감·홍조 또는 부종이 있을 때 먹으면 좋다. 정향이나 재스민에는 '기'의 흐름을 원활하게 하는 효과가 있다.

재료(2~3인분)

쌀 ⅓컵, 녹두(282쪽 참조) 2큰술, 정향(280쪽 참조) 1개, 재스민차(찻잎) 2g, 닭곰탕 국물(73쪽 참조) 6컵, 소금 ⅕작은술, 매실장아찌 2개

이렇게 만드세요

❶ 녹두는 물로 깨끗이 씻어 물에 4시간 정도 담가 둔다. 쌀은 씻어 체에 밭쳐 둔다.

❷ 찻잎은 가볍게 물로 씻어 닭곰탕 국물이 끓을 때 넣고 3~4분간 우린 후 건져낸다.

❸ ❷에 ❶과 정향을 넣고 가열한다. 끓어오르면 약한 불로 줄여서 30~40분간 끓인 후 소금으로 간을 한다.

❹ 그릇에 담아 매실장아찌를 얹어 낸다.

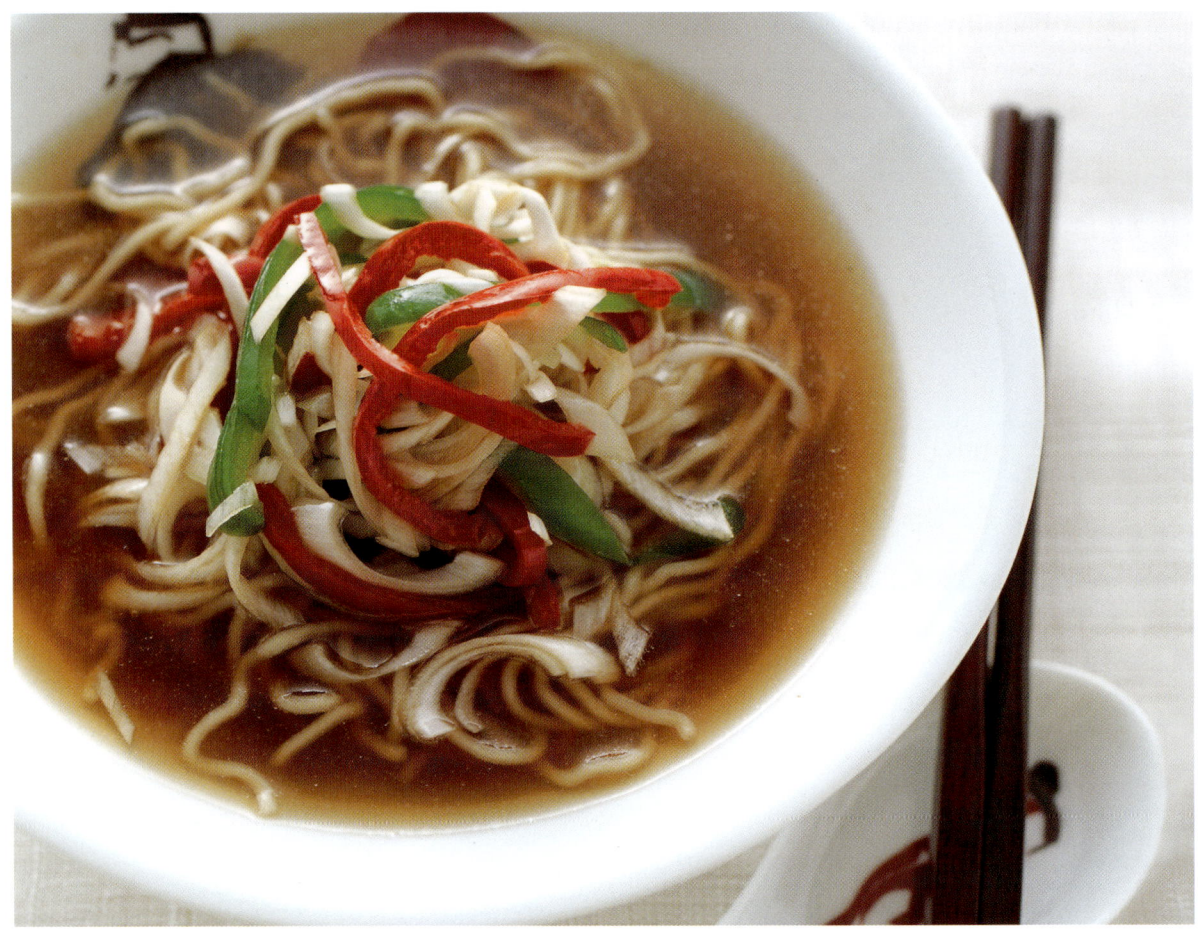

파 메밀국수

대파는 정체된 '기'의 흐름을 좋게 하고 발한과 이뇨를 촉진하는 효과가 있다. 피망은 '수'의 흐름을 좋게 한다. 두 가지 모두 넉넉히 얹어 먹어 보자.

재료(2인분)

메밀국수 2사리, 대파 1대, 청피망·홍피망 ½개씩, **A**[굴소스 1작은술, 참기름·후추 조금씩, 닭곰탕 국물(73쪽 참조) 3컵, 간장 1큰술], **B**[청주 1큰술, 굴소스 ½큰술, 소금 ⅕작은술, 후추 조금]

이렇게 만드세요

① 대파는 길이로 반 갈라 얇게 어슷썰기한다.
② 피망은 가늘게 썰어 살짝 데친다. ①과 함께 B로 버무린다.
③ 면을 삶기 시작한다. 냄비에 A를 넣고 끓인다.
④ 그릇에 ③의 뜨거운 장국을 붓고 물기를 뺀 면을 담아 ②를 얹어서 낸다.

허증도 실증도 아닌 사람을 위한 약선요리

허도 실도 아닌 균형 잡힌 양호한 상태다. 그러나 '기·혈·수'의 균형은 매일매일의 건강관리에서 비롯된다. 닭곰탕의 기운을 이용한 맛있는 약선요리로 건강을 지킨다.

버섯탕

버섯에는 면역력을 높이는 효과가 있으므로 충분히 섭취하여 감기에 대비한다. 표고버섯은 말린 것을 쓰고, 요리에 사용하는 버섯은 평소에 즐겨 먹는 제철 버섯이 좋다.

재료(2인분)

만가닥버섯 1팩, 팽이버섯 ½봉지, 마른 표고버섯 2장, 죽순 50g, 소송채* 50g, 참기름 1큰술, 닭곰탕 국물(73쪽 참조) 2컵, 녹말가루 ½큰술, A[청주 1큰술, 소금 ⅕작은술 조금 더 되게], B[간장 1작은술, 후추 조금]

*일본어 원산지로 시금치와 모양이 비슷하며 11월~3월이 제철이다. 칼슘, 철, 카로틴, 식이섬유 함유량이 많다.

이렇게 만드세요

❶ 마른 표고버섯은 물에 담가 불려서 채 썬다. 만가닥버섯은 밑동을 잘라내고 송이를 작게 나눈다. 팽이버섯은 밑동을 잘라내고 헤쳐 놓는다. 죽순은 채 썬다. 소송채는 4cm 길이로 썬다.

❷ 냄비를 달구어 참기름을 두르고 죽순과 표고버섯을 볶는다.

❸ ❷에 닭곰탕 국물을 부은 후 끓어오르면 위에 떠오르는 거품을 걷어낸다. A로 간을 하고 팽이버섯, 만가닥버섯, 소송채를 넣고 2~3분간 끓인다.

❹ B로 간을 한 후 녹말물**을 넣어 농도를 맞춘다.

**녹말가루를 2배의 물에 푼 것.

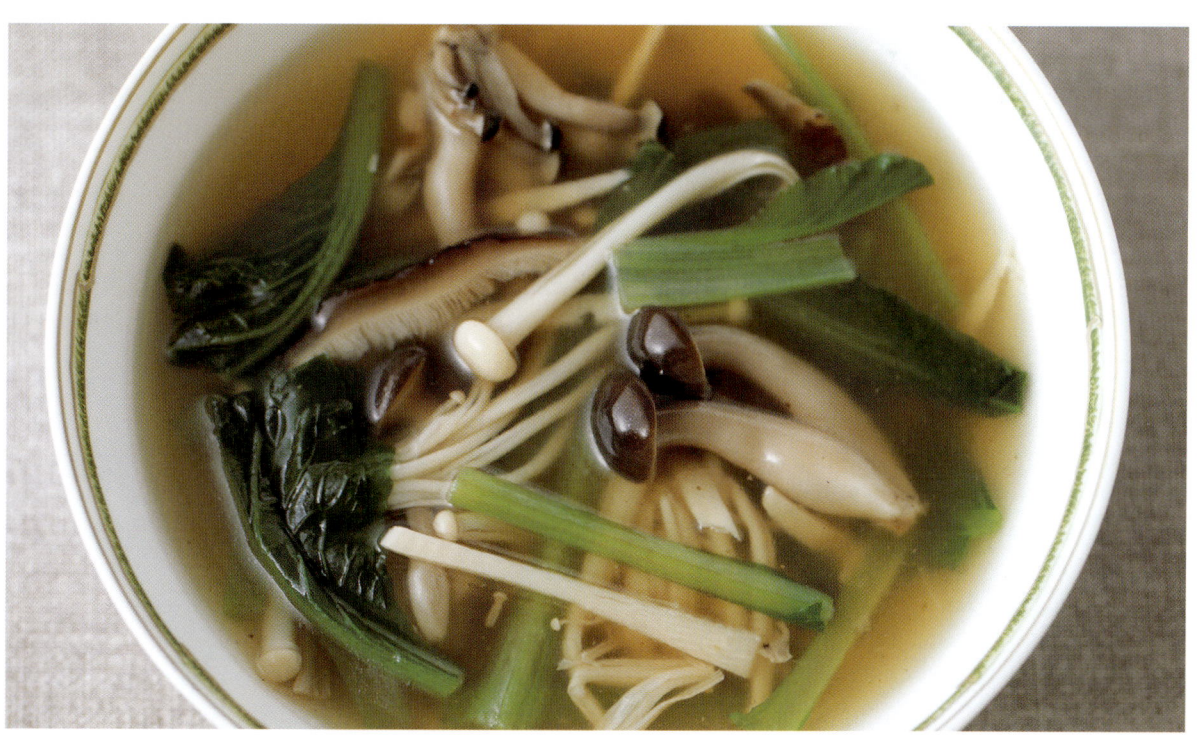

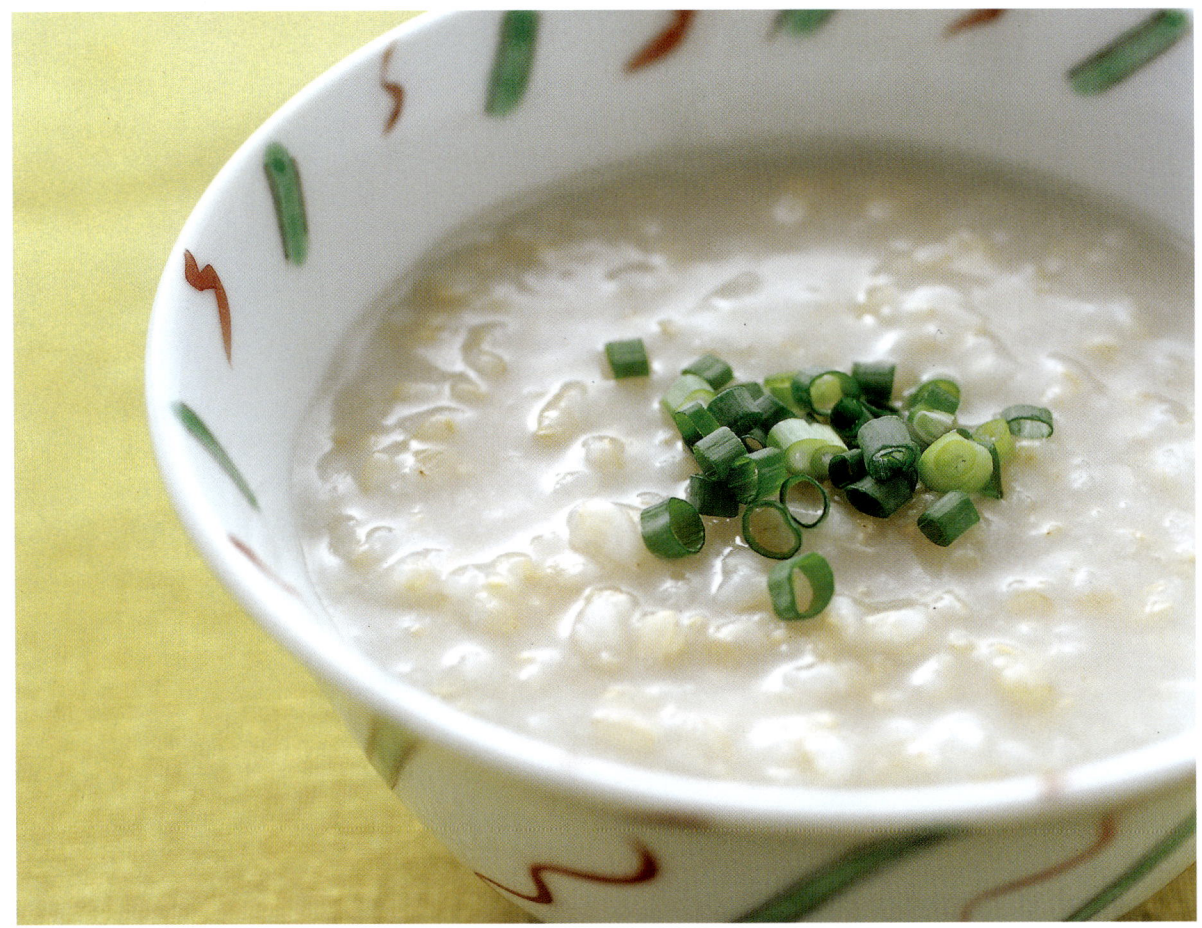

현미 죽

현미는 영양분과 식이섬유가 풍부한 우수한 식품이다. 그러나 위장이 약한 사람에게는 조금 부담이 되고 자칫 다른 식품의 소화와 흡수까지 방해할 수도 있다. 이럴 때 현미를 죽으로 만들어 먹으면 언제나 무리하지 않고도 기운을 얻을 수 있다.

재료(2인분)

현미 ½컵, 닭곰탕 국물(73쪽 참조) 5컵, 소금 ⅕작은술, 골파(송송 썬 것) 적당량

이렇게 만드세요

1. 현미는 씻어 체에 밭쳐 둔다.
2. 냄비에 현미와 닭곰탕 국물을 넣고 가열한다. 끓어오르면 약한 불로 줄여서 1시간 동안 끓인다.
3. 현미가 부드럽게 익으면 소금으로 간을 맞춘다.
4. 그릇에 담고 위에 골파를 뿌린다.

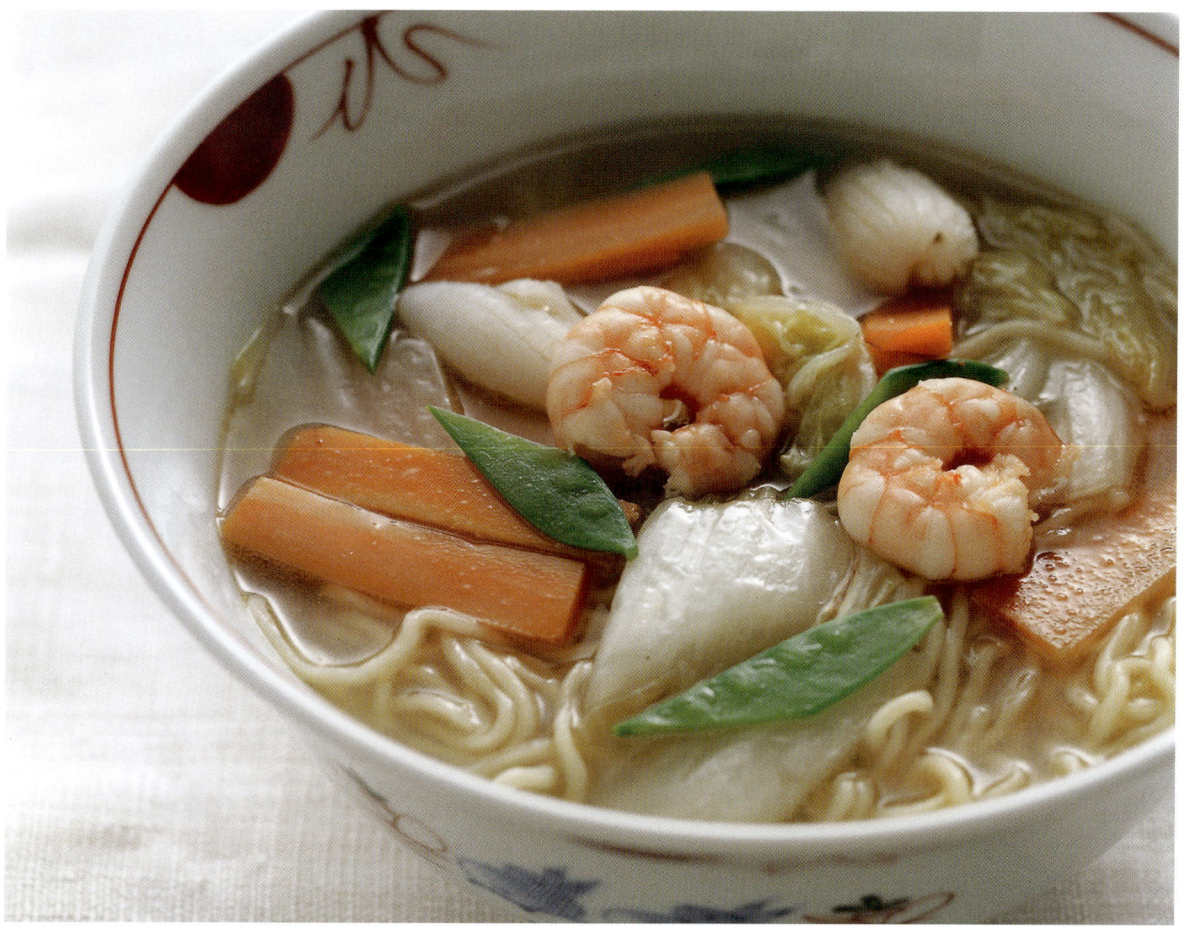

해물 국수

닭곰탕으로 맛을 살리고 채소와 어패류로 영양의 균형을 맞춘 맛있는 면 요리다. 배추와 당근은 '평성' 식품이므로 원하면 양을 좀 더 늘려도 된다. 새우는 활력을 높이는 효과가 있다.

재료(2인분)

중화면(생면) 2사리, 새우 중간 것 4마리, 오징어 40g, 배춧잎 1장, 당근 50g, 꼬투리완두콩 6개, 닭곰탕 국물(73쪽 참조) 3컵, 참기름 ½큰술, A [소금 1작은술 조금 못 되게, 후추 조금, 청주 1큰술]

이렇게 만드세요

① 새우는 등 쪽의 내장을 빼낸다. 오징어는 몸통에 어슷하게 칼집을 넣고 한 입 크기로 썬다.

② 배추는 한 입 크기로 저며 썬다. 당근은 직사각형으로 썬다. 꼬투리완두콩은 질긴 섬유질을 제거하고 살짝 데친 후 어슷하게 반으로 자른다.

③ 냄비를 달구어 참기름을 두르고 당근, 배추, 새우, 오징어, 꼬투리완두콩을 순서대로 넣고 볶는다.

④ ③에 닭곰탕 국물을 부은 후 끓어오르면 2~3분 더 끓이다가 A로 간을 한다.

⑤ 면을 삶아 그릇에 담고 ④의 건지와 국물을 부어서 낸다.

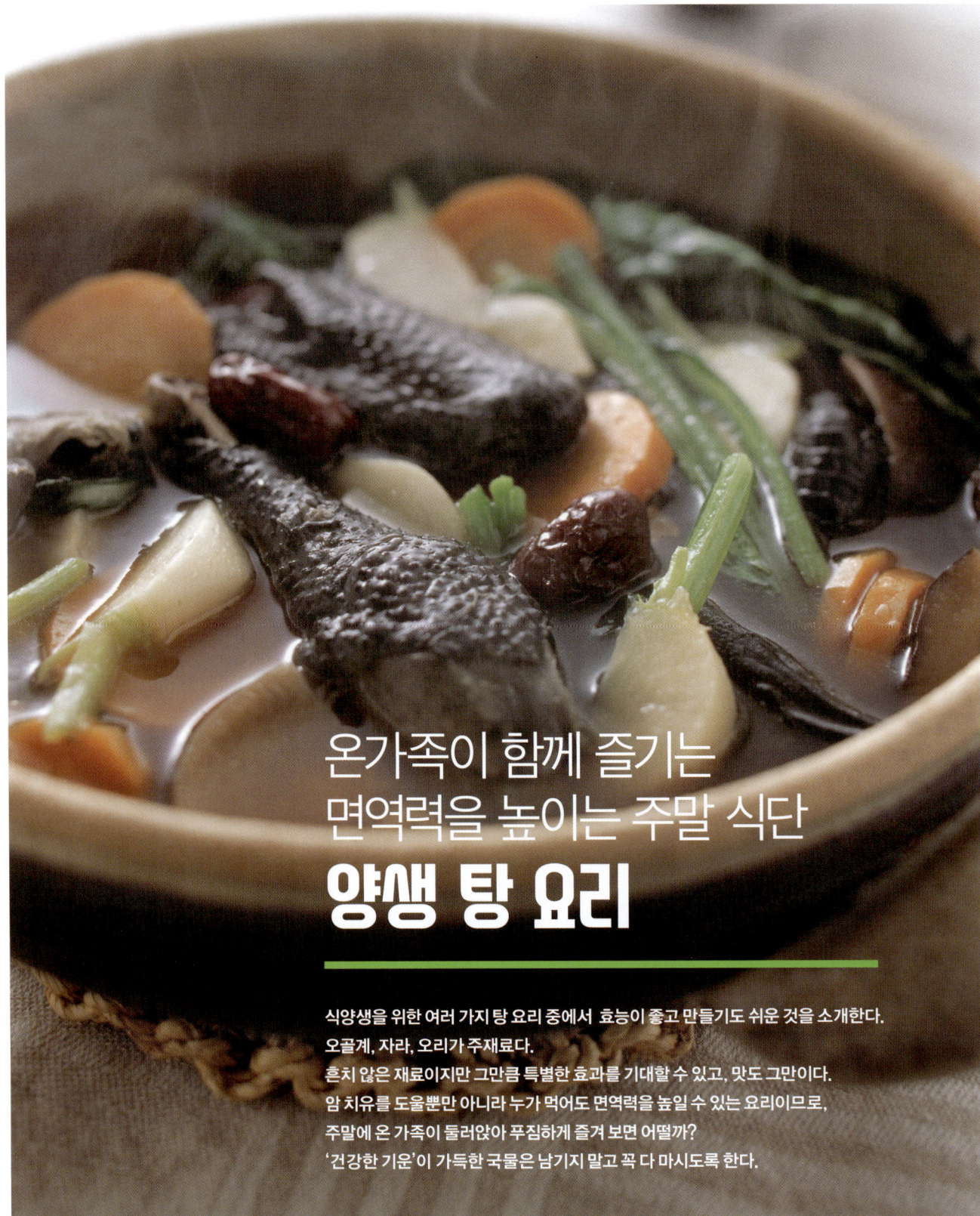

온가족이 함께 즐기는
면역력을 높이는 주말 식단
양생 탕 요리

식양생을 위한 여러 가지 탕 요리 중에서 효능이 좋고 만들기도 쉬운 것을 소개한다.
오골계, 자라, 오리가 주재료다.
흔치 않은 재료이지만 그만큼 특별한 효과를 기대할 수 있고, 맛도 그만이다.
암 치유를 도울뿐만 아니라 누가 먹어도 면역력을 높일 수 있는 요리이므로,
주말에 온 가족이 둘러앉아 푸짐하게 즐겨 보면 어떨까?
'건강한 기운'이 가득한 국물은 남기지 말고 꼭 다 마시도록 한다.

피로회복, 원기보충 효과 **오골계탕**

오골계는 닭 품종의 하나다. 껍질과 고기에 뼈까지 검어서 선뜻 손이 가지 않겠지만 겉보기와 달리 약선 효과만큼은 탁월하다.
특히 온몸이 노곤하고 쉬 피로할 때나 면역력이 떨어졌을 때 효과적이다.
부족한 '혈'을 보하는 생약도 더했으므로 한껏 원기를 북돋아 줄 것이다.

재료(3~4인분)

오골계(280쪽 참조) 1마리(또는 1마리 분량을 토막 낸 것), **A**[대파(파란 부분) 2대 분량, 생강 1쪽], 순무 3개, 당근 50g, 마른 표고버섯 4장, 유채*(또는 다른 푸른 잎채소) ½단, **B**[대추(281쪽 참조) 4개, 육계(281쪽 참조) 1조각, 용안육(278쪽 참조) ½큰술], **C**[간장 2½~3큰술, 청주 2큰술]

*십지화과의 두해살이풀. 줄기는 먹고 종자로는 기름을 짠다.

이렇게 만드세요

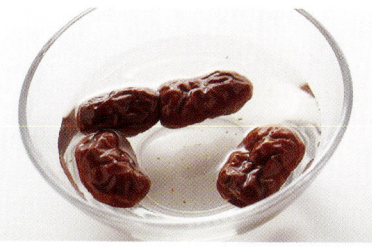

1 대추는 미지근한 물에 1시간 정도 담가 불려 둔다. 마른 표고버섯도 물에 불린다.

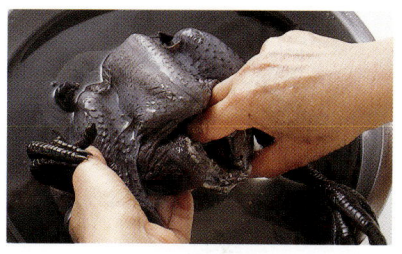

2 오골계는 껍질을 문질러 가며 물로 씻는다. 항문 쪽으로 손을 넣어 배 속을 긁어내듯이 깨끗이 씻어 핏덩어리나 불필요한 지방을 제거한다.

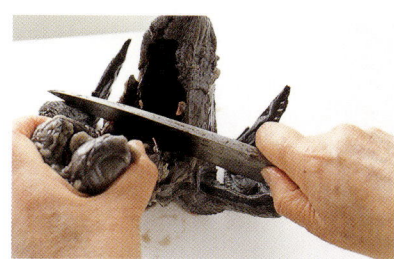

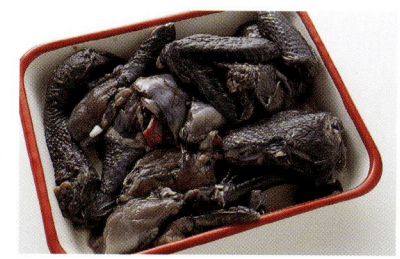

3 손질한 오골계는 물기를 닦은 후 조리하기 쉬운 크기로 관절 부분을 잘라 토막 낸다. 세모 모양의 볼록한 꽁지 부분을 잘라낸다.

원기를 북돋는 오골계탕의 재료

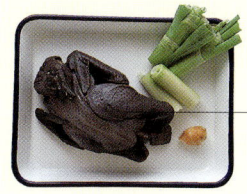

오골계 : 닭의 품종 중에서도 특히 자양강장과 미용 효과가 탁월하다. 한마리 통째로 국물 요리로 만들어 최대한의 효과를 얻는다.

용안육 : '혈'을 보하고 '비위'를 튼튼하게 하여 저하된 체력과 피로의 회복을 돕는다. 정신을 안정시키는 효과도 있다.

육계 : 계피의 일종으로 풍미도 비슷하다. '비위'를 따뜻하게 해서 튼튼하게 만든다. 비위가 찬것을 개선하면 비위의 기능이 강화되어 '기'가 많이 생성된다.

대추 : '혈'을 보하고 체력을 키워 '기'의 흐름을 원활하게 한다.

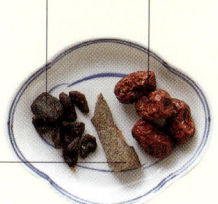

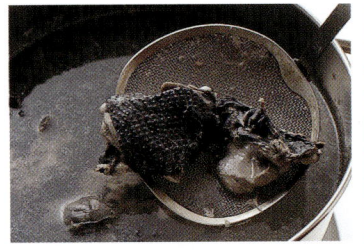

4 끓는 물에 오골계를 넣고 표면의 색이 변하면 바로 꺼낸다. A의 대파는 큼직하게 자르고 생강은 칼 옆면으로 눌러 으깬다.

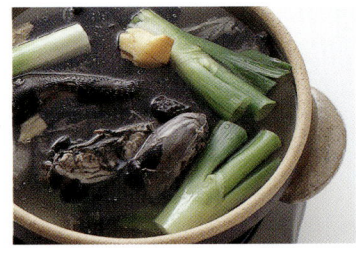

5 사기로 된 냄비에 ❹와 물 8컵을 넣고 가열한다. 끓어오르면 위에 떠오르는 거품을 걷어내고 약한 불로 줄여서 20~30분간 끓인다.

도움말 한마디

"오골계탕에 사용한 생약은 그 성분이 비교적 순한 편이므로 가족이 함께 드셔도 좋습니다. 생약 특유의 쓴맛이 없고 냄새도 적기 때문에 약이라 생각 말고 보통 음식처럼 드시면 됩니다. 오장의 기능을 좋게 하고 면역력을 높여 주는 효과가 있습니다."

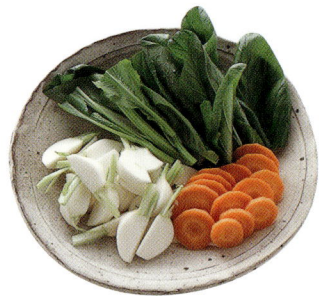

6 끓는 동안 나머지 재료를 손질한다. 순무는 무청을 5cm 남기고 잘라 껍질을 벗기고 6~8개로 나누어 썬다. 당근은 2~3mm 두께로 둥글게 썬다. 유채는 5~6cm 길이로 썬다. 불려 놓은 표고버섯은 적당한 크기로 썬다.

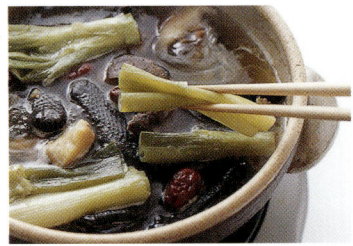

7 ❺의 냄비에서 대파를 건져낸 후 B와 표고버섯을 넣고 20분간 끓인다.

한가지 더!

오골계탕과 함께 즐기는 담백한 맛의 반찬 한 가지

새콤달콤 양배추 절임

재료(3~4인분)

양배추 300g, 당근 80g, 소금 2작은술, 마른 고추 2개, **A**[설탕 3큰술, 식초 3큰술, 식용유 1큰술]

이렇게 만드세요

❶ 양배추는 사방 5cm 크기로 썰고 당근은 5cm 길이의 직사각형으로 썬다.

❷ 마른 고추는 미지근한 물에 담가 불린 후 반으로 잘라 씨를 제거한다.

❸ ❶에 소금을 뿌리고 고루 버무려 15분간 둔다. 나른해지면 물기를 짜서 볼에 담는다.

❹ 냄비를 달구어 식용유를 두르고 손질한 마른 고추를 넣어 가볍게 볶다가 A를 넣고 끓인다. 뜨거울 때 ❸에 붓고 잘 섞어 맛이 배게 한다.

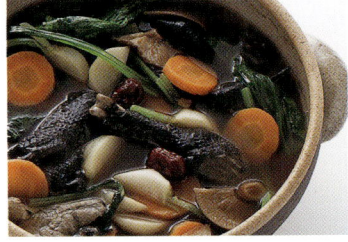

8 ❼에 C를 넣고 간을 맞춘 후 당근과 순무를 넣어 끓인다. 어느 정도 익으면 유채와 파를 넣고 익혀 가며 먹는다.

완성

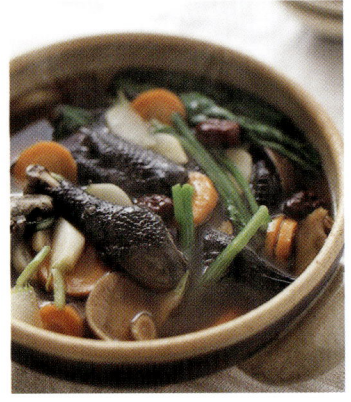

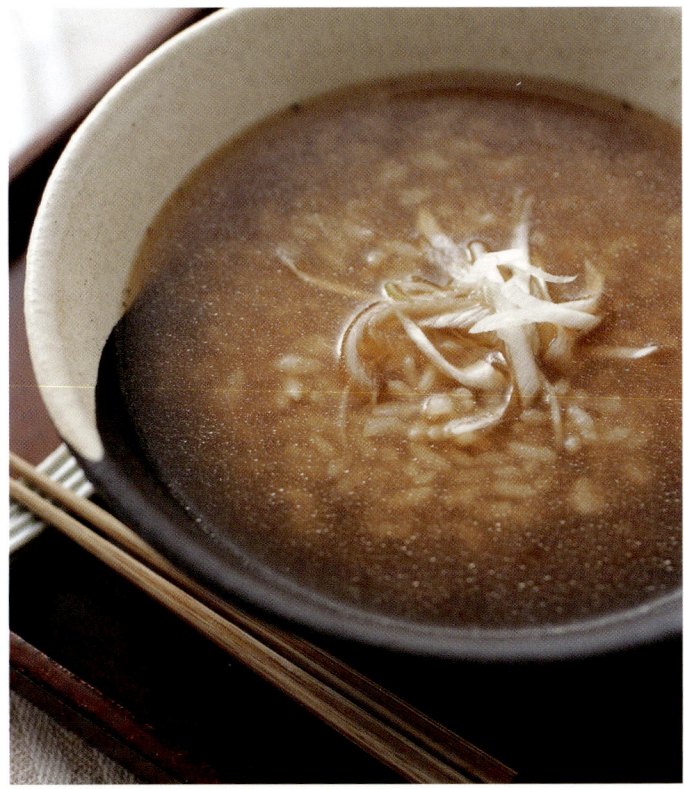

국물까지 남김없이 말끔하게 마무리
오골계 맛죽

먹고 남은 오골계탕 국물에는 '건강한 기운'이 농축되어 있다.
맛죽으로 만들어 남김없이 먹도록 한다.

재료(3~4인분)

오골계탕 남은 국물(87쪽 참조) 약 2½컵, 밥 250g, 대파 10㎝, 소금·후추·간장 각 적당량

이렇게 만드세요

① 대파는 길이로 반 갈라 얇게 어슷썰기한다.
② 밥은 가볍게 물로 씻는다.
③ 냄비에 남은 오골계탕 국물에 ②를 넣고 가열한다. 끓어오르면 2~3분간 더 끓인 후 소금과 후추, 간장으로 간을 맞춘다. 그릇에 담아 대파 썬 것을 얹어 낸다.

오골계와 식양생

오골계의 효능

오골계는 닭의 품종 중 하나로 뼈, 껍질, 고기가 모두 검다. 중국에서는 예부터 육류 중에서도 특히 양생 효과가 높다고 하여 귀하게 여겼으며 황제와 황비도 먹었다고 전해진다. 오골계는 '기'를 보하는 효과가 강하고 위장을 따뜻하게 해서 그 기능을 높이며 오장을 두루 보한다고 한다. 이런 효능 때문에 자양강장, 미용, 불로 등을 목적으로 사용한다. 현대에 와서는 암을 억제하는 작용으로 주목을 받고 있다.

젊음 = '신'의 기운을 기른다

'신(腎)'은 인간의 생명력을 주관하는 장기다. '신'이 충실히 기능하면 활력이 생기고 '신'의 기능이 약하면 노화가 진행된다. 고령이라도 젊은이 못지않게 활달한 사람은 이 '신'의 기능이 좋은 것으로 본다. '신'의 기운을 기르는 것은 건강한 삶을 위해 중요한 요소이며 나이와도 상관이 없다. '신'의 기운을 기르는 효능이 탁월한 것이 바로 오골계이다. 다만 오골계는 몸을 따뜻하게 하는 효과도 크기 때문에 '혈·수'가 부족하여 몸에 열이 잠복해 있을 때(43쪽에서 '음허'로 진단)는 삼가는 것이 좋다.

오골계의 효능을 높이는 생약

오골계는 대추같이 '혈'을 보하는 생약과 함께 요리하면 그 효능이 더 커지므로 '기'와 '혈'이 모두 부족한 사람을 더 강하게 보할 수 있다.

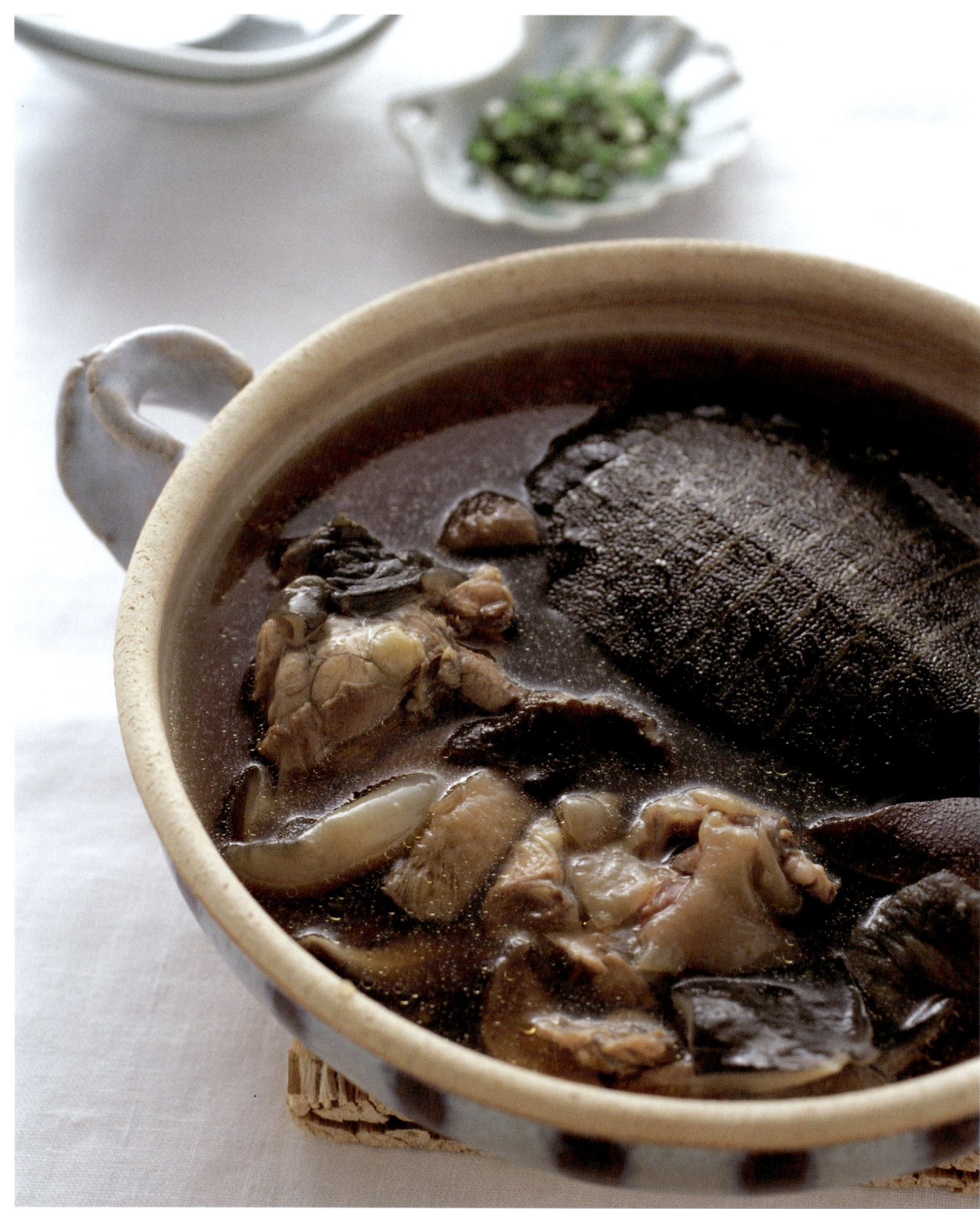

체력보강, 미용효과 탁월 **자라탕**

항암치료 중에는 '혈'과 '수'가 모두 부족하여 쉽게 '음허' 상태에 빠지므로 기운이 없고 체력이 떨어진다.
자라는 '혈'과 '수'를 보하는 힘이 강력하다. 국물 요리로 만들어 자라의 기운을 고스란히 흡수한다.
자라탕은 미용에도 좋다. 피부가 까칠하고 건조하거나 불면증 같은, '수'의 부족에서 비롯되는 다양한 증상에 효과가 있다.

재료(3~4인분)

자라(282쪽 참조) 1마리(600~800g. 구입한 곳에서 토막 내 달라고 한다. 아래 설명 참조), 마른 표고버섯 4장, 대파 10㎝, 생강 ½쪽, 청주 1컵, 소금 ⅔작은술, 간장 ½작은술, 실파(송송 썬 것) 적당량

이렇게 만드세요

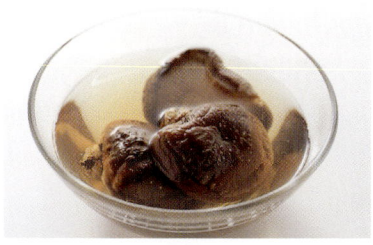 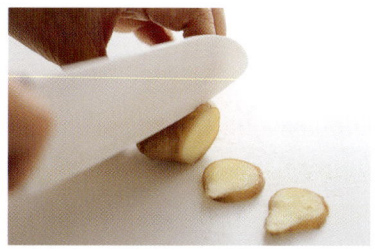

1 마른 표고버섯은 물에 담가 불려서 1cm 폭으로 썬다.

2 생강은 껍질째 얇게 썬다.

원기를 북돋는 자라탕의 재료

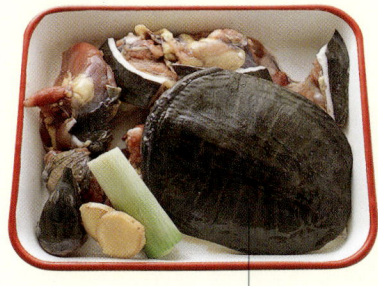

자라 : 자랏과의 하나로 민물에 서식하며 자양분이 풍부하고 맛도 좋다. 시판되는 것은 양식 자라다.

■ **맛**
겉보기와 다르게 맛이 좋다. 찬물에서부터 끓이기 때문에 가다랑어 국물 같은 맛있고 풍미 좋은 국물이 우러난다. 자라 고기는 토종닭과 비슷한 맛이 난다. 미리 한 번 데쳐서 사용하기 때문에 적당히 기름이 빠져 맛이 너무 진하거나 기름지지 않다. 조리한 날 바로 먹어야 제 맛을 느낄 수 있다.

■ **구입할 때 주의할 점**
수산물점에 미리 주문하거나 구입할 때 탕 요리용으로 손질해 달라고 부탁한다. 콜라겐이 풍부한 등딱지는 요리에 사용하지만 피는 필요없다.

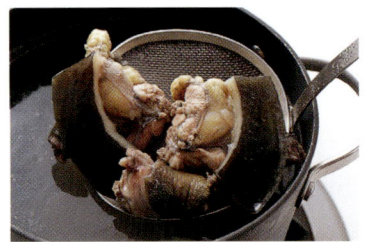

3 끓는 물에 자라를 넣고 표면의 색이 변하면 바로 꺼낸다. 물로 씻어 물기를 뺀다.

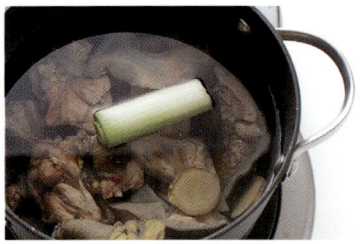

4 냄비*에 자라, 생강, 대파, 청주, 물 6~7컵을 넣고 가열한다.

*재료를 모두 담을 만한 크기의 사기 냄비가 있으면 나중에 옮겨 담지 말고 처음부터 그 냄비에 담아 끓인다.

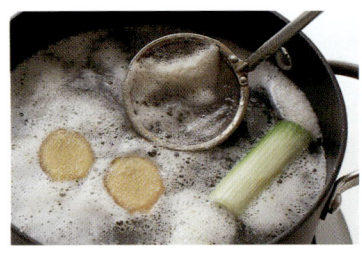

5 끓어오르면 약한 불로 줄이고 위에 떠오르는 거품을 걷어낸다. 뚜껑을 열고 1시간 정도 끓인 후 대파와 생강을 건져낸다.

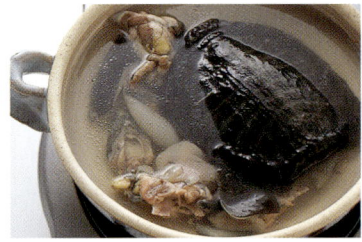

6 식탁에 두고 먹을 수 있는 냄비로 옮겨서 가열한다. 표고버섯을 넣고 소금과 후추로 간을 한다.

완성

송송 썬 실파를 곁들여 식탁에 올린다.

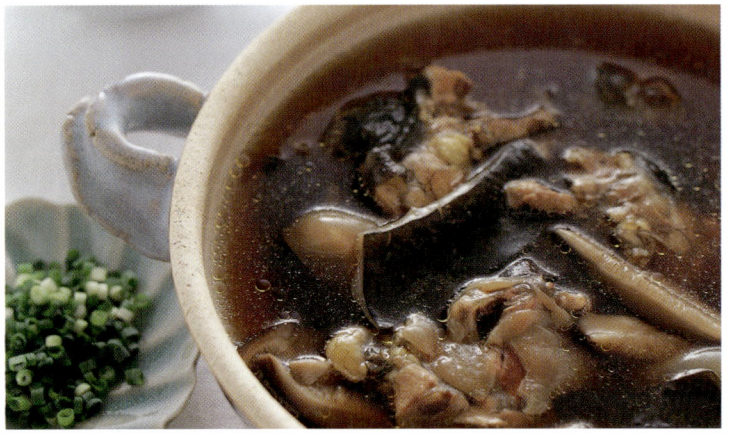

도움말 한마디

"흔히 강정제라 하여 자라의 피를 마시기도 하는데 중의학에서는 그런 효과를 인정하지 않습니다. 오히려 알레르기 반응이 일어날 수도 있습니다. 그보다는 자라를 통째로 찌거나 고아서 먹는 편이 효과적입니다. 콜라겐이 풍부한 등딱지도 함께 넣어 부드럽게 푹 고아서 드세요."

한가지 더!

자라탕과 함께 먹는 녹색 채소
굴소스 아스파라거스 샐러드

재료(3~4인분)

그린아스파라거스 200g, **A**[식용유 1⅓큰술, 소금 적당량], **B**[굴소스 1⅓큰술, 닭곰탕 국물(74쪽 참조) 또는 물 1⅓큰술]

이렇게 만드세요

❶ 아스파라거스는 4~5cm 길이로 자른다.

❷ 물 4컵을 끓이다가 A를 넣어 아스파라거스를 데친다. 체에 밭쳐 물기를 잘 빼고 그릇에 담는다.

❸ B를 섞어 데친 아스파라거스에 끼얹는다.

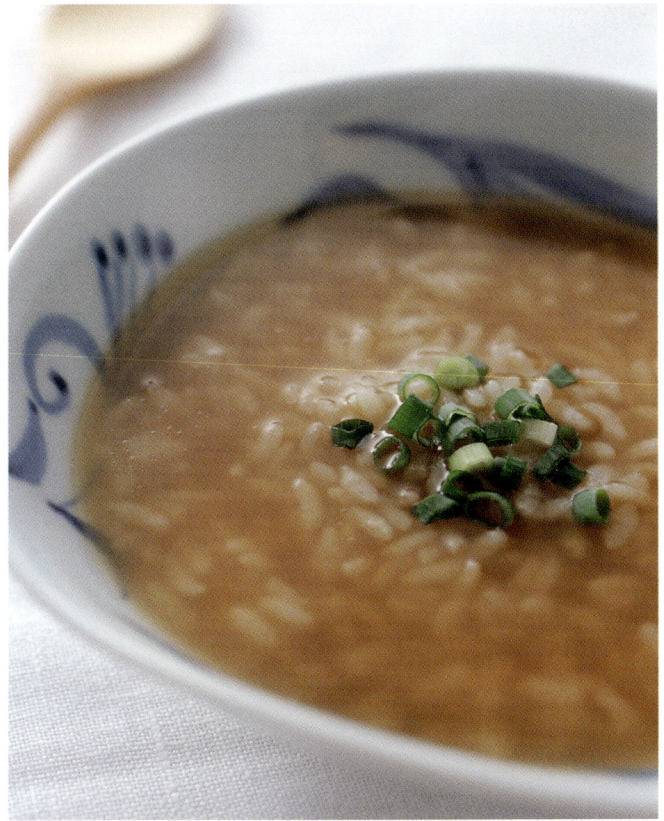

국물까지 남김없이 말끔하게 마무리

자라 맛죽

남은 국물이 진국이다. 맛죽으로 만들면
국물로 빠져나온 농축된 자라의 영양을 남김없이 섭취할 수 있다.

재료(3~4인분)

자라탕 남은 국물(91쪽 참조) 약 2컵, 밥 200g, 실파(송송 썬 것) 적당량

이렇게 만드세요

❶ 밥은 가볍게 물로 씻어 체에 밭친다.
❷ 냄비에 남은 자라탕 국물에 ❶의 밥을 넣고 가열한다. 끓어오르면 2~3분간 더 끓인 후 그릇에 담고 실파 썬 것을 위에 얹어 낸다.

자라와 식양생

저하된 체력을 회복하고 면역력을 높인다

자라는 '혈'과 '수'를 보하는 힘이 탁월하여 '음허'(43쪽에서 진단) 증상에 좋다. 신체에 기운을 돋워 체력을 회복하고 온몸에 진액을 생성한다. '혈'이 부족하면 몸에 필요한 에너지가 몸 구석까지 고루 미치지 못해 질병에 취약해진다. 또한 면역과 밀접히 관련된 림프는 '혈'과 '수'에 포함되므로 '혈'과 '수'가 부족하면 면역력에도 영향이 미친다. 이럴 때 자라를 이용하면 이 두 가지를 크게 보할 수 있다. 다만 자라는 효능이 강한 만큼 '음허' 증상이 있을 때 외에는 삼가는 것이 좋다. 자라는 열을 제거하는 작용도 하므로 몸에 열감이 있을 때도 쓸 수 있다.

자라의 효능을 높이는 방법

'혈·수'를 보하는 효능이 우수한 약재로 구기자(280쪽 참조)를 들 수 있다. 매일 섭취해도 몸에 나쁜 영향을 주지 않아 안심하고 사용할 수 있다. 쓴맛이나 냄새도 없어 자라탕에 넣어도 맛을 해치지 않는다. 그 밖에 맥문동(279쪽 참조)이나 용안육 같은 생약(278쪽 참조)을 써도 된다. 인삼은 '기'를 보하는 작용이 강하므로 '혈·수'가 필요한 경우에는 너무 많이 복용하지 않도록 한다. '기·혈·수' 중 유독 어느 한 가지가 아니라 세 가지를 고루 증강하여 균형을 이루게 하는 것이 중요하다.

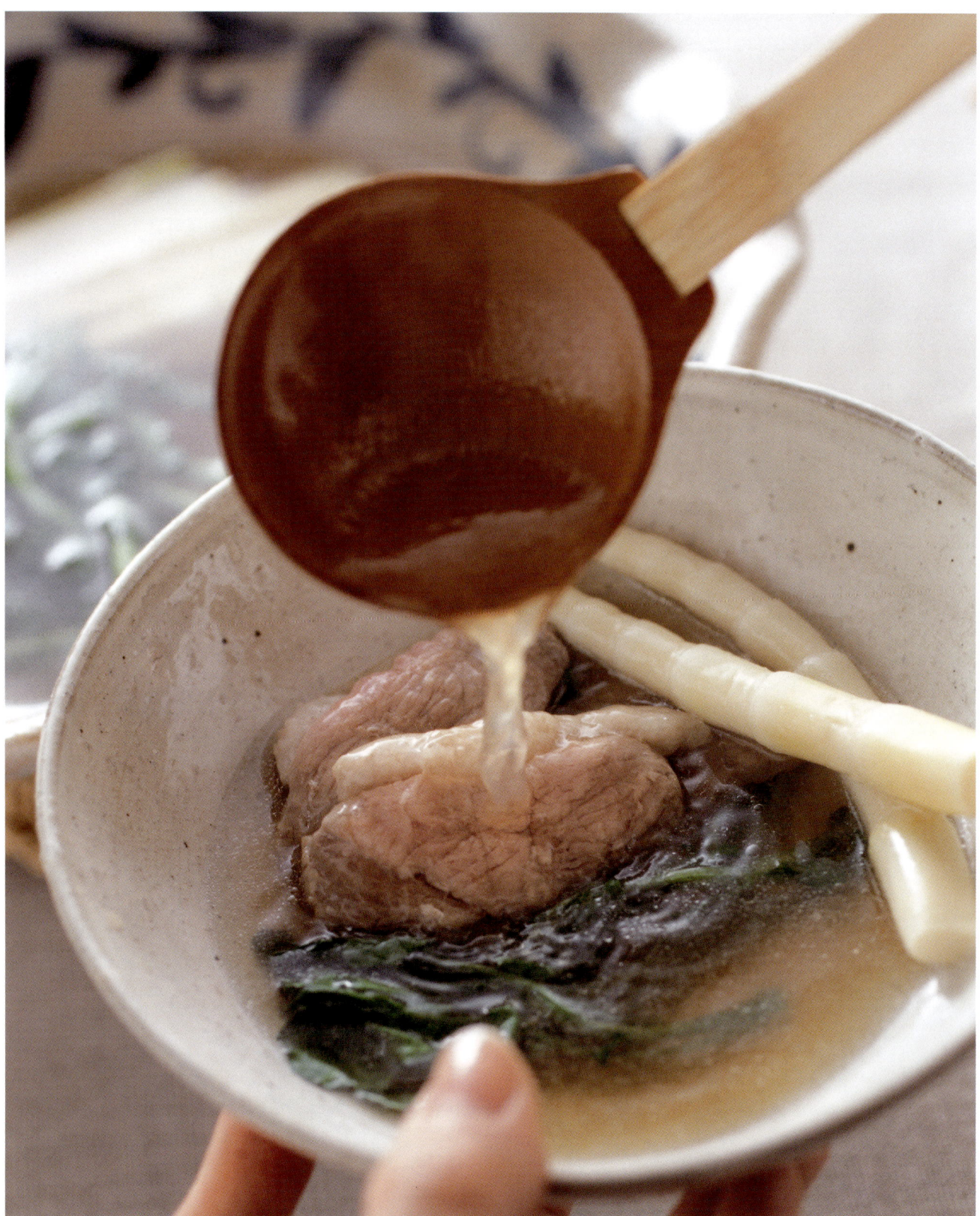

체력, 면역력 향상 **오리탕**

오리고기는 '오장'에 고루 기운을 돋우고 면역세포를 포함한 '수'를 늘려 면역력을 높여 준다.
오리탕만으로도 체력과 면역력을 높이는 데 충분히 효과가 있지만 여기서는 암 억제 기능을 강화하기 위해 생약인 동충하초와 사삼을 더했다.

재료(3~4인분)

오리 넓적다릿살 150g, 오리 가슴살 1장(약 200g), 대파(파란 부분) 2대 분량, 생강 1쪽, 동충하초(278쪽 참조) 3~4개(있으면 넣는다), 사삼(277쪽 참조) 1작은술(있으면 넣는다), 죽순(물에 담근 통조림) 6~8개, 마른새우 ½큰술, 가리비 패주(건조) 작은 것 2개(10g), 물냉이 2단, **A**[간장 1½큰술, 청주 2큰술, 소금 ⅔작은술 조금 더 되게]

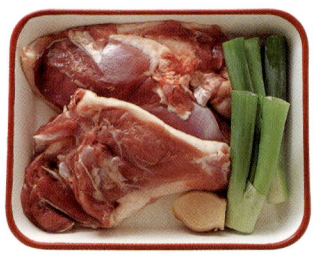

이렇게 만드세요

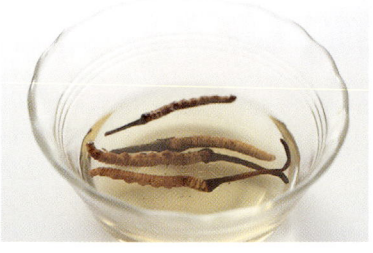

1 마른새우는 가볍게 씻어 미지근한 물 ⅓컵에 담가 불린다. 가리비 패주는 미지근한 물 ½컵에 담가 불린다. 동충하초(사진)와 사삼은 물로 씻어 각각 물 ½컵에 담가 불린다.

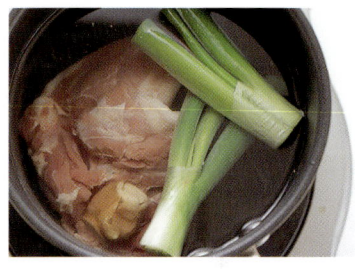

2 대파와 생강은 칼 옆면으로 눌러 으깬다. 냄비에 오리 넓적다릿살, 물 6컵, 대파, 생강을 넣고 가열한다.

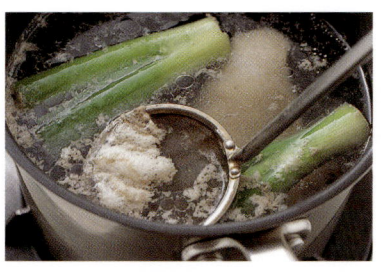

3 끓어오르면 위에 떠오르는 거품을 걷어내고 약한 불로 줄여 뚜껑을 열고 20분간 끓인다. 고기를 건져내고 국물을 종이타월에 거른다.

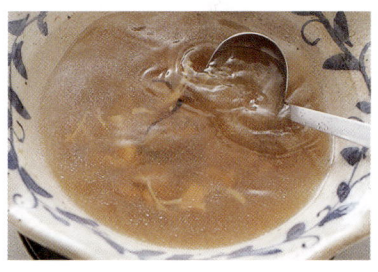

4 식탁에 올릴 사기 냄비에 ❸의 국물을 붓고 ❶을 넣어 15~20분간 더 끓인다. 이때 재료를 불린 물도 함께 넣어 준다. 끓는 동안 ❺의 다른 재료를 준비한다. 다 익으면 A로 간을 맞춘다.

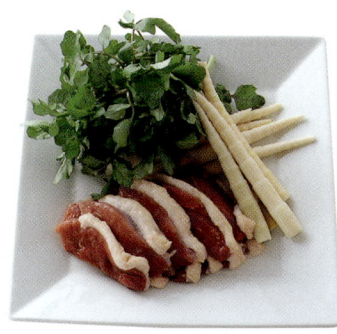 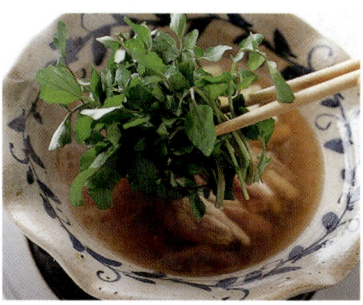

5 오리 가슴살을 저며 썬다. 물냉이는 줄기의 질긴 부분을 잘라내고 반으로 자른다. 죽순은 물기를 뺀다. 손질한 재료를 모두 접시에 담아 식탁에 올린다.

6 식탁에서 ❹에 ❺를 넣어 익혀 가며 먹는다.

완성

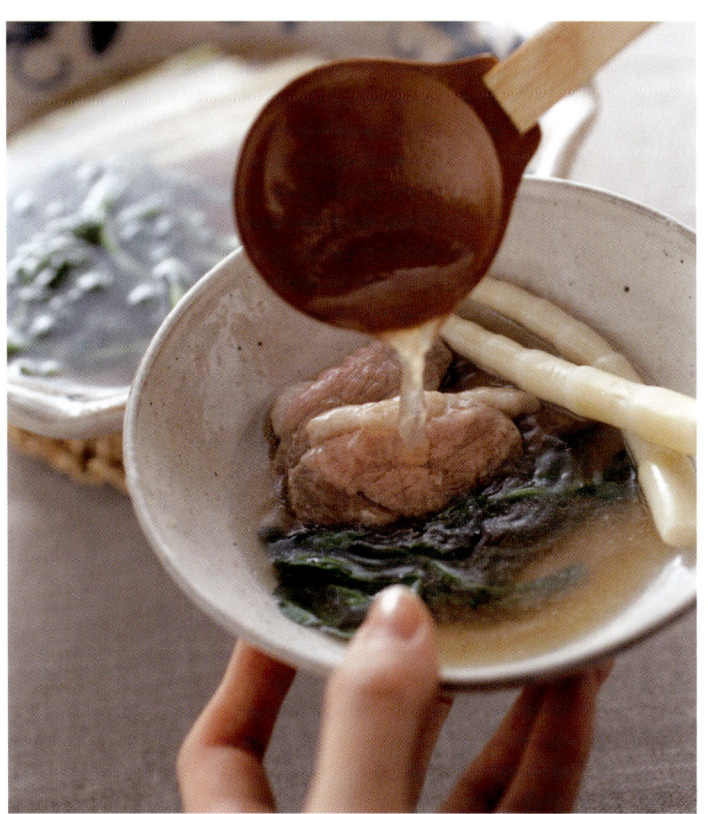

도움말 한마디

"'혈'이나 '수'가 부족한 '음허(43쪽에서 진단)' 증상에는 닭고기보다 오리고기가 더 좋습니다. 오리고기는 '음(陰)'을 보충하여 몸에 진액이 생기게 합니다. 오리 가슴살은 기름이 많아 위에 부담이 되지만 넓적다릿살로 국물을 내면 맛이 담백하고 풍미가 은근합니다."

한가지 더!

오리탕에 신선한 채소를 곁들여 먹는다.

중화풍 토마토 샐러드

재료

토마토 2개, 대파 ¼대, 생강 1쪽, 무순 ½팩, 오이 ½개, 마른새우 3큰술, **A**[간장 2½큰술, 식초 1½큰술, 참기름 1작은술, 생강즙 1쪽 분량, 고추기름 조금], 식용유 조금

이렇게 만드세요

❶ 토마토는 끓은 물에 살짝 데쳐 껍질을 벗기고 사방 1cm크기로 썬다.

❷ 대파와 생강은 다진다. 무순은 뿌리 부분을 잘라내고 길이로 2~3 등분한다. 오이는 가늘게 썬다.

❸ 식용유를 두르고 마른새우를 바삭하게 볶아 굵게 다진다.

❹ A를 모두 섞어 차게 식힌다.

❺ 그릇에 ❶, ❷, ❸을 색이 어울리게 담고 ❹의 드레싱을 끼얹는다.

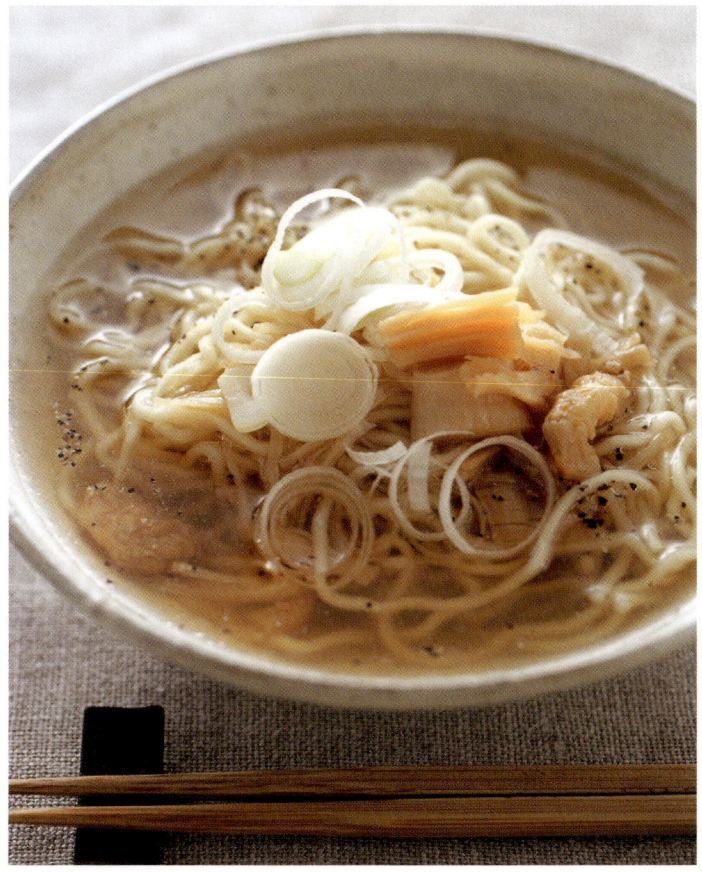

국물까지 남김없이 말끔하게 마무리

오리탕 국수

오리탕의 깊고 풍부한 맛을 살린 면 요리로 마무리한다.
면은 좋아하는 것을 넣는다.

재료(2인분)

오리탕 남은 국물 약 2컵(95쪽 참조), 중화면(생면) 1사리, 대파(송송 썬 것) 5cm 분량, 검은 후추 굵은 것 조금

이렇게 만드세요

① 중화면은 삶아서 물기를 뺀다. 대파는 송송 썬다.
② 냄비에 남은 오리탕 국물과 면을 넣고 가볍게 끓인다. 그릇에 담아 위에 대파 썬 것을 얹고 검은 후추를 뿌린다.

오리고기와 식양생

이럴 때는 오리고기가 좋다

오리고기는 '오장'의 기운을 기르고 면역력을 높이는 효능이 있다. '양성'식품이면서 '혈·수'를 보하는 작용을 하므로 열이 있거나 몸이 달아오를 때, 갈증이 가시지 않을 때 좋다. '오장' 중에서도 특히 '비위'와 '신'의 기능을 좋게 하여 소화력과 생명력을 높인다.

활력을 주는 약선요리

오리 배 속에 연자육, 밤, 찹쌀, 은행, 죽순, 표고버섯, 양송이버섯 등을 채워서 찐 '팔보오리탕'이라는 유명한 약선요리가 있다. 자양 효과가 탁월하고 맛도 무척 좋다. 여기에 '음(陰)'을 보하는 참마나 검은콩을 더하면 신체에 진액을 생성하는 효능이 한결 더 커진다. 한 마리를 다 먹지 못할 때는 비슷한 다른 요리에 활용해도 좋다.

Part 3

면역력을 높이는 9가지 식품 & 면역 강화 레시피

'기·혈·수'를 보하고 면역력을 높이는 효능이 있는
식품들을 위주로 레시피를 구성했다.
항암치료 중이나 치료 후 그날그날의 식욕에 맞추어 골라 먹으면 좋은 음식들이므로
매일 식단에 활용하도록 한다.

> 식양생은 하루하루 쌓아 가는 것

"건강을 위해 오늘은 무얼 먹을까?"

중요한 것은 '오늘은 무엇을 먹었나?'이다. 오늘 먹은 것이 내일의 내 몸을 이루기 때문이다.
날마다 되풀이되는 하루 세끼의 식사가 곧 암과의 싸움이다.
암 치유를 돕는 다양한 요리들에 관해 지금부터 자세히 알아본다.

이것만 의식해도 식습관이 바뀌고 내 몸이 달라진다

식양생으로 암 치유를 돕는다

현대의학에서 암을 치료하는 일반적인 방법은 수술, 항암치료, 방사선 요법이다. 주요 표적인 암 종양을 국소적으로 절제하거나 암세포를 약화시켜 사멸시키는 방법으로 암을 극복하는 것이 목표이다.

그러나 이런 치료법으로도 몸에 있는 암세포를 남김없이 소멸시켰다고는 단정하기 어렵다. 만약 면역 기능이 약화되면 남은 암세포에 의해 재발이나 전이가 일어날 수 있다. 이런 치료법들은 치료와 동시에 신체에 다양한 손상을 입히기도 한다. 암 조직을 파괴하는 치료만으로 암을 극복하기란 아무래도 무리다. 재발이나 전이를 막으려면 병원에서 받는 의료적인 치료 외에 면역력을 높이는 노력이 필요하다.

다양한 면역요법들이 있겠지만 여기서는 매일의 식생활에서 면역력을 높일 수 있는 레시피를 제안한다. 신체가 가혹한 항암치료를 이겨내도록 돕고 혹시라도 남아 있을지 모를 암세포가 제멋대로 활동하지 못하게 하려면 지금부터라도 평소의 식생활을 점검하고 식양생을 실천해야 한다. 식양생에서는 중의학이 발견한 식품의 효용을 적극 활용한다.

매일 먹는 식사가 면역력을 높인다

면역력을 높이려면 편안히 쉬면서 몸과 마음을 충분히 보해야 한다. 몸을 차게 해서는 안 되며 그때그때 적절한 기분 전환으로 스트레스가 쌓이지 않도록 해야 한다. 이처럼 일상에서 지켜야 하는 몇 가지 주의 사항들이 있지만 무엇보다 중요한 것은 역시 식사다. 식품의 다양한 효능을 활용하여 면역력을 높이고 이를 통해 조금씩 체력을 키워 가야 한다. 약을 복용하는 것만큼 극적인 변화는 기대할 수 없지만 매일 먹는 식사가 우리의 몸을 만들고 활동하게 한다는 사실만큼은 분명하다. 늘 먹는 하루 세끼의 식사이지만 면역력 향상이라는 목표를 의식하면서 먹는 것과 그렇지 않은 것과는 신체에 나타나는 차이가 크다. 이러한 점을 인식하고 실천하는 식양생은 효과가 더딘 대신 확실하게 건강의 회복과 유지를 돕는다.

면역력을 높이는 식양생은 '기·혈·수'를 보하는 데 중점을 둔다. 암이 생긴 환부는 '기·혈·수'가 심하게 정체되어 있기 때문에 그것을 식사로 해소하기란 쉬운 일이 아니다. 식사의 기본은 내 몸에 부족한 것을 채워서 암과 맞서 싸우는 저항력을 키우는 것이다. 그런 식사라면 일주일에 한 번으로는 부족하다. '기·혈·수'는 날마다 소비되므로 이를 보하는 식품을 매일 먹어야 '기·혈·수'의 생성을 촉진할 수 있다.

이 장에서 소개하는 요리에는 암 환자에게 유익한 식품을 골라 사용했다. 요리법보다는 식품의 다양한 효능에 주목하여 이를 매일의 식단에 활용하도록 한다. 제시한 레시피를 다양하게 응용해도 좋다. 식사로 기운을 북돋우려면 먹는 사람의 기호를 요리에 반영하는 것도 중요하다.

채소를 중심으로 식단을 구성한다

이 장에서는 암과 맞서 싸우는 힘을 키우는 데 도움이 되는 식품을 소개한다. 식품군별로 분류하여 설명하므로 목적에 맞게 골라서 식단을 구성한다.

식단을 구성하는 기본 원칙 가운데 하나는 건강을 유지하는 데 필요한 영양분이 모자라거나 과하지 않도록 하는 것이다. 그런데 식양생을 위한 식단은 조금 다르다. 일반적인 기본 원칙에 중의학적 사고방식을 더하여 '기·혈·수' 중 어느 것이 부족한지, '냉증'이 있는지, '비위'의 기능을 강화해야 하는지를 고려한다. 그에 따라 어떤 효능이 필요한지 찾고 그것에 맞는 식품을 사용해야 진정한 의미에서 균형잡힌 식단이 되는 것이다.

식양생의 식단은 채소가 기본이다. 여기서는 암과 관련된 최근의 연구 결과를 반영하여 채소를 십자화과나 백합과같이 과별로 분류했다. 그러므로 그중에서 계절이나 기호에 따라 그날 사용할 채소를 고르면 된다. 그 다음으로는 적당량의 고기나 생선을 사용한 요리를 찾아본다.

채소는 꼭 이 책에서 사용한 것이 아니더라도 같은 과에 속한 것이라면 마찬가지 효과가 있으므로 다른 채소를 사용해도 된다. 매일 똑같은 것만 먹기 보다는 여러 종류의 채소를 고루 먹어서 다양한 효능을 얻는 것이 좋다. 후식이나 간식으로는 단 과자보다 과일을 먹도록 한다. 과일에는 '기·혈·수'의 정체를 해소하는 효능이 있으므로 매일 먹는 습관을 들인다.

가족과 함께 먹는다

암 환자의 가족도 대체로 환자와 똑같은 생활을 하는 경우가 많기 때문에 '기·혈·수'의 상태나 면역력도 대개 비슷하다. 이 장에서 소개하는 요리는 면역력을 높이는 것이 목적으로, 몇 가지 요리에는 생약을 더하기도 했지만 치료약이 될 정도의 양은 아니다. 따라서 대부분은 가족이 함께 먹어도 된다. 오히려 가족도 환자와 더불어 식양생을 시작하는 것이 바람직하다.

다만 생약이 많이 들어간 요리는 몸에 맞지 않을 수도 있으므로 요리마다 표시한 주의 사항을 꼭 참조하도록 한다.

면역력을 높이는 식품 1 — 육류

육류는 '기'와 '혈'을 보하는 효과가 매우 탁월하므로 식사를 통해 효율적으로 섭취한다.
지방이 적은 부위를 골라 푹 고아 만든 요리는 소화·흡수가 잘 되므로
육류의 '건강한 기운'을 신체가 쉽게 받아들일 수 있다. 물론 과식하면 안 된다.

서구화된 식생활이 암을 일으키는 위험 인자로 거론되면서 고기 요리를 멀리하는 경향이 생겼다. 그러나 육류는 영양이 풍부하기 때문에 과식하지만 않으면 체력을 기르는 데는 다른 어떤 식품보다 효과적이다. 중의학에서는 육류가 몸을 따뜻하게 하고 '기'와 '혈'을 보하는 효과가 뛰어나다고 말한다. 수술이나 방사선 치료 등을 받으면 '기'와 '혈'이 소모되어 부족해지므로 이를 육류로 보충하여 원기를 회복한다.

항암치료 중에는 대개 식욕을 잃기 때문에 위장에 부담을 주는 음식은 좋지 않다. 구역질이 나거나 고기 냄새가 거슬릴 때는 향신료나 향이 좋은 채소 등을 넣어 조리한다. 육류 요리는 뭉근하게 오래 익히거나 국물이 있는 것이 좋다. 지방이 적은 부위를 골라 기름기와 껍질을 제거해서 사용하고 소화와 흡수가 잘 되도록 부드러워질 때까지 충분히 익힌다. 그래도 도저히 못 먹겠다면 육류의 유효 성분이 풍부하게 녹아 있는 국물만이라도 마시도록 한다.

●● **주요 육류와 그 효능**

돼지고기 평성/단맛

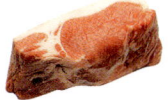

'기'를 증강하고 '혈'을 늘려서 신체에 진액을 생성하고 흐트러진 '기·혈·수'의 균형을 바로잡는다. 살코기에는 비타민 B_1이 풍부하므로 피로가 가시지 않거나 노곤할 때 좋다.

쇠고기 온성/단맛

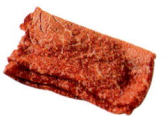

'비위'의 기능을 도와 '기'를 보한다. 몸을 따뜻하게 하는 효과가 강한 편이라서 냉증일 때 좋다. 부드럽게 푹 익히면 위장에 부담이 덜하다. 뒷다리살같이 기름이 적은 부위를 쓰도록 한다.

닭고기 평성/단맛·짠맛

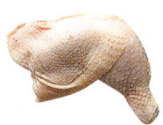

중국에서는 닭고기가 암에 좋지 않다고 하지만 그것은 열악한 환경에서 사육한 브로일러 따위를 두고 하는 말이다. 자연 상태에 가깝게 기른 토종닭이나 오골계는 오장의 기능을 좋게 하여 암을 치료하는 데 도움을 준다. 특히 위장이 약할 때 좋다.

간
닭 간: 약한 온성/단맛
소 간: 평성/단맛
돼지 간: 평성/쓴맛

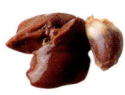

'혈'을 보하는 효과가 커서 항암치료 중에 빈혈 기운이 있을 때 좋다. 그러나 황달이 있거나 복수가 찰 때, 토혈을 할 때는 삼간다.

양고기 열성/단맛

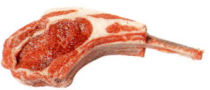

육류 중에서 몸을 따뜻하게 하는 작용이 가장 강하고 자양 효과도 있으므로 냉증이 심해 기운이 없고 쉬 피로한 사람에게 좋다. 그러나 몸을 따뜻하게 하는 작용이 강하기 때문에 '혈'이나 '수'의 부족에서 비롯된 열감이나 몸이 달아오르는 증상이 있을 때는 삼간다.

오리고기 양성/단맛·짠맛

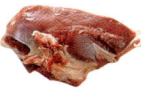

'수'와 '혈'을 보하고 신체에 진액을 생성하는 작용을 한다. 열감이 있거나 몸이 건조하고 달아오르는 증상이 심할 때는 닭고기보다 오리고기가 더 좋다. 조리 전에 지방 부위를 제거하고 사용한다.

오골계 평성/단맛

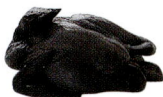

'혈'과 '수'를 보하고 신체의 과도한 열을 제거하는 작용을 한다. 닭 중에서도 특히 자양강장 효과가 뛰어나다고 하여 예로부터 귀하게 여겼다. 만성피로를 개선하고 약해진 위장을 튼튼하게 한다. 오골계는 크기가 작아 배 속에 생약을 넣고 통째 푹 고아 먹기에 좋다.

●● **기타 육류**

달걀 평성/단맛
'기'와 '혈'을 보한다.

메추리알 약한 온성/단맛
'기'와 '혈'을 보한다.

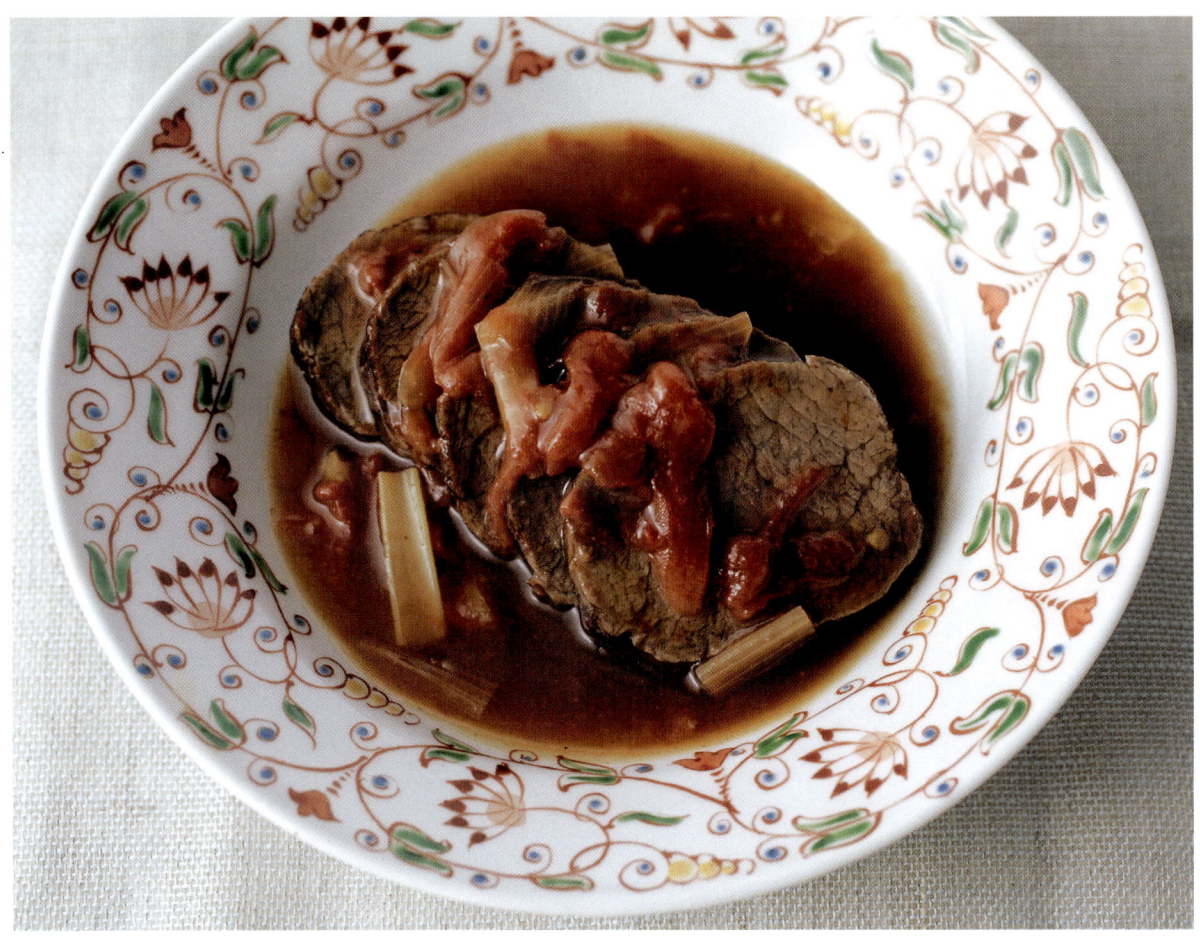

쇠고기 전칠인삼 스튜

'간'기능을 돕는 전칠인삼을 더하여 쇠고기의 효능을 강화했다.

재료(2인분)

쇠고기(덩어리) 250g, 토마토 2개, 대파 ½대, 생강 1쪽, 닭곰탕 국물(73쪽 참조) 1½~2컵, 전칠인삼(가루, 278쪽 참조) 2작은술~½큰술, A[청주 2큰술, 간장 3큰술, 설탕 1큰술], 검은 후추 조금, 참기름 ½큰술

이렇게 만드세요

❶ 쇠고기는 덩어리째 요리용 실로 묶고 검은 후추를 뿌려 둔다.

❷ 대파는 길이로 반 갈라 2~3cm 길이로 썰고, 생강은 얇게 저민다. 토마토는 길이 방향으로 적당히 나누어 썬다.

❸ 냄비를 달구어 참기름을 두르고 ❶을 넣어 굽는다. 전체적으로 노릇하게 구워지면 꺼낸다.

❹ ❸의 냄비에 대파와 생강을 넣어 볶는다. 향이 나기 시작하면 닭곰탕 국물과 ❸의 쇠고기, 전칠인삼을 넣고 10분간 끓인다.

❺ ❹에 토마토를 넣고 다시 20분간 끓인 후 A로 간을 한다. 쇠고기를 묶었던 실을 제거하고 먹기 좋은 크기로 썰어 국물과 함께 그릇에 담는다.

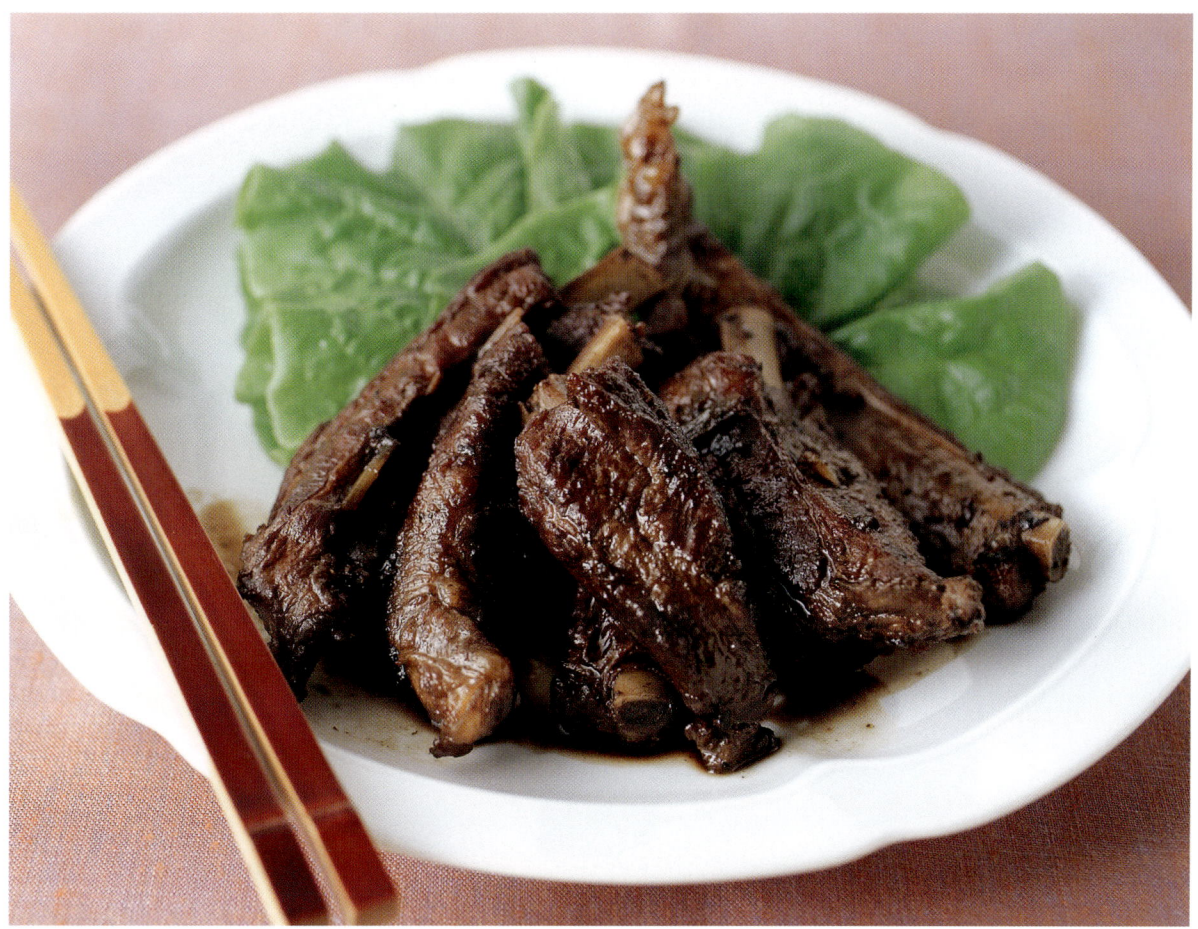

스페어립 조림

몸을 따뜻하게 하는 향신료를 가미했다. 돼지고기는 반드시 뼈째 사용한다.

재료(2인분)

돼지고기 스페어립* 6~7개(약 250g), **A**[청주·간장 ½작은술씩, 대파(파란 부분)·생강 조금씩], **B**[대파(큼직하게 썬다) ⅓대, 생강(얇게 썬 것) 1쪽], **C**[화초(산초, 281쪽 참조) 1작은술, 팔각(282쪽 참조)·육계(281쪽 참조) 1쪽씩, 숙지황(278쪽 참조) 15g, 두시(282쪽 참조) ½큰술, 울금(280쪽 참조) 1쪽, 청주 1½큰술], D[설탕 1큰술, 간장 1큰술 조금 더 되게], 상추 적당량, 참기름 1작은술, 튀김용 기름 적당량

* 돼지 갈비뼈에서 삼겹살의 일부를 붙여 자른 뼈

이렇게 만드세요

❶ A의 대파와 생강을 두들겨 으깨어 청주, 간장과 함께 스페어립에 버무려 15분간 둔다.

❷ 스페어립은 양념의 물기를 제거하고 170℃의 기름에 튀긴다.

❸ 중화팬을 달구어 참기름을 두르고 B, C, 물 3컵(재료가 잠길 만큼), ❷의 스페어립을 넣고 강한 불로 가열한다. 끓기 시작하면 중간 불로 줄여서 10~20분간 끓인다. D를 넣고 가끔 뒤적여 가며 10~15분간 조린다.

❹ 그릇에 상추를 깔고 위에 ❸을 올린다.

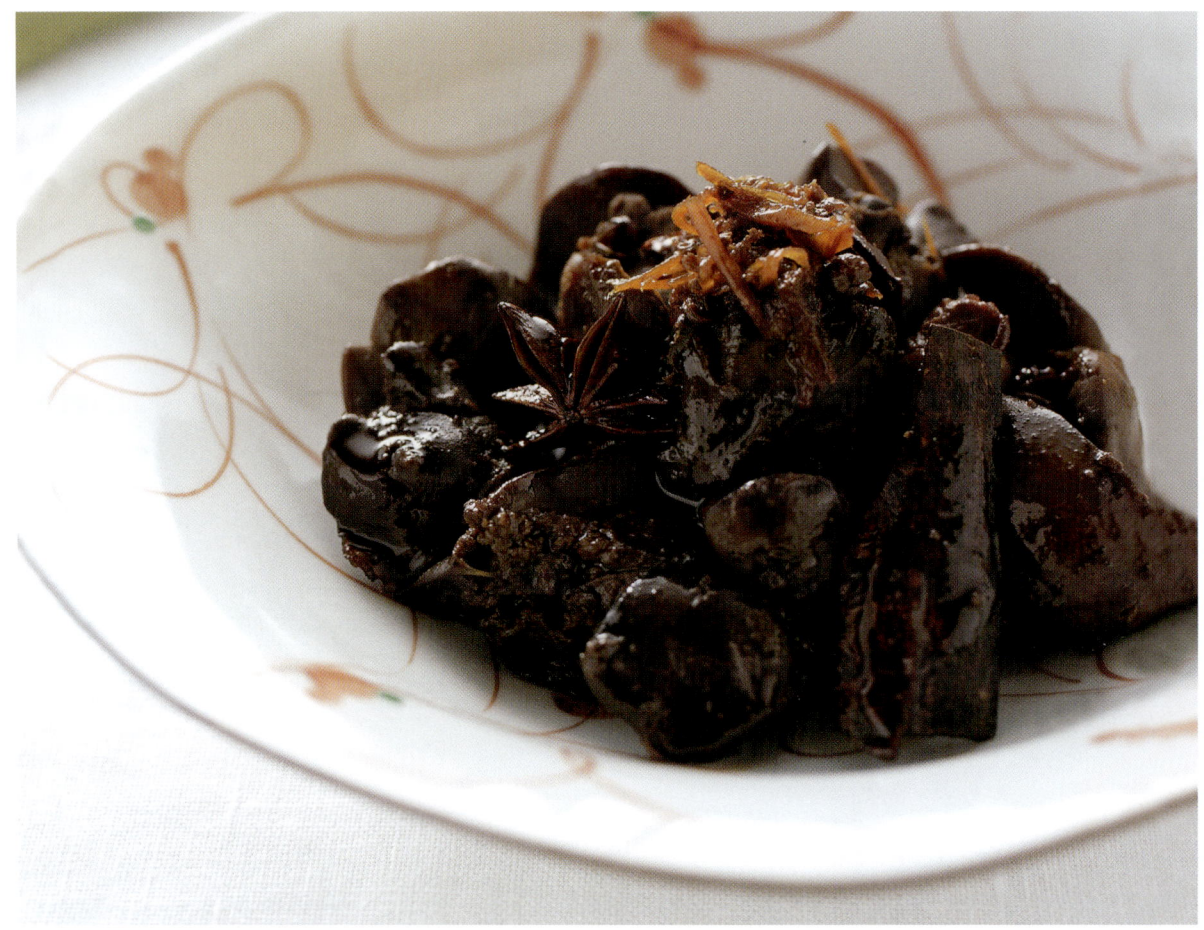

간 향미 조림

'혈'을 보하고 '간' 기능을 좋게 한다.

재료(2인분)

닭 간 200g, **A**[생강(채 썬다) 1쪽, 팔각(282쪽 참조) 1개, 화초(산초, 281쪽 참조) 1작은술, 육계(281쪽 참조) 5~6cm], **B**[간장 3~4큰술, 설탕 2큰술, 청주 또는 노주 1큰술], 사프란(281쪽 참조) 조금, 참기름 ½큰술

이렇게 만드세요

❶ 사프란은 물 ¼컵에 담가 둔다.

❷ 간은 흐르는 물에 씻어 지저분한 것을 제거한다. 한 입 크기로 썰어 끓는 물에 데친 후 체에 받친다.

❸ 중화팬을 달구어 참기름을 두르고 ❷의 간을 넣어 볶는다. 간에 기름이 돌면 A를 넣고 함께 볶는다.

❹ B를 잘 섞어 ❸에 넣는다. 여기에 ❶의 사프란과 담가 두었던 물을 함께 넣는다. 끓어오르면 중간 불로 줄이고 한 번 섞은 다음 10분 정도 끓인다. 마지막에 강한 불에서 조림 국물에 버무린다.

양고기 스튜

몸을 따뜻하게 하는 효능이 뛰어난 양고기를 스튜로 만들어 소화가 잘 된다.

재료(2인분)

양고기(살코기 덩어리) 200g, 감자 2개, 양파 ¼개, 당근 ½개, 셀러리 ½개, **A**[소금 ¼ 작은술 조금 더 되게, 팔각(282쪽 참조) 1개, 월계수잎 1장], 소금·후추 조금씩

이렇게 만드세요

❶ 양고기는 한 입 크기로 썰어 냄비에 담고 물 3컵과 A를 넣어 강한 불에서 가열한다. 끓기 시작하면 약한 불로 줄여서 5~6분간 끓인다.

❷ 감자 1개와 양파, 당근은 얇게 썰고, 셀러리는 겉의 질긴 섬유질을 벗겨내고 얇게 썰어 ❶에 넣는다. 끓기 시작하면 후추를 넣고 약한 불에서 20분 정도 끓인다.

❸ 남은 감자 1개를 4등분해서 넣고 다시 15~20분간 끓인다. ❷에서 먼저 넣은 감자가 푹 익어서 국물이 걸쭉해질 때까지 충분히 끓인다. 마지막에 소금과 후추로 간을 맞춘다.

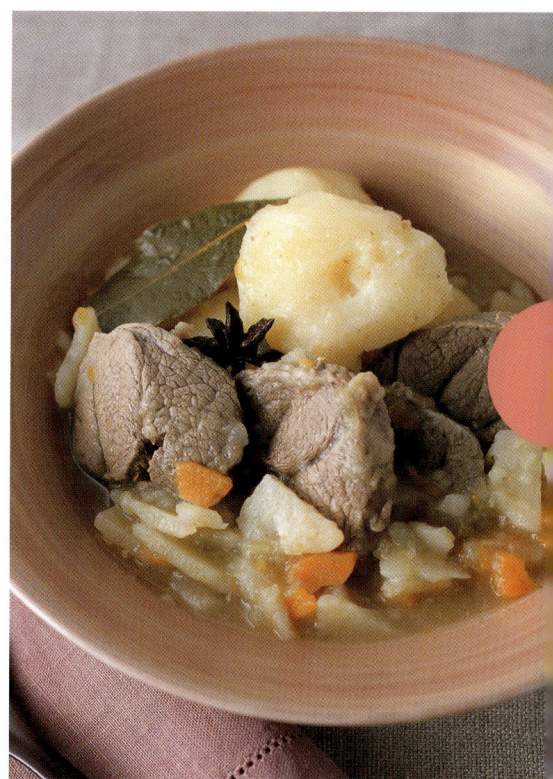

닭고기 흑초 조림

위액 분비를 촉진하는 산사를 넣어 고기의 소화를 돕는다.

재료(2인분)

닭 넓적다리살 1장(250g), 양파 ¼개, 생강 2쪽, **A**[흑초 ½컵, 간장 ¼컵, 산사(276쪽 참조) 1작은술], 두묘 80g, 청주 ½큰술, 소금·후추 조금씩, 참기름 2½큰술

이렇게 만드세요

❶ 닭고기는 살이 두툼한 부분에 가볍게 칼집을 넣는다. 양파와 생강은 얇게 썬다.

❷ 냄비를 달구어 참기름 2큰술을 두르고 닭고기를 튀기듯이 앞뒤로 바싹 구운 후 꺼낸다.

❸ ❷의 냄비에 생강 1쪽과 양파를 넣어 볶다가 물 1~1½컵과 A를 넣고 끓인다. 여기에 ❷의 닭고기를 넣고 15분간 끓인다.

❹ 두묘는 뿌리 부분을 잘라낸다. 중화팬을 달구어 참기름 ½큰술을 두르고 남은 생강 1쪽을 넣는다. 향이 나기 시작하면 두묘를 넣어 볶다가 청주, 소금, 후추로 간을 한다.

❺ 그릇에 ❹를 깔고 닭고기를 썰어 위에 얹은 후 ❸의 국물을 끼얹는다.

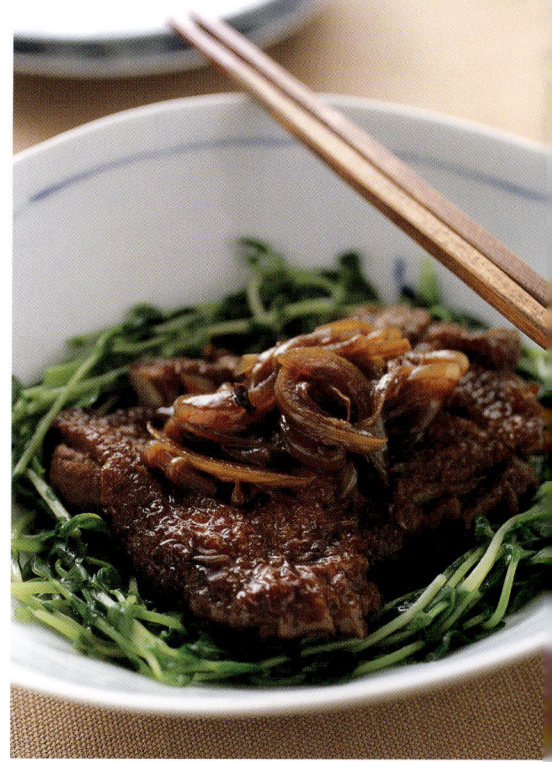

면역력을 높이는 식품 2 — 어패류

어패류에는 '기'와 '혈'을 보하는 작용을 하는 것이 많다.
단백질이 풍부하면서 지방은 적기 때문에 몸에 부담을 주지 않고 영양을 섭취할 수 있다.

어패류는 육류와 마찬가지로 '기'를 보하는 효능이 뛰어나다. 고령이거나 식욕이 없을 때는 오히려 육류보다 어패류가 더 먹기 수월하다. 평소 식사는 물론 수술 후나 체력을 키울 때도 적극적으로 먹는 것이 좋다.

그러나 어패류를 날것으로 먹는 회나 초무침은 신체에 '냉증'을 일으키므로 삼가도록 한다. 국물 요리나 조림, 찜 요리로 만들어 먹는 것이 좋고 위장에 부담을 주는 튀김이나 볶음 요리는 피한다. 식욕이 없을 때는 어패류로 국물을 내서 그 국물만이라도 마시도록 한다.

이 책에서는 어패류 중에서도 특히 효능이 뛰어나고 건강에 유익한 것만 골라서 소개하기 때문에 재료 중에는 흔치 않고 구하기 어려운 것이 있다. 그러나 몸에 불쾌한 증상이 있을 때는 꼭 먹어 보기 바란다. 영양상의 가치뿐만 아니라 중의학이 오랜 세월 검증해 온 어패류의 숨은 힘을 실감할 수 있을 것이다.

● ● **주요 어패류와 그 효능**

굴 양성/단맛·짠맛

'혈'과 '수'를 보하고 정신을 안정시키는 작용을 한다. 밤에 쉽게 잠이 들지 못하는 사람에게 좋다. 굴을 발효시켜 만든 굴소스로도 굴의 효능을 얻을 수 있다.

잉어 (281쪽 참조) 평성/단맛

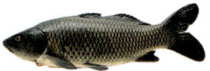
'기·혈·수'를 두루 보하는 귀한 재료다. 또 다른 장점은 매일 먹어도 신체에 부담을 주지 않는다는 것이다. 부종을 가라앉히고 종양의 성장을 억제하며 황달을 치료하는 효과가 있어 간암, 담낭암, 췌장암 환자에게 좋다.

전복 양성/단맛·짠맛

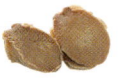
중의학의 고전인 『황제내경』에는 전복이 부인병에 효과가 있다고 나와 있다. 전복은 '혈'과 '수'가 부족하여 몸에 열감을 느낄 때 좋다. 특히 폐암으로 인한 기침이나 열감·홍조 등에 효과가 있는 것으로 알려져 있다. 또한 전복에는 '수'의 흐름을 원활하게 하는 효능이 있어 비뇨기계 암을 치료하는 데 쓰이기도 한다.

상어 지느러미 (282쪽 참조) 평성/단맛

'기'를 보하고 식욕을 돋우어 체력의 회복을 돕는다. 가슴의 '기'가 원활하게 흐르도록 도우므로 특히 폐암, 식도암, 위암 환자에게 좋다고 한다.

장어 평성/단맛

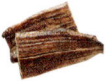
영양이 풍부하여 중국에서도 예부터 귀하게 여겼다. 특히 '폐(肺)'에 생긴 질병에 효과가 있는 것으로 알려져 있다.

새우 온성/단맛

자양강장 효과가 있어 몸이 차거나 쉬 피로한 증상을 개선하고 해독 작용으로 체내의 '병사(病邪)'를 배출한다. 체력 저하, 냉증, 특히 고환암 환자나 뇌하수체 종양을 수술받은 사람에게 좋다. 과민성장염이 있는 사람은 삼간다.

미꾸라지 평성/단맛

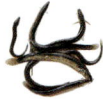
껍질의 미끈거리는 점막에는 염증을 억제하는 효능이 있다. 민간요법에서는 간의 염증을 가라앉힌다고 알려져 있다. '기'를 늘리고 해독 작용도 한다.

● ● **기타 어패류**

자라 (282쪽 참조) 평성/짠맛
자양강장 효과가 있다. '혈'과 '수'를 보한다.

도미, 농어, 대구 등 흰 살 생선 평성/단맛
자양 작용을 하며 '기·혈'을 보하고 위장 기능의 회복을 돕는다.

대합 평성/짠맛
오장을 윤택하게 하고 갈증을 해소한다. 이뇨 효과도 있다.

해삼 평성/단맛·짠맛
'혈'을 보하고 진액을 공급하는 효능이 있다.

등 푸른 생선 전갱이: 온성/단맛,
정어리: 온성/단맛·짠맛,
꽁치: 평성/단맛
정체된 '혈'의 흐름을 좋게 한다.

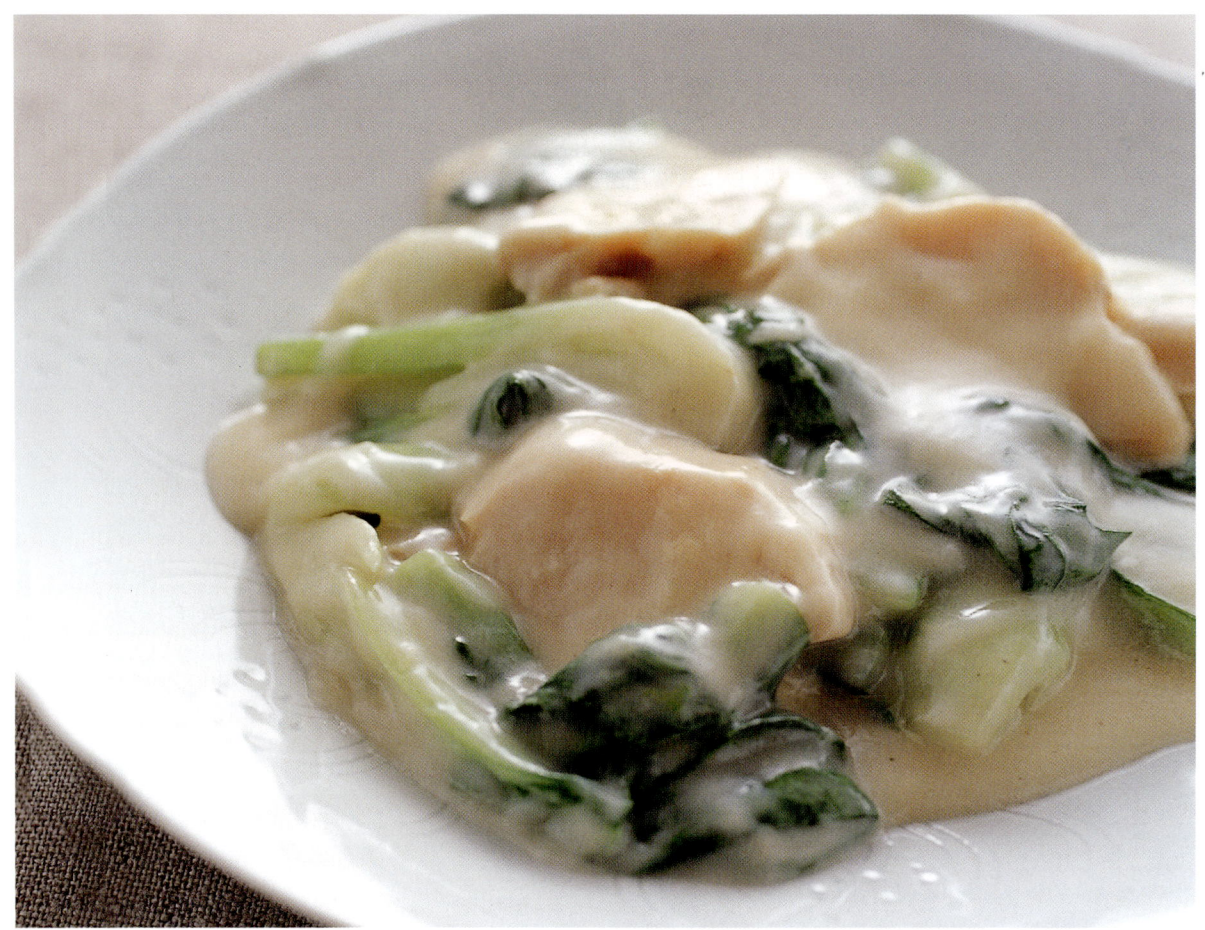

전복 크림 스튜

전복은 고대로부터
자궁, 난소, 비뇨기계 종양에 처방해 온 약선 재료다.

재료(2인분)

전복(물에 담근 통조림) 1개(60g), 청경채 작은 것 3개, **A** [닭곰탕 국물(72쪽 참조) 1컵, 청주 1큰술, 소금 ⅔작은술, 후추 조금], 무가당 연유 2큰술, 녹말가루 1큰술, 참기름 ½~1큰술

이렇게 만드세요

❶ 청경채는 잎과 줄기를 나누고, 줄기는 4개로 가른다.

❷ 전복은 2~3mm 두께로 저며 썬다.

❸ 냄비를 달구어 참기름을 두르고 청경채의 줄기를 넣어 볶다가 전복을 넣고 함께 가볍게 볶아 준다. 청경채의 잎과 A를 넣고 끓인다. 청경채가 익을 때까지 2~3분 더 끓인 후 무가당 연유를 넣는다.

❹ 녹말물*을 넣어 농도를 맞춘다.

*녹말가루를 2배의 물에 풀 것.

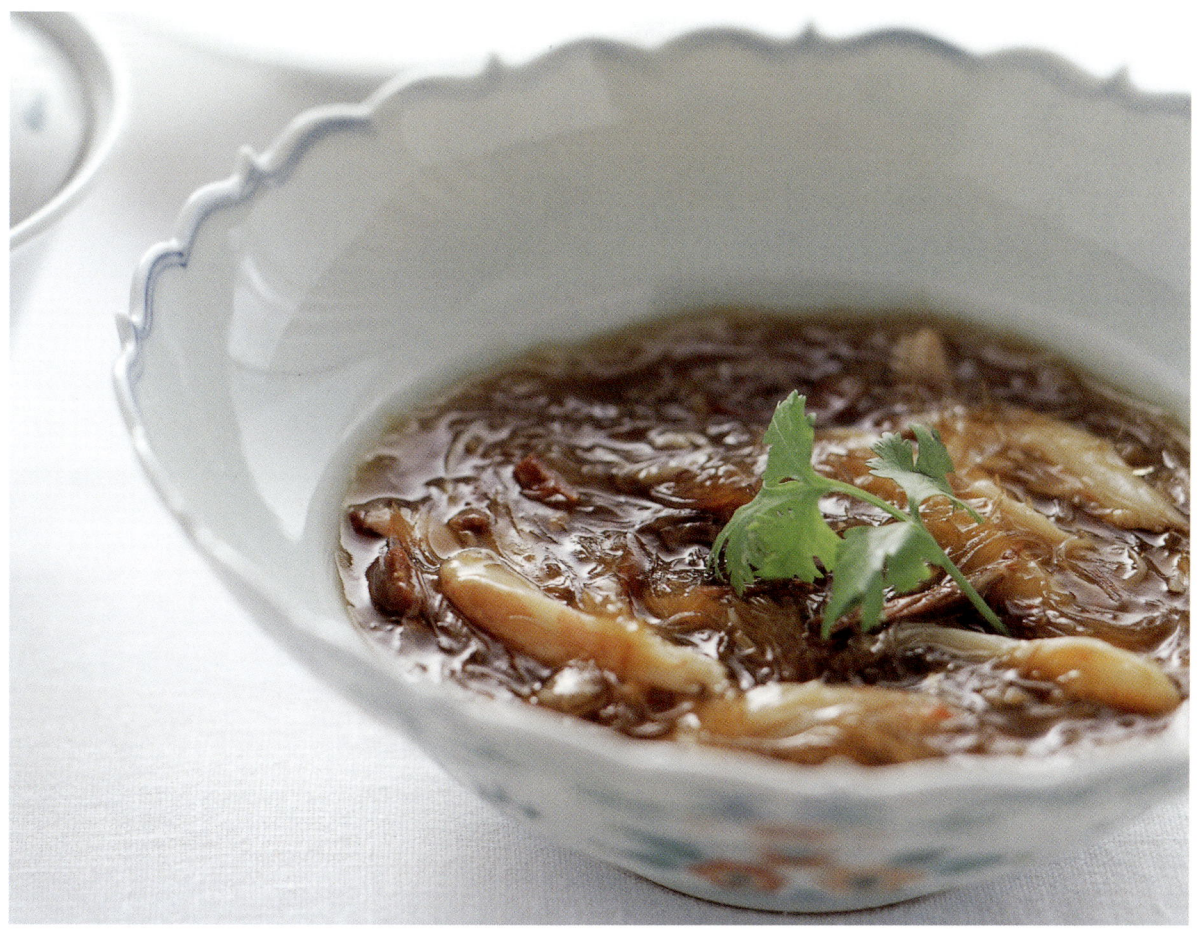

상어 지느러미 게살 스프

상어 지느러미에는 '기'를 보하는 효능이 있다.
목을 타고 부드럽게 넘어가는 맛깔난 스프로 암 치유를 돕는다.

재료(2인분)

상어 지느러미(냉동. 282쪽 참조) 100g, **A** [대파(파란 부분) 1대 분량, 생강 껍질 적당량], 게살 50g, 금화햄* 또는 베이컨** 8g, 닭곰탕 국물(73쪽 참조) ⅔컵, **B** [굴소스 1큰술 좀 더 되게, 간장 1작은술, 설탕 ¼작은술], 녹말가루 1작은술, 고수 적당량

이렇게 만드세요

❶ 해동한 상어 지느러미를 A와 함께 끓는 물에 넣고 10분 정도 삶은 후 체에 밭친다.

❷ 냄비에 닭곰탕 국물과 가늘게 썬 금화햄을 넣고 5분간 끓인다.

❸ ❷에 ❶의 상어 지느러미를 넣고 10분간 끓인다. B로 간을 한 후 게살을 헤쳐서 넣는다.

❹ 녹말물을 넣어 농도를 맞춘다. 위에 고수를 얹어서 낸다.

*중국의 생햄
**베이컨은 끓는 물에 살짝 데쳐서 기름을 빼고 사용한다.

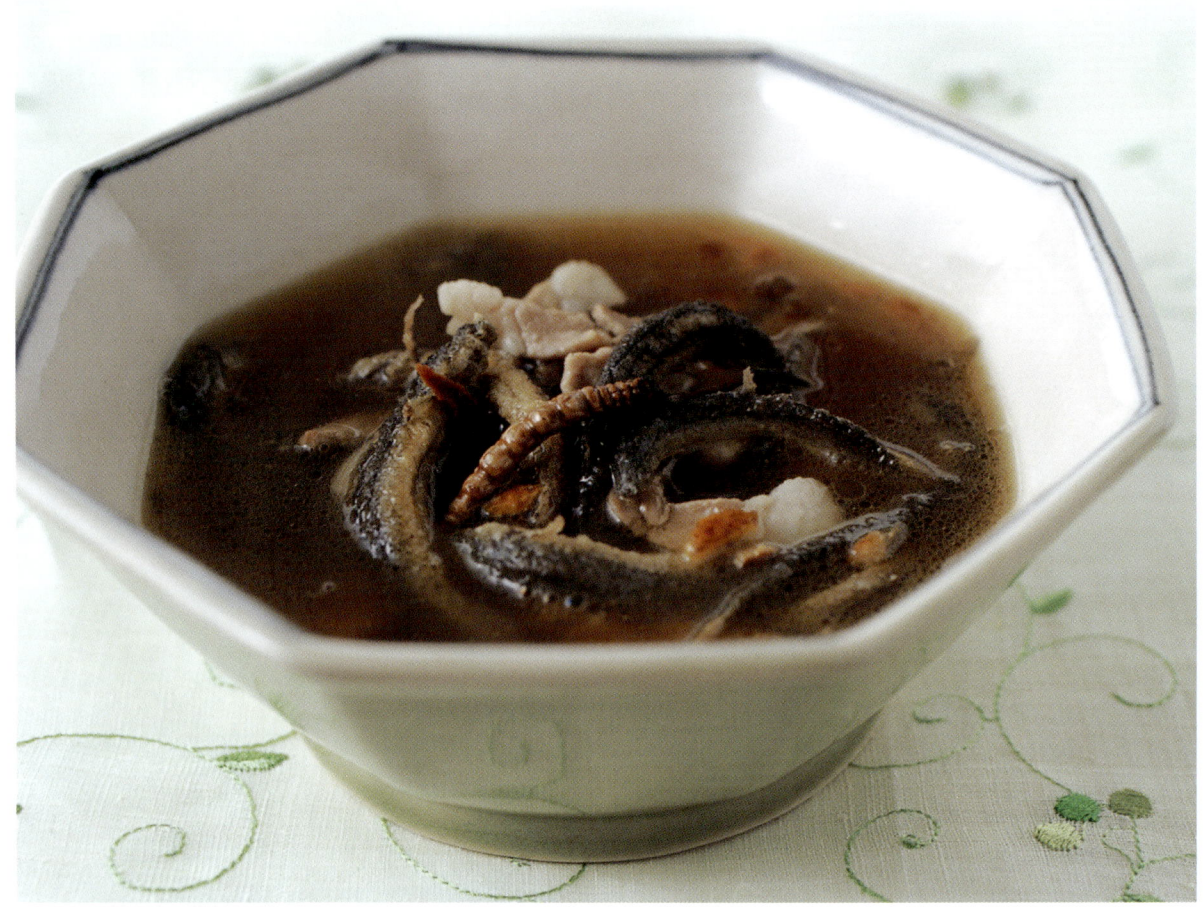

추어탕

'기'를 강화하는 미꾸라지가 몸속부터 기운을 돋운다.
동충하초를 넣어 암 치유 효과를 더했다.

재료(2인분)

미꾸라지 150g, 돼지 뒷다리살(얇게 썬 것) 60g, 진피(생약, 277쪽 참조) 1⅓작은술(2g), 동충하초(생약, 278쪽 참조) 4개, 닭곰탕 국물(73쪽 참조) 2컵, 참기름 1작은술, A[청주 1큰술, 간장 ½큰술, 소금 ¼작은술], 튀김용 기름 적당량, 소금 적당량

이렇게 만드세요

① 동충하초와 진피는 각각 미지근한 물 ½컵과 ⅓컵에 담가서 불린다. 돼지고기는 1cm 폭으로 썬다.

② 미꾸라지는 소금으로 문질러 깨끗이 씻은 후 물기를 잘 닦는다.

③ 170℃의 기름에 ②의 미꾸라지를 넣어 튀긴다.

④ 냄비를 달구어 참기름을 두르고 돼지고기를 넣어 볶는다. 색이 하얗게 변하면 닭곰탕 국물을 붓고 동충하초와 진피를 넣는다. 이때 각각 불린 물도 함께 넣는다. 끓어오르면 중간 불로 줄여서 5분간 끓인다. ③의 튀긴 미꾸라지를 넣고 A로 간을 한 후 7~8분간 더 끓인다.

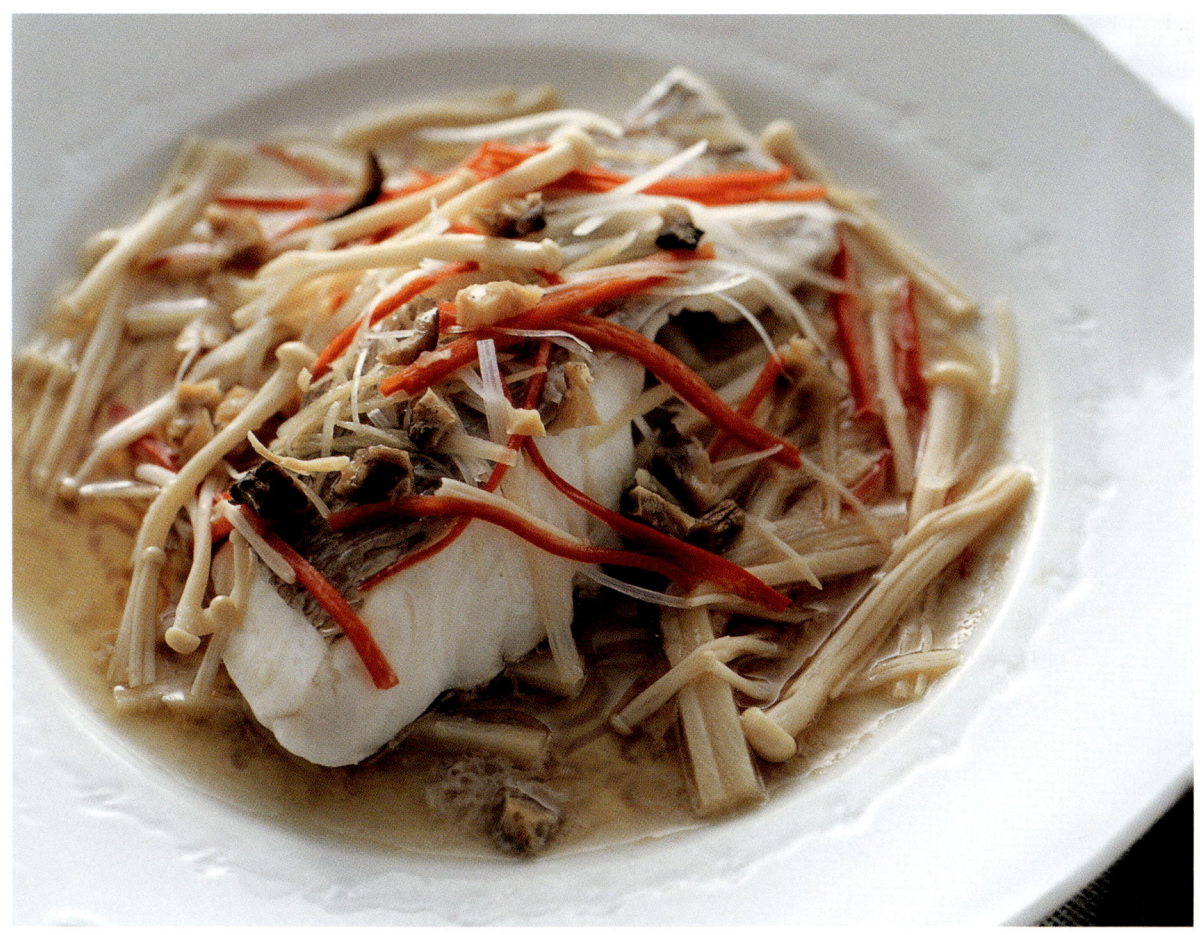

도미 당귀찜

찜 요리의 국물에는 생약 성분이 녹아 있으므로 남기지 말고 먹는 것이 좋다.

재료(2인분)

도미 2토막, **A**[소금 ⅓작은술, 청주 1큰술], 대파 ½대, 생강 1쪽, 홍피망 30g, 팽이버섯 60g, 죽순(삶은 것) 50g, 당귀(생약, 277쪽 참조) 1⅔작은술(약 5g), **B**[청주 1큰술, 간장 ½작은술, 참기름 ½작은술]

이렇게 만드세요

1. 도미에 A를 뿌려 10분 정도 둔다.
2. 대파, 생강, 피망은 채 썬다. 팽이버섯은 밑동을 잘라낸다. 죽순은 3~4mm 두께로 썰어 다시 3~4mm 폭으로 채 썬다. 당귀는 잠길 만큼의 물을 부어 불린다.
3. 그릇에 대파의 ½분량을 깔고 위에 ❶의 도미를 얹은 후 당귀와 불린 물을 함께 부어 준다. 도미 위에 죽순, 팽이버섯, 피망을 얹고, 남은 대파와 생강 채 썬 것을 뿌린 후 B를 끼얹는다.
4. 김이 오른 찜기에 담아 강한 불에서 8~10분간 찐다.

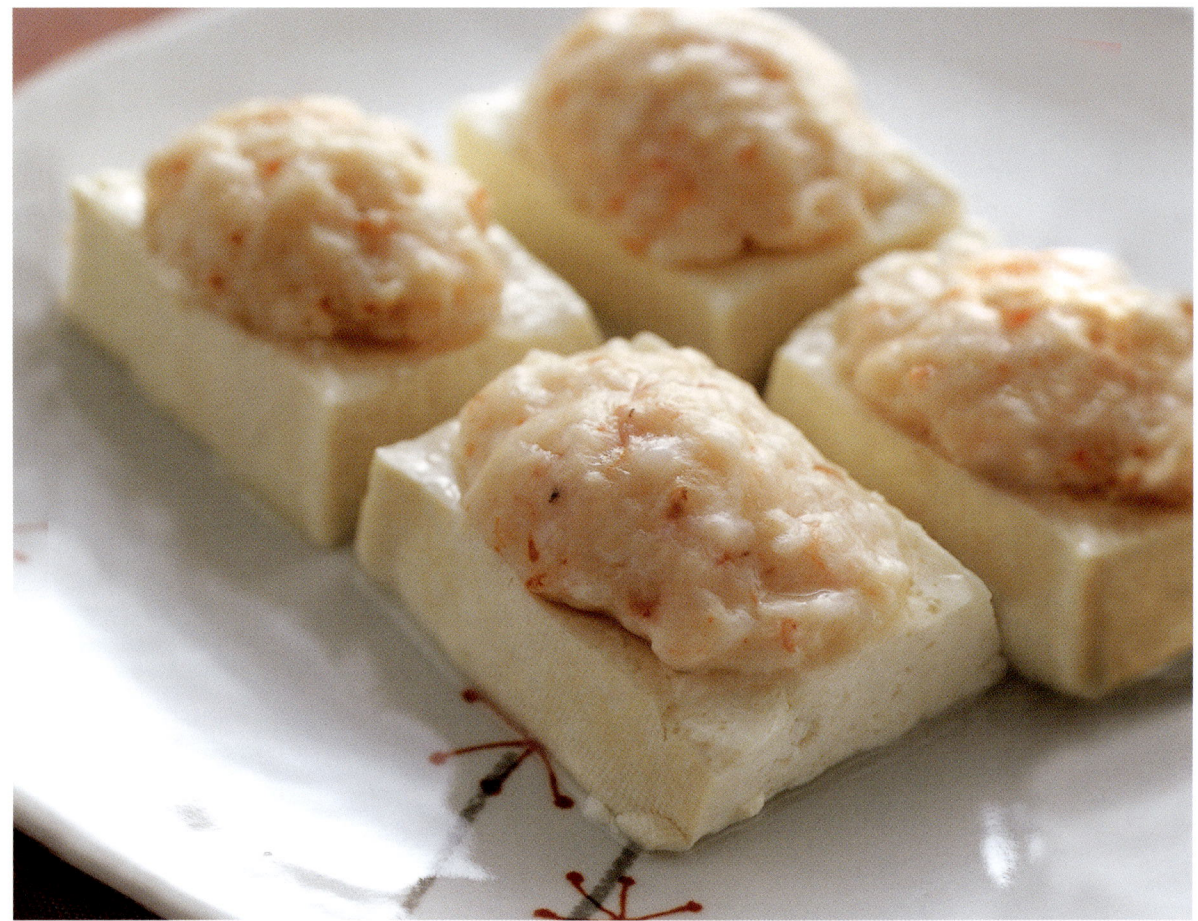

새우 살 두부찜

새우는 생명 에너지의 근원인 '신(腎)'의 기운을 북돋아 준다.
살만 곱게 다져 사용하기 때문에
소화기가 약할 때 먹어도 부담이 없다.

재료(2인분)

두부(단단한 것)* 1모, 깐 새우 120g, A [청주 ½큰술, 소금 ⅕작은술 조금 더 되게, 생강즙 ½작은술, 참기름 ½큰술, 달걀 흰자 1큰술 조금 못 되게], 녹말가루 ½큰술

*보통 부침용 두부라고 하는 것

이렇게 만드세요

❶ 새우는 등 쪽의 내장을 빼내고 잘게 다진 후 칼로 두들긴다.

❷ ❶의 새우 살에 A를 순서대로 넣고 잘 섞어서 페이스트 상태로 만든다.

❸ 두부는 종이타월로 싸서 내열접시에 얹어 랩을 씌우지 않고 전자레인지에서 2분간 가열한다. 8등분하여 물기를 제거한 후 녹말가루를 작은 체에 담아 두부 위에 고루 뿌린다.

❹ ❸의 새우 살을 8등분하여 ❸의 두부 위에 올린다. 충분히 김이 오른 찜기에 담아 7분간 찐다. 기호에 따라 간장을 뿌려 먹어도 좋다.

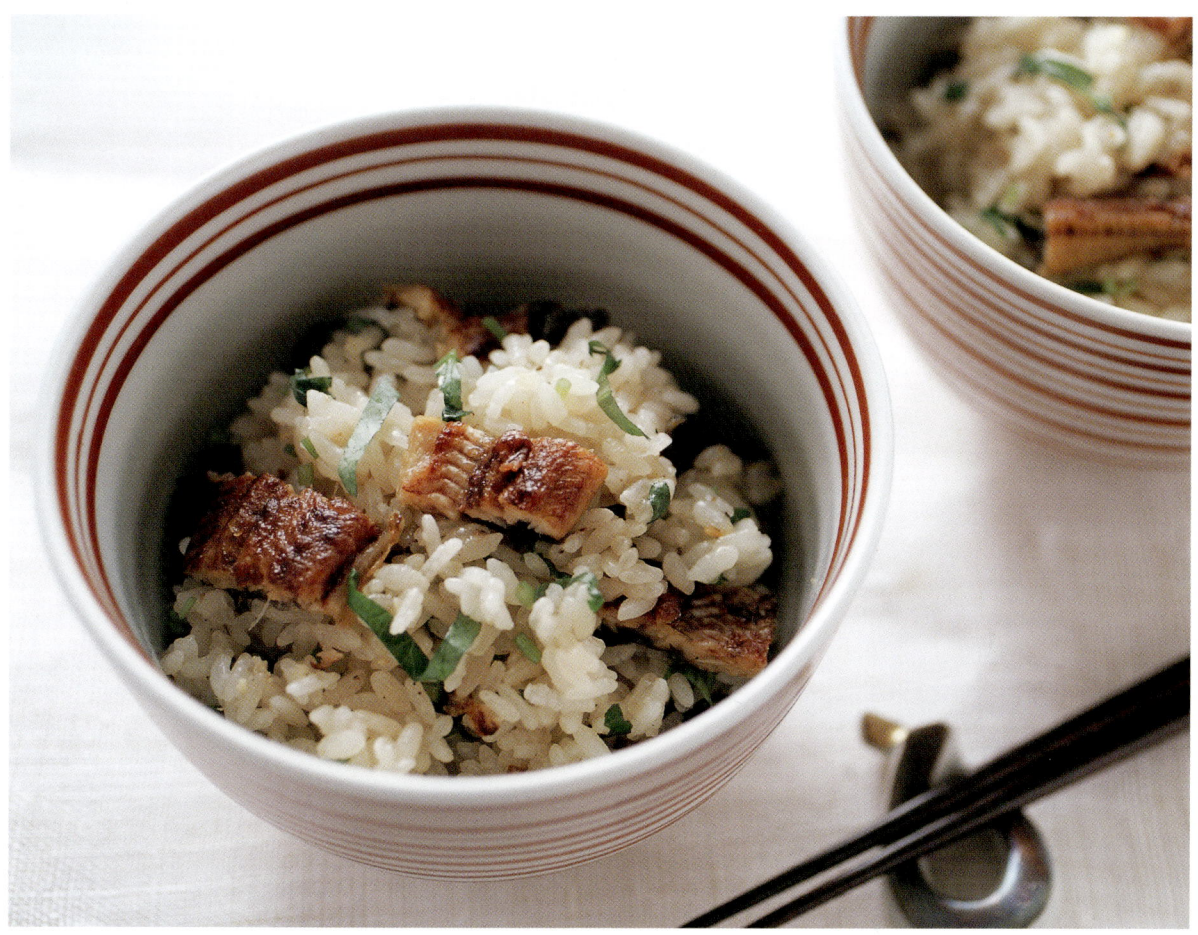

장어 약식

중국에서는 원기 회복을 위한 식품으로 장어를 꼽는다. '기'를 보하는 찹쌀과 함께 먹으면 자양 효과가 더 높다.

재료(3~4인분)

찹쌀 2컵, 장어 간장양념구이 1인분(100g), **A** [맛국물 1½컵, 청주 2작은술, 저염간장 2작은술, 소금 ⅔작은술], 파드득나물 적당량

이렇게 만드세요

❶ 찹쌀을 씻어 A와 함께 내열용기에 담아 30분간 둔다.

❷ 장어는 1cm 폭으로 썬다.

❸ ❶에 뚜껑이나 랩을 씌우고 전자레인지에 넣어 12분간 가열한다(600W 기준). 꺼내어 위아래를 고루 섞은 후 ❷의 장어를 넣어 섞는다. 랩을 씌우고 다시 6~8분간 가열한 후 10~15분간 뜸을 들인다.

❹ 파드득나물은 5mm 폭으로 썬다. ❸을 그릇에 담고 위에 파드득나물을 뿌려서 낸다.

면역력을 높이는 식품 3

버섯

버섯은 예부터 몸에 좋은 식품이라 하여 식양생에 즐겨 이용되었다.
친숙하고 구하기도 쉬운 버섯류를 매일 식사에서 적극 섭취하여 면역력을 높인다.

    버섯류는 전반적으로 '비위'의 기능을 좋게 하고 '기'를 보하는 효능이 있어 식양생에는 꼭 필요한 식품이다. 한 번에 많이 먹는 것보다는 평소에 자주 먹는 것이 더 효과적이다.

    최근 들어 버섯류에 함유된 베타글루칸(β-glucan)이라는 성분이 주목을 받고 있다. 베타글루칸은 백혈구 수를 늘려서 면역력을 높이고 암의 진행을 억제하는 효과가 있는 것으로 밝혀졌다. 표고버섯에서 추출한 렌티난(lentinan)이라는 물질은 베타글루칸의 일종으로, 일본에서는 이미 후생노동성의 허가를 얻어 암의 면역요법제로 임상에서 사용하고 있다. 잎새버섯에는 면역 효과가 한층 더 높은 마이다케 D-플랙션(D-fraction)이라는 성분이 들어 있는 것으로 알려졌다. 버섯의 유효 성분을 추출하여 만든 기능성 식품도 있지만 되도록 식사로 다양한 버섯을 직접 먹는 것이 좋다.

●● 주요 버섯류와 그 효능

흰 목이버섯 평성/단맛

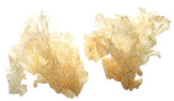

오장을 윤택하게 하고 면역력을 높여 준다. 특히 '폐'를 윤택하게 하므로 폐암의 방사선 치료로 인한 갈증이나 기침에 효과가 있다. 약선에서는 '불로장수'의 식품으로 일컫는다.

검은 목이버섯 평성/단맛

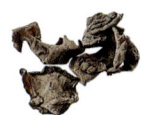

'혈'을 보하고 '혈'의 흐름을 좋게 한다. 폐암에서 비롯된 기침 등에도 효과가 있다.

표고버섯·마른 표고버섯 평성/단맛

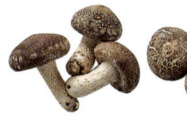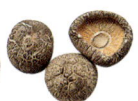

'기'를 보하고 '비위'의 기능을 좋게 하며 면역력을 높이는 효과가 있다. 서양의학의 연구 결과 표고버섯의 렌티난 성분이 암을 억제하는 작용을 하는 것으로 밝혀졌다.

●● 기타 버섯류

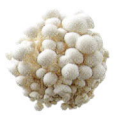 **흰 만가닥버섯**

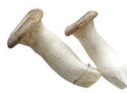 **새송이버섯**

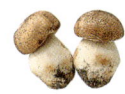 **아가리쿠스버섯**

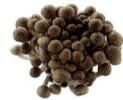 **만가닥버섯**

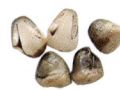 **풀버섯**

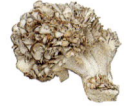 **잎새버섯**

이런 생약도 버섯에 속한다

생약으로 유명한 영지, 복령, 동충하초(278~279쪽 참조)도 버섯의 한 종류다. 중국에서는 특히 영지를 불로장수의 약이라 하여 자주 이용한다. 중의학에서는 굳이 이들 생약을 쓰지 않더라도 평소에 식사로 버섯을 섭취하면 면역력을 높일 수 있다고 한다.

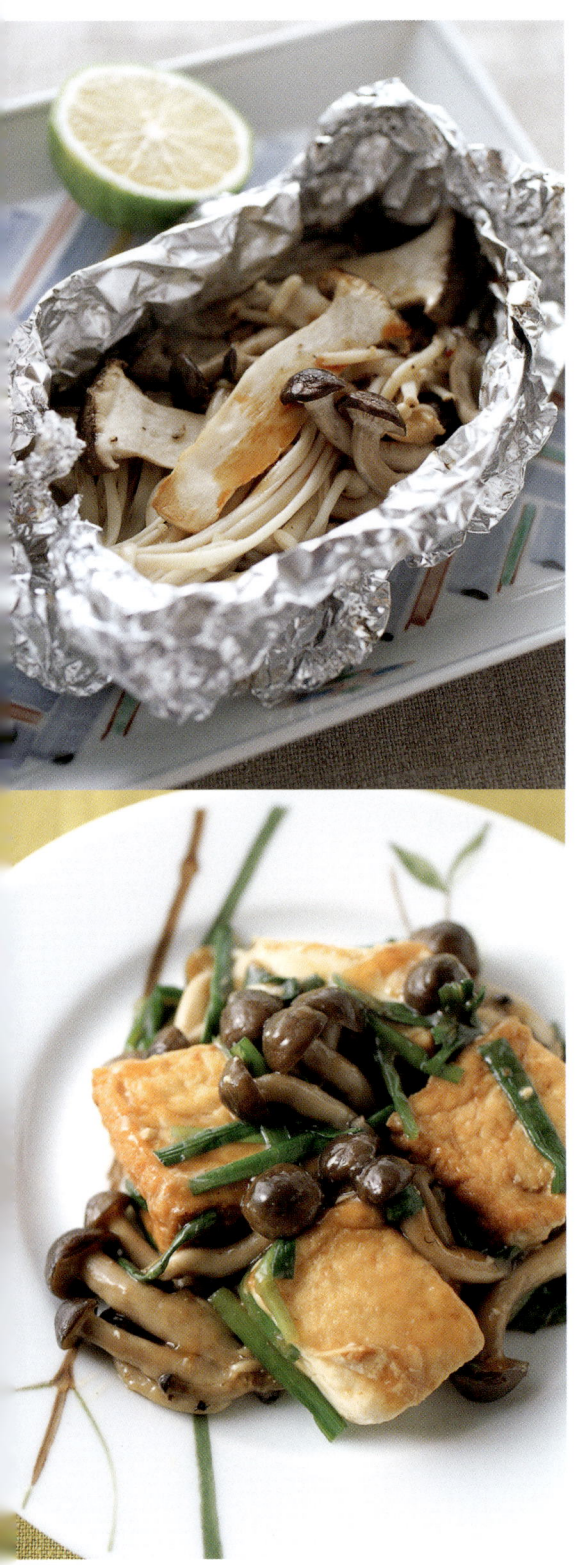

버섯 호일 구이

조리법이 간단하므로 즐겨 먹는 버섯 몇 가지만 있으면 쉽게 만들 수 있다. 산뜻한 감귤류의 즙을 뿌려 마무리한다.

재료(2인분)

만가닥버섯 100g, 팽이버섯 100g, 새송이버섯 60g, 유자 1개, 버터 적당량, 간장 적당량

이렇게 만드세요

❶ 만가닥버섯은 밑동을 잘라내고 송이를 작게 나눈다. 팽이버섯은 밑동을 잘라낸다. 새송이버섯은 큰 것은 길이로 반 자르고 길게 찢어서 6등분한다.

❷ 알루미늄 호일 가운데에 참기름(분량 외)을 얇게 바르고 ❶의 버섯류의 ½분량을 올린다. 버섯 위에 버터를 군데군데 얹고 간장을 몇 방울 떨어뜨린 후 호일로 싼다. 이것을 2개 만들어 오븐토스터에서 5~7분간 굽는다.

❸ 그릇에 담고 유자를 반으로 잘라 곁들인다. 기호에 따라 간장을 뿌려 먹어도 좋다.

만가닥버섯과 튀김두부 볶음

튀김두부가 들어가 푸짐하다. 맛깔난 간이 밥반찬으로 제격이다.

재료(2인분)

만가닥버섯 100g, 튀김두부* 작은 것 1장, 부추 ½단(50g), A[닭곰탕 국물(73쪽 참조) ⅔컵, 간장 ½큰술, 굴소스 ½큰술 조금 더 되게, 청주·설탕 1작은술씩], 녹말가루 ½큰술, 참기름 ½큰술

이렇게 만드세요

❶ 튀김두부는 끓는 물에 데쳐서 기름을 빼고 6등분한다.

❷ 만가닥버섯은 밑동을 잘라내고 송이를 작게 나눈다. 부추는 3~4cm 길이로 썬다.

❸ 중화팬을 달구어 참기름을 두르고 만가닥버섯을 볶다가 튀김두부를 넣어 함께 볶은 후 A를 넣는다.

❹ 끓어오르면 부추를 넣고 섞어 준 후 한소끔 끓인다. 녹말물을 넣어 농도를 맞춘다.

*두부를 약 2cm 두께로 잘라 기름에 튀긴 것.

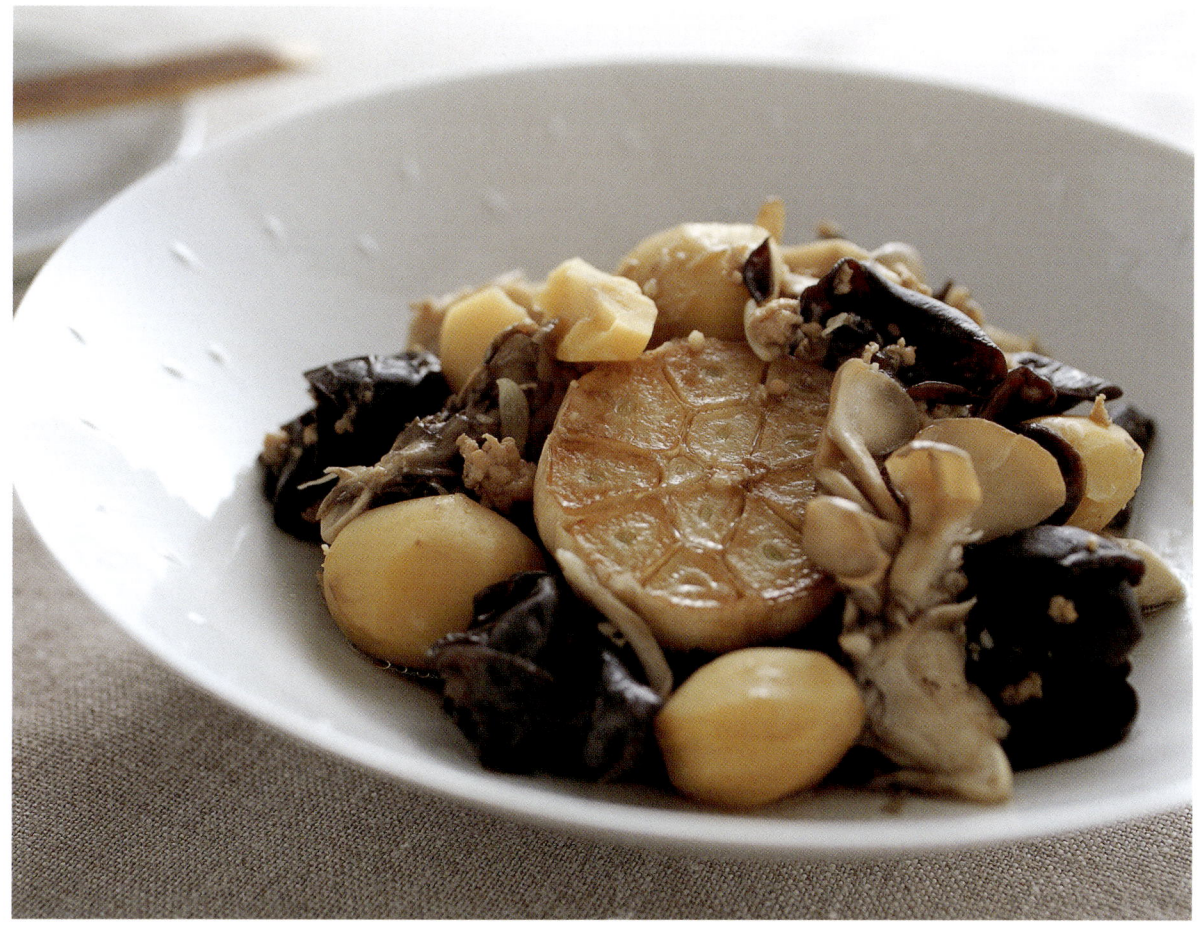

검은 목이버섯과 마늘 조림

풍부한 양의 버섯에 마늘을 통째 넣은 활력 만점의 건강 반찬이다.

재료(2인분)

검은 목이버섯(건조) 10g, 잎새버섯 100g, 닭고기 간 것 50g, 밤(껍질 제거) 6개, 마늘 1통, 닭곰탕 국물(73쪽 참조) 2½컵, A[간장 1큰술, 조미술 ½큰술], 참기름 ¼큰술

이렇게 만드세요

① 마늘은 껍질째 옆으로 반 자른다. 검은 목이버섯은 물에 담가 불리고 딱딱한 부분은 잘라낸다.

② 잎새버섯은 밑동을 잘라내고 가닥을 작게 나눈다.

③ 냄비를 달구어 참기름을 두르고 마늘을 넣어 노릇하게 살짝 굽는다. 마늘을 꺼내고 닭고기 간 것을 넣어 볶다가 색이 변하면 목이버섯과 밤을 넣고 함께 볶는다.

④ 전체적으로 기름이 돌면 닭곰탕 국물을 붓고 ③의 마늘을 다시 넣는다. 끓어오르면 약한 불로 줄여서 20~25분간 조린다.

⑤ 잎새버섯을 넣고 A로 간을 한 후 5~6분간 더 조린다.

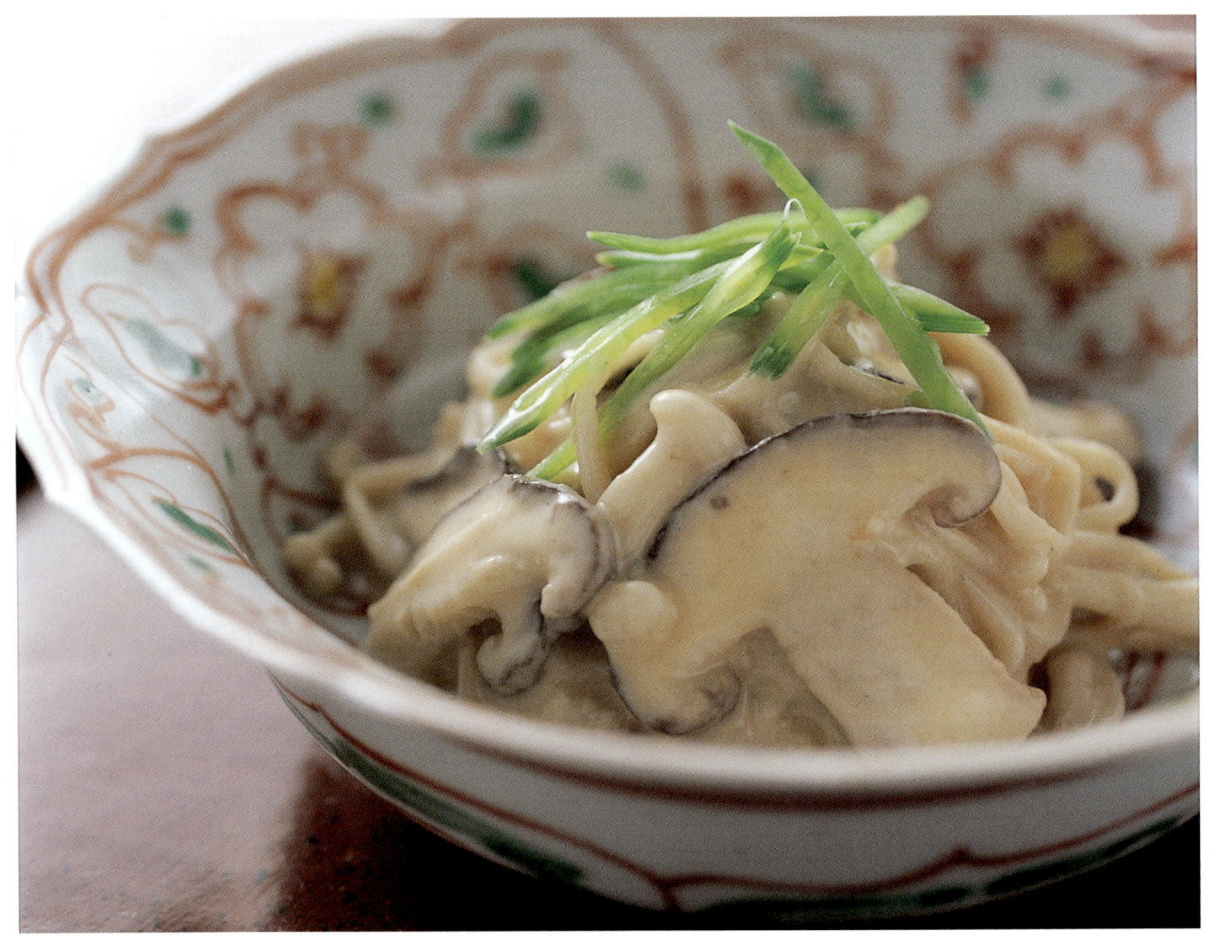

버섯 깨된장 무침

즐겨 먹는 친숙한 버섯들로 손쉽게 만든다.
다른 채소를 데쳐서 함께 버무려도 맛있다.

재료(2인분)

팽이버섯 100g, 생표고버섯 3장, **A**[흰 미소된장 1⅓큰술, 깨 페이스트 ½큰술], 청주 ½큰술, 꼬투리완두콩 적당량

이렇게 만드세요

❶ 팽이버섯은 밑동을 잘라낸다. 생표고버섯은 기둥을 떼고 얇게 썬다.

❷ ❶의 버섯을 살짝 데친 후 체에 밭쳐 물기를 뺀다. 꼬투리완두콩도 데친다.

❸ A를 잘 섞은 후 청주와 물을 ½큰술 좀 더 되게 넣어 묽게 갠다.

❹ ❶의 깨된장으로 버섯을 버무린다. 꼬투리완두콩을 가늘게 썰어 위에 얹어 낸다.

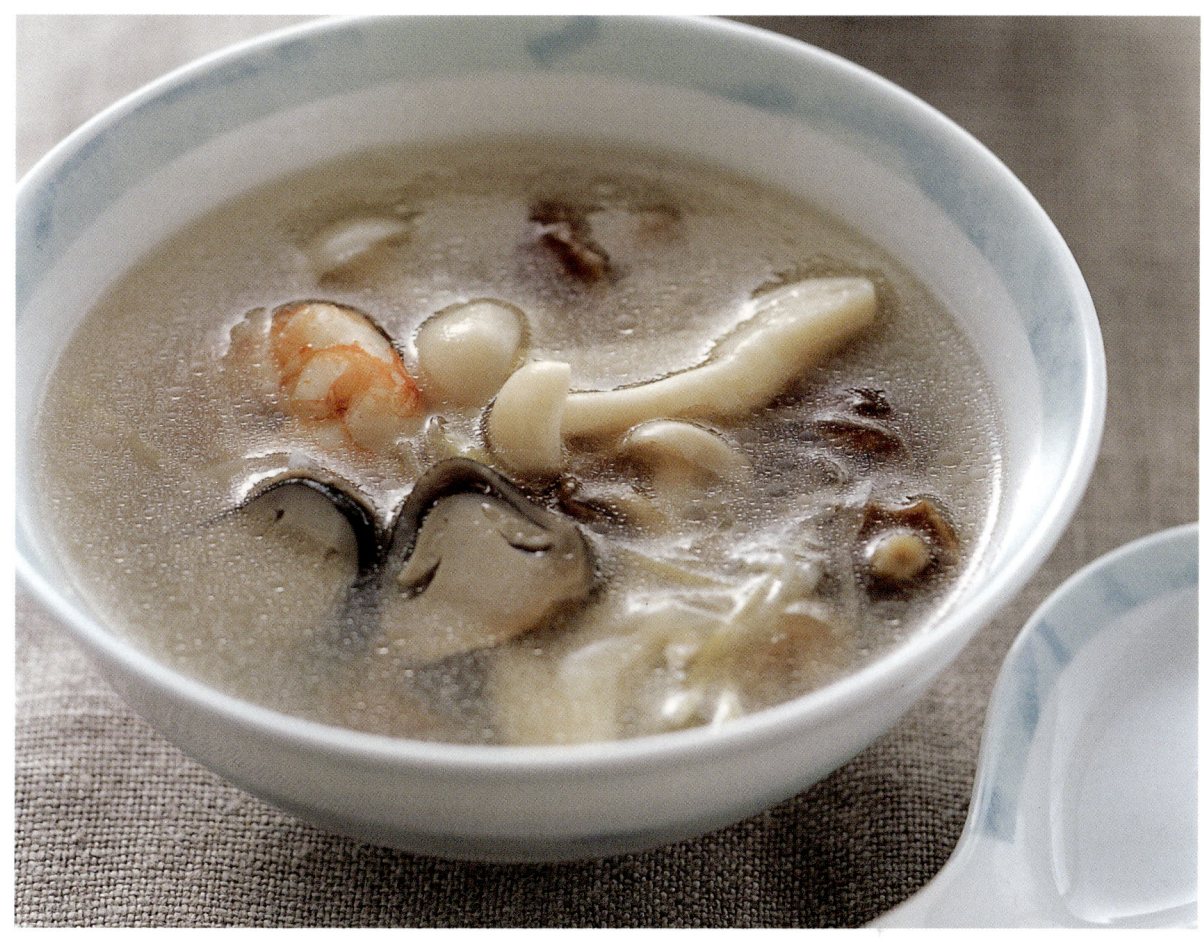

에스닉 버섯 스프

가끔은 태국풍 요리로 기분을 바꿔 보자.
어떤 버섯으로도 맛있게 만들 수 있다.

재료(2인분)

맛버섯 50g, 만가닥버섯* 70g, 풀버섯(통조림. 없으면 다른 버섯을 써도 된다) 40g, 깐 새우 40g, 대파 5cm, 생강 ½쪽, 마른고추 ½개, 닭곰탕 국물(73쪽 참조) 2컵, A[남프라**(다른 젓국을 써도 된다) ½큰술, 레몬즙 ½작은술], 참기름 2작은술

이렇게 만드세요

① 새우는 등 쪽의 내장을 빼낸다. 만가닥버섯은 밑동을 잘라내고 가닥을 작게 나눈다. 풀버섯은 길이로 반 가른다.

② 생강은 채 썰고, 대파는 길이로 반 갈라 얇게 어슷 썰기 한다. 마른고추는 물에 불려 씨를 제거하고 송송 썬다.

③ 참기름으로 ②를 살짝 볶은 후 닭곰탕 국물을 부어 끓인다. 끓어오르면 ①과 맛버섯을 넣는다. 다시 끓어오르면 3~4분간 더 익힌 후 A로 간을 한다.

* 여기서는 흰 만가닥버섯을 사용했다.
** 생선을 발효시킨 젓국으로 동남아 요리에 많이 쓰인다.

면역력을 높이는 식품 4

해조류

해조류에는 미네랄과 비타민, 식이섬유가 풍부하다.
특히 최근 연구에서는 해조류에 항암 작용을 하는 유효 성분들이 있다는 사실이 연이어 보고되고 있다.
다행히도 우리 음식 중에는 해조류를 이용한 것이 많으므로 평소에 즐겨 먹도록 한다.

중의학에서는 해조류가 오장의 기능을 회복시키고 종양을 부드럽게 만드는 작용을 한다고 말한다. 중국에서는 미역이나 다시마를 갑상선종을 치료하는 데 쓴다. '수'가 부족하여 피부가 건조하거나 쉽게 잠을 이루지 못하고 갈증이나 변비 등의 증상이 있을 때 해조류를 일정 기간 꾸준히 먹으면 신체를 윤택하게 하여 증상을 개선해 준다. 해조류는 식이섬유가 풍부하므로 변비에도 효과가 있다.

해조류는 대부분 '한성'(61쪽 참조)이라서 몸을 차게 한다. 그러니 '온성'(61쪽 참조)인 식초나 생강과 함께 먹거나 된장국에 넣어 먹는 방법으로 몸을 차게 하지 않도록 한다.

●● **주요 해조류와 그 효능**

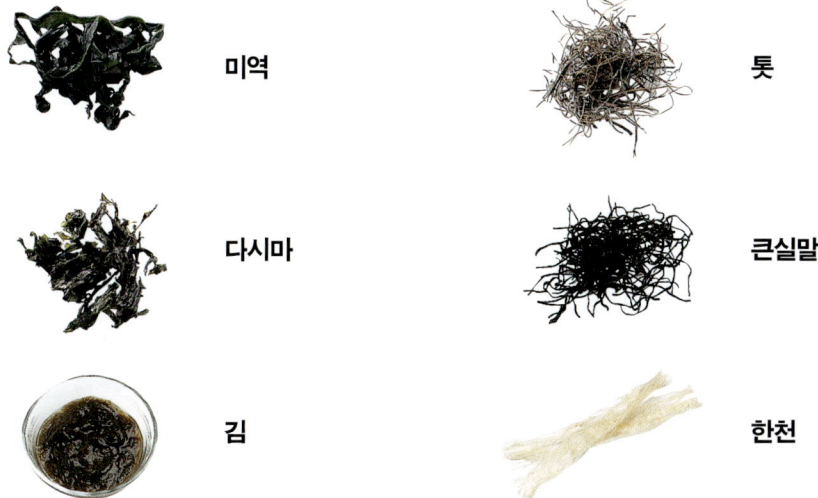

해조류에 함유된 후코이단

해조류의 점액에 함유된 후코이단(fucoidan)이라는 물질이 최근 암 연구에서 주목을 받고 있다. 후코이단은 암을 억제하고 아폽토시스(apoptosis, 이상세포의 자연적 사멸)를 유도하는 것으로 알려져 있다. 즉 아폽토시스가 일어나도록 하여 암세포를 사멸시키는 작용을 하는 것이다.

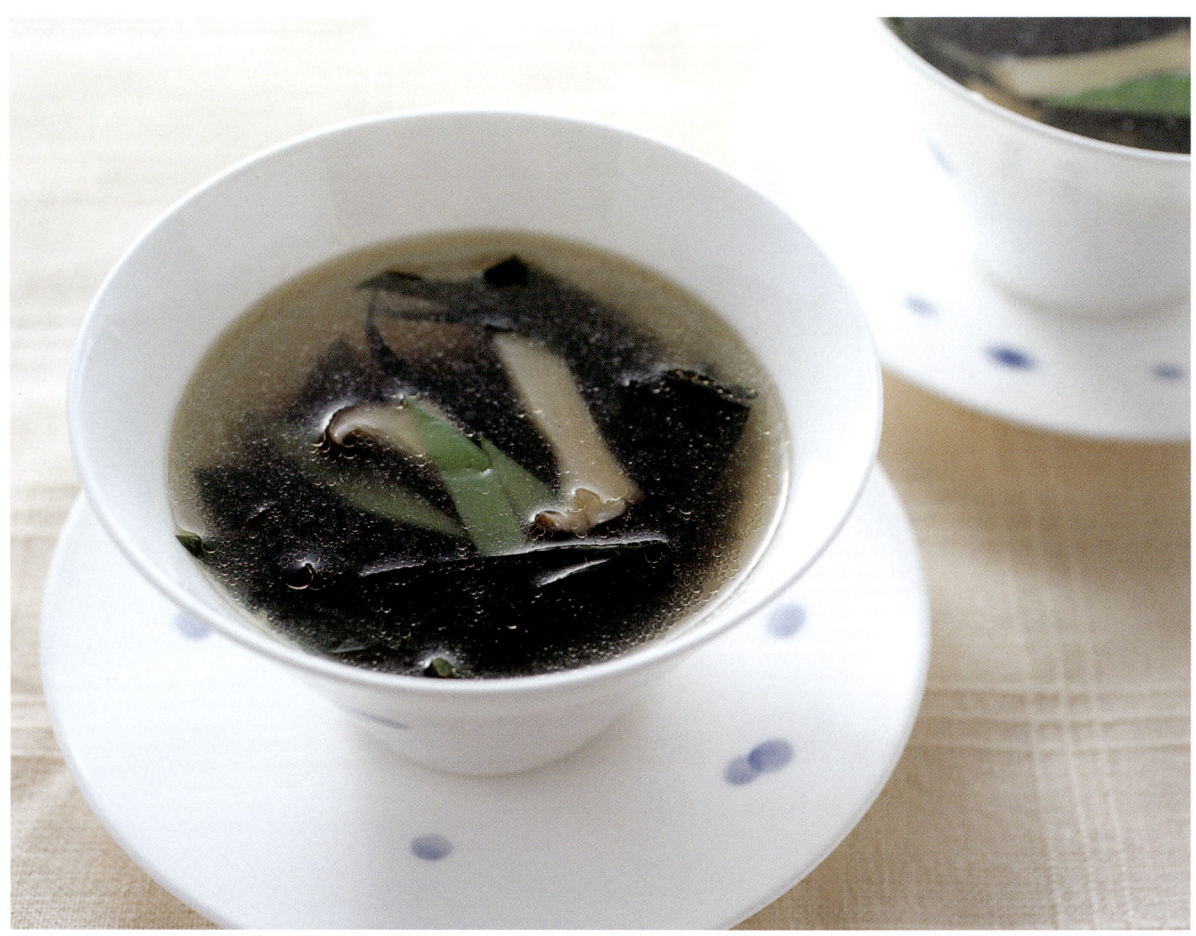

미역국

미역은 몸을 차게 하는 성질이 있으므로
따뜻한 국물 요리로 만들어 먹는 것이 좋다.

재료(2인분)

마른 미역 5g, 새송이버섯 1개, 닭곰탕 국물(73쪽 참조) 2컵,
A[소금 ½작은술, 간장 ½작은술, 참기름 ½작은술], 꼬투리완
두콩 2개

이렇게 만드세요

① 미역은 물에 불려 먹기 좋은 크기로 썬다.

② 새송이버섯은 길이로 2~3등분하여 얇게 썬다. 꼬
투리완두콩은 데쳐서 어슷하게 3등분한다.

③ 닭곰탕 국물에 A를 넣고 끓이다가 ①과 ②를 넣는
다. 끓어오르면 약한 불로 줄여서 2~3분간 더 끓
인다.

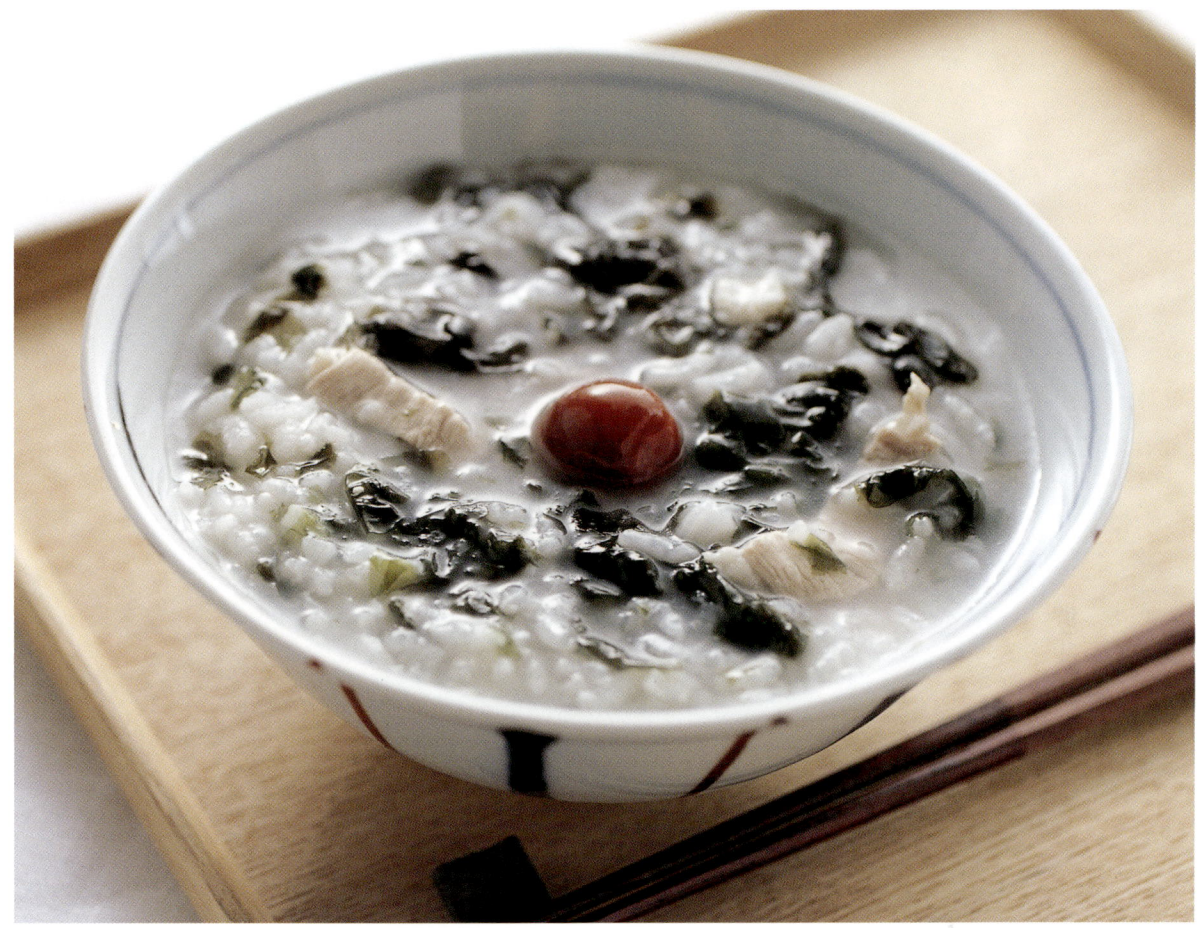

김죽

입맛 없을 때 가볍게 먹을 수 있다.
김은 국의 건지로 쓰거나 무침에 넣어도 좋다.

재료(3~4인분)

밥 300g, 닭곰탕 국물(73쪽 참조) 5~6컵, 돼지 뒷다리살(얇게 썬 것) 50g, 마른 김 6g, 매실장아찌 2개

이렇게 만드세요

1. 돼지고기는 1cm 폭으로 썬다.
2. 냄비에 밥을 넣고 닭곰탕 국물을 부어 강한 불에서 가열한다.
3. 끓기 시작하면 돼지고기를 넣고 약한 불로 줄여서 10~15분간 끓인다. 그릇에 담아 김과 매실장아찌를 위에 얹어 낸다.

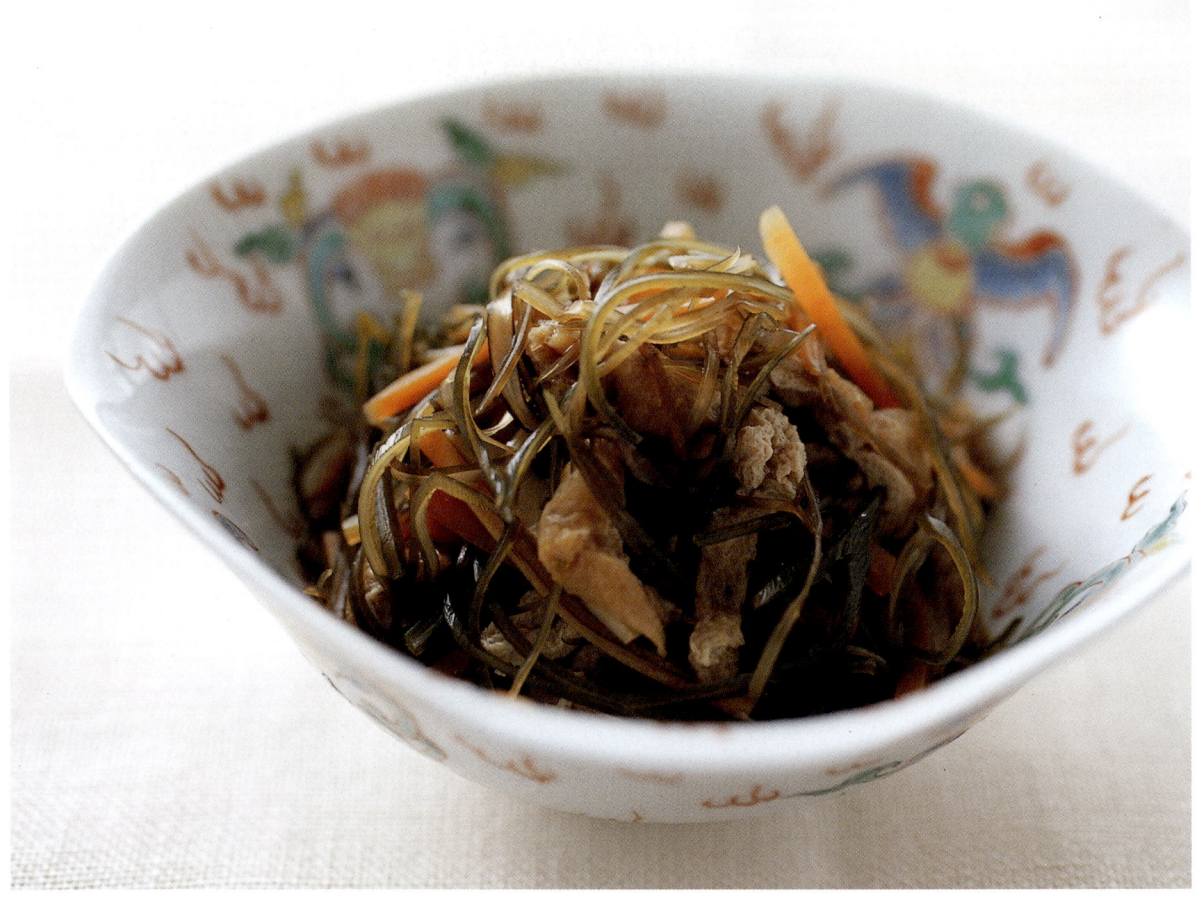

다시마채 조림

다시마채는 조리에 시간이 걸리지 않아 사용하기에 편하다. 밑반찬으로 먹기 좋게 조림으로 만들었다.

재료(3~4인분)

다시마채(건조) 20g, 마늘 50g, 유부 ½장, 청주 2큰술, **A**[간장 1½큰술, 조미술 1큰술]

이렇게 만드세요

❶ 다시마채는 물 1컵에 담가 불린 후 먹기 좋은 길이로 썬다.

❷ 당근과 유부는 가늘게 썬다.

❸ 냄비에 다시마채 불린 물과 청주를 넣고 가열하다가 ❶과 ❷를 넣는다. 끓어오르면 약한 불로 줄여서 10분간 끓인다. A로 간을 한 후 뒤적여 주면서 10~15분간 더 조린다.

*냉장고에서 4~5일간 보존할 수 있다.

면역력을 높이는 식품 5 — 채소

암의 치료뿐만 아니라 예방을 위해서도 채소는 풍부하게 섭취하는 것이 좋다.
특히 최근에는 채소에 함유된 항암 작용을 하는 성분들이 관심을 모으고 있다.

중의학에서는 채소가 '기'의 흐름을 좋게 하고 신체의 열을 식히는 등 종류마다 다양한 효능이 있다고 말한다. 최근에 채소의 암 억제 성분에 대한 연구가 활발한 것만 보더라도 채소가 암 치료와 예방에 꼭 필요한 식품이라는 것을 알 수 있다.

미국의 국립암연구소를 중심으로 진행되고 있는 연구에서도 '암을 예방할 수 있는 식품(디자이너 푸드 프로그램)'으로 보고한 것은 모두 식물성 식품(채소)이다. 채소에 함유된 비타민은 암을 예방하는 데 효과적이라고 알려져 있으며 최근에는 폴리페놀, 이소플라본, 베타카로틴 같은 성분들의 항암 효과가 밝혀지기도 했다. 이러한 암 억제 성분들은 채소의 과(科)별로 공통적으로 들어 있기 때문에 이 책에서는 적극적으로 섭취하면 좋은 채소들을 과별로 나누어 소개한다. 많은 양을 섭취하는 것뿐만 아니라 되도록 다양한 종류를 섭취할 수 있도록 식단을 구성한다.

●● **과별 주요 채소와 그 효능**

채소에 함유된 암 억제 성분은 과마다 공통적으로 들어 있다. 평소 즐겨 먹는 친숙한 채소들이 어떤 과에 속하는지 확인하고 그 효능을 활용하도록 한다.

십자화과 채소

유채, 양배추, 싹양배추, 무, 무순, 순무, 소송채, 경수채, 청경채, 배추, 브로콜리, 브로콜리 새싹, 콜리플라워, 고추냉이, 크레송 등

- **특징** : 동물실험 결과 십자화과 채소에 함유된 이소티오시아네이트(isothiocyanates) 성분에 암 억제 효과가 있는 것으로 밝혀졌다. 이소티오시아네이트는 고추냉이나 무 등에 들어 있는 매운맛과 톡 쏘는 냄새의 성분인데, 매운맛이 없는 양배추나 배추 같은 십자화과 채소에도 함유되어 있다. 특히 브로콜리 새싹은 다 자란 브로콜리보다 이소티오시아네이트 함유량이 수십 배나 많은 것으로 알려져 있다.

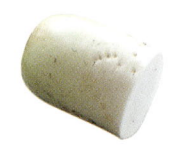
무 양성/매운맛·단맛

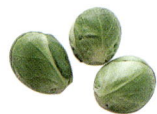
싹양배추 평성/단맛

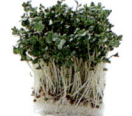
브로콜리 새싹 평성/단맛·매운맛

미나릿과 채소

당근, 파스닙*, 셀러리, 파슬리, 파드득나물, 친차이**, 고수, 미나리, 챠빌***, 신선초 등

- **특징** : 미나릿과 채소에는 카로티노이드 중에서도 특히 암을 억제하는 작용이 강한 베타카로틴이 들어 있다. 중의학에서는 이들 채소의 향기 성분에 막힌 '기'의 흐름을 순조롭게 하는 효능이 있는 것으로 본다. 이런 이유에서 스트레스로 속이 막히고 답답한 증상을 치유하는 데 이용한다.

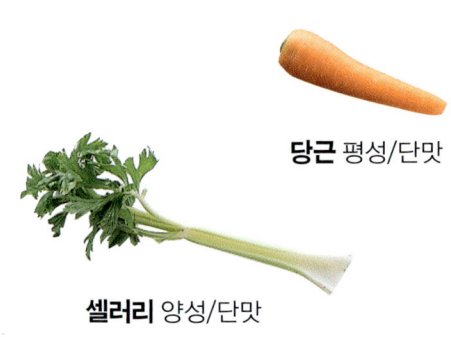
당근 평성/단맛

셀러리 양성/단맛

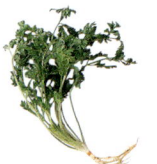
고수 온성/매운맛

* 설탕당근이라고도 한다. 식용으로 하는 하얀 뿌리는 육질이 당근과 비슷하며 향이 좋고 싱싱하며 단맛이 나지만 조금 쓴맛도 있다.
** 맛과 향이 셀러리와 비슷한 중국 채소
*** 파슬리와 비슷한 향기를 내는 허브로 유럽과 서아시아가 원산지이다.

가짓과 채소

토마토, 피망, 가지, 꽈리고추, 고추, 감자, 꽈리(식용) 등

● **특징** : 가짓과 채소에 함유된 알칼로이드 성분은 암의 증식을 억제하는 작용을 한다. 토마토와 피망은 각기 특유의 암 억제 성분을 함유하고 있다. 토마토에 들어 있는 리코펜(lycopene)은 카로티노이드의 하나로 항산화력이 뛰어나다. 동물실험에서는 리코펜이 항암치료를 위해 방사선을 쬘 때 발생하는 활성산소를 제거하는 것으로 나타났다. 피망에 들어 있는 캡산틴(capsanthin)도 카로티노이드의 일종인데, 리코펜과 마찬가지로 강한 항산화 작용을 한다.

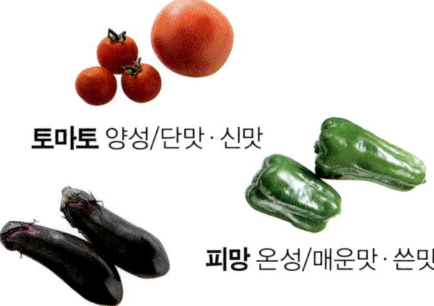

토마토 양성/단맛·신맛

피망 온성/매운맛·쓴맛

가지 양성/단맛

백합과 채소

양파, 대파, 마늘, 아스파라거스, 쪽파, 골파, 차이브*, 부추, 락교, 백합 뿌리, 원추리 등

● **특징** : 백합과 채소에 함유된 유황화합물은 아드레날린 등의 호르몬의 분비를 촉진하여 체내의 열 생산을 활성화한다. 우리 몸의 체온이 1℃ 낮아지면 면역력이 40%나 떨어진다고 한다. 백합과 채소는 암에 직접 작용하는 것이 아니라, 몸을 따뜻하게 해서 면역력을 높이고 이를 통해 암의 재발을 막는 데 기여한다.

* 톡 쏘는 향긋한 냄새가 있는 허브로 시베리아, 유럽, 일본 홋카이도 등이 원산지이다.

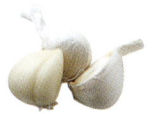 **마늘** 열성/매운맛

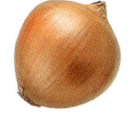 **양파** 온성/매운맛

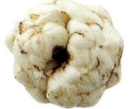 **백합 뿌리** 평성/단맛·쓴맛

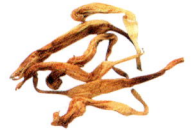 **원추리** 평성/단맛

박과 채소

오이, 멜론, 호박, 여주, 동아, 수세미외, 쥬키니호박 등

● **특징** : 박과 채소에도 항산화 작용을 하는 폴리페놀이 들어 있다. 중의학에서는 그것보다 '신체의 과도한 열을 제거'하는 작용을 더 중요하게 여긴다. 대부분의 박과 채소는 성질(61쪽 참조)이 '한성·양성'이며, '수'의 흐름을 원활하게 하여 이뇨 효과를 나타낸다. 따라서 암에 의한 부종이나 복수 등의 증상을 완화하는 데 도움이 된다.

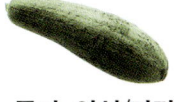 **동아** 양성/단맛

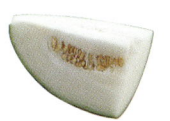 **수세미외** 양성/단맛

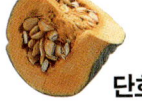 **단호박** 평성/단맛

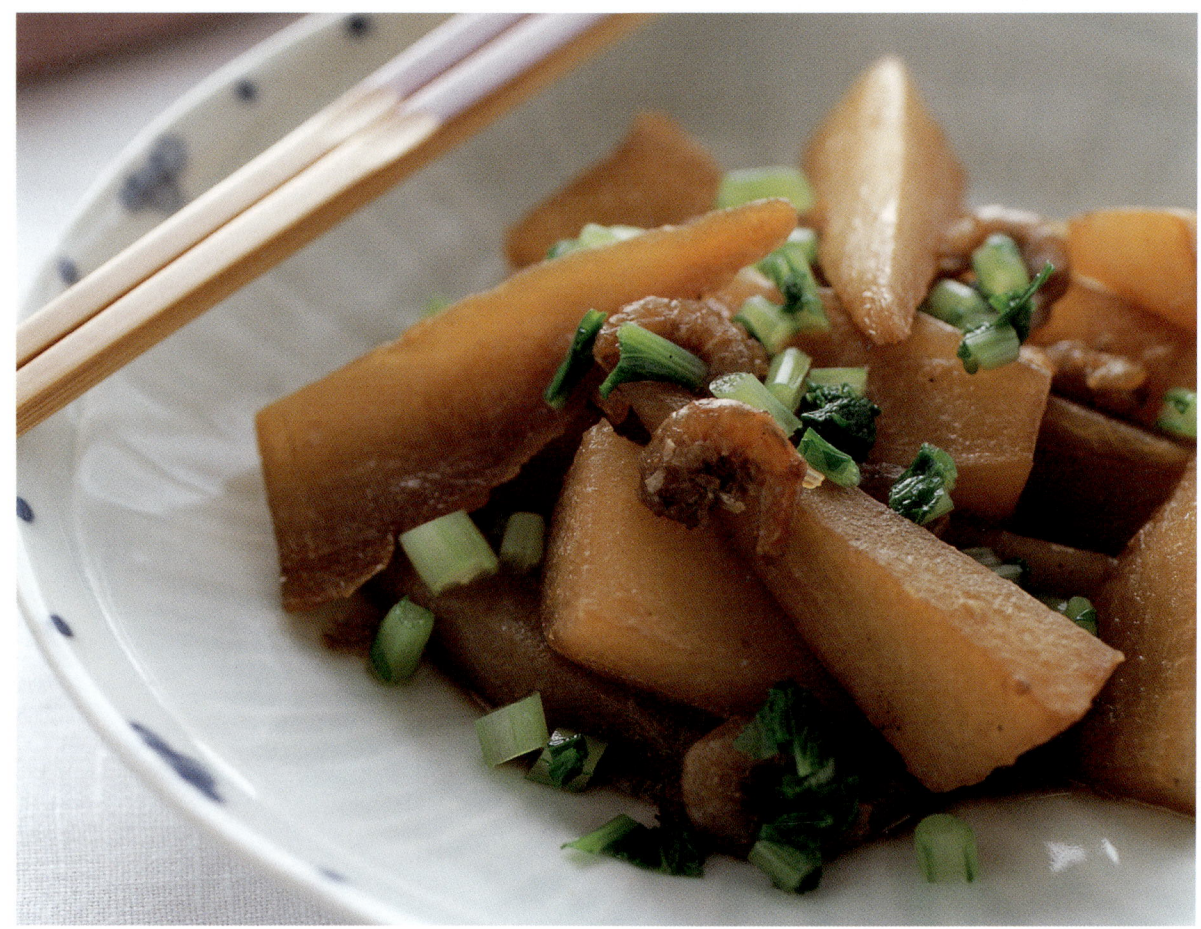

무와 마른새우 조림

몸을 차게 하는 '양성' 식품인 무는
'온성' 식품인 생강이나 파와 함께 먹는다.

재료(2인분)

무 300g, 마른새우 2큰술, 대파 5cm, 생강 ½쪽, 참기름 1½큰술, A[간장 1½큰술, 설탕·청주 ½큰술씩], 무청 적당량

이렇게 만드세요

❶ 무는 삼각 모양이 되도록 각을 돌려 가며 썬다. 마른새우는 미지근한 물 ½컵에 담가 불린다. 대파와 생강은 다진다.

❷ 냄비를 달구어 참기름을 두르고 대파와 생강을 넣어 볶는다. 여기에 마른새우를 넣어 볶다가 향이 나기 시작하면 무를 넣어 충분히 볶아 준다.

❸ ❷에 물 1¼컵과 마른새우 불린 물, A를 넣어 가열한다. 끓어오르면 뚜껑을 덮고 가끔 뒤적여 주면서 약한 불에서 15~20분간 조린다. 마지막에 강한 불에서 조림 국물에 고루 버무려 준다.

❹ 무청은 데친 후 1cm 폭으로 썰어 ❸의 무와 마른새우 위에 뿌린다.

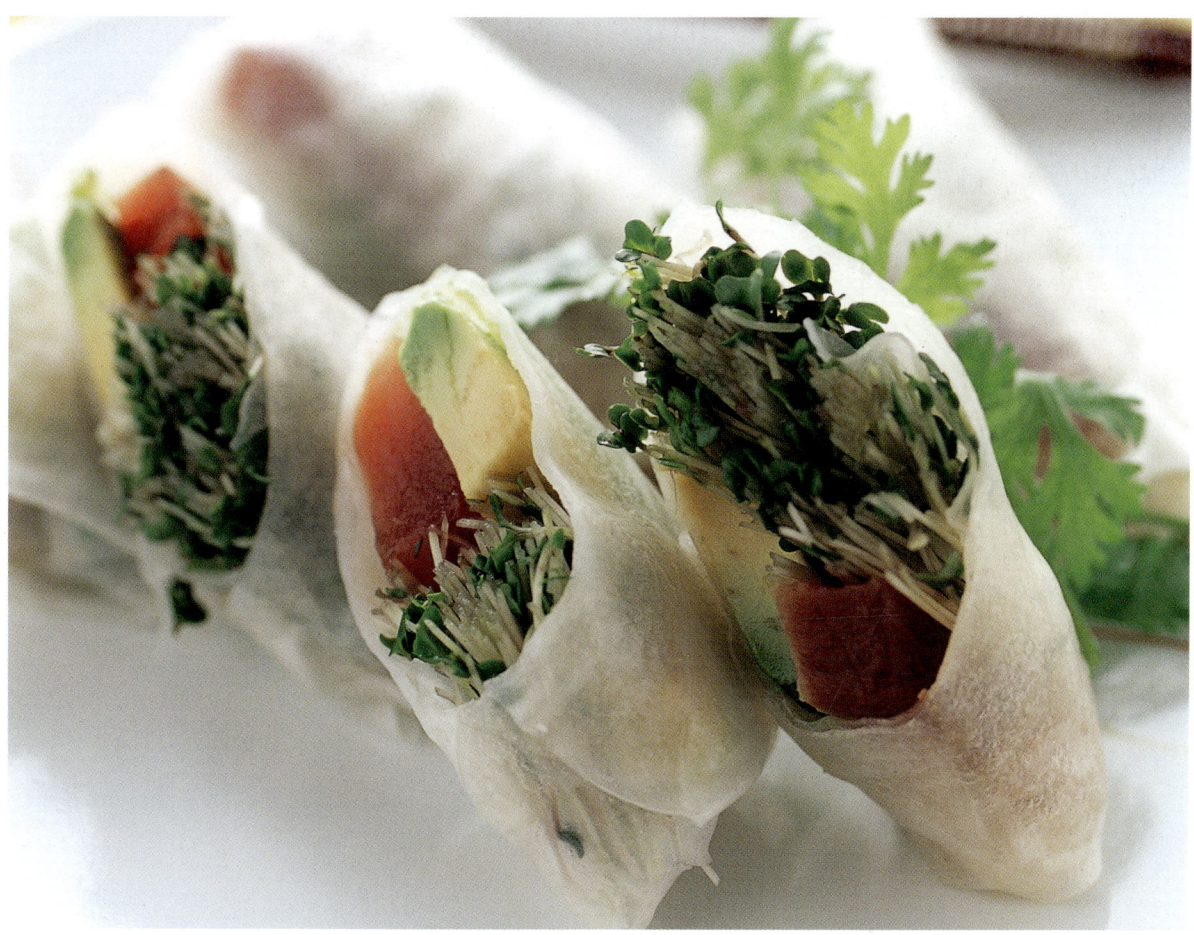

브로콜리 새싹 말이

암 억제 성분으로 주목받는 브로콜리 새싹을 간편하게 생으로 먹는다.

재료(2인분)

브로콜리 새싹 2팩, 아보카도 ½개, 참치 살(살코기) 60g, 라이스페이퍼 5장, **A**[첨면장(甛面醬)* 1½큰술, 설탕 ½큰술, 식초 ½큰술]

이렇게 만드세요

① 브로콜리 새싹은 뿌리 부분을 잘라낸다. 아보카도는 씨를 빼고 7mm 두께로 썬 후 레몬즙(분량 외)을 뿌린다. 참치 살은 1cm 두께의 막대 모양으로 썬다.

② 라이스페이퍼는 1장만 4등분한다. 나머지 라이스페이퍼는 큰 그릇에 물을 받아 30초간 담근 후 물기를 꼭 짠 젖은 면보 위에 얹는다. ¼장의 라이스페이퍼도 같은 방법으로 물에 적신 후 자르지 않은 라이스페이퍼 앞쪽에 얹어 두 겹으로 만든다.

③ 라이스페이퍼 앞쪽에 ①을 올리고 좌우 가장자리를 안으로 접어 앞에서부터 단단히 만다. 이것을 4개 만든다.

④ A를 잘 섞은 후 물 ½~1큰술을 넣어 양념장을 만든다.

⑤ ③을 둘로 잘라 그릇에 담고 ④의 양념장을 곁들여 낸다.

* 단맛이 나는 중국 된장인 춘장

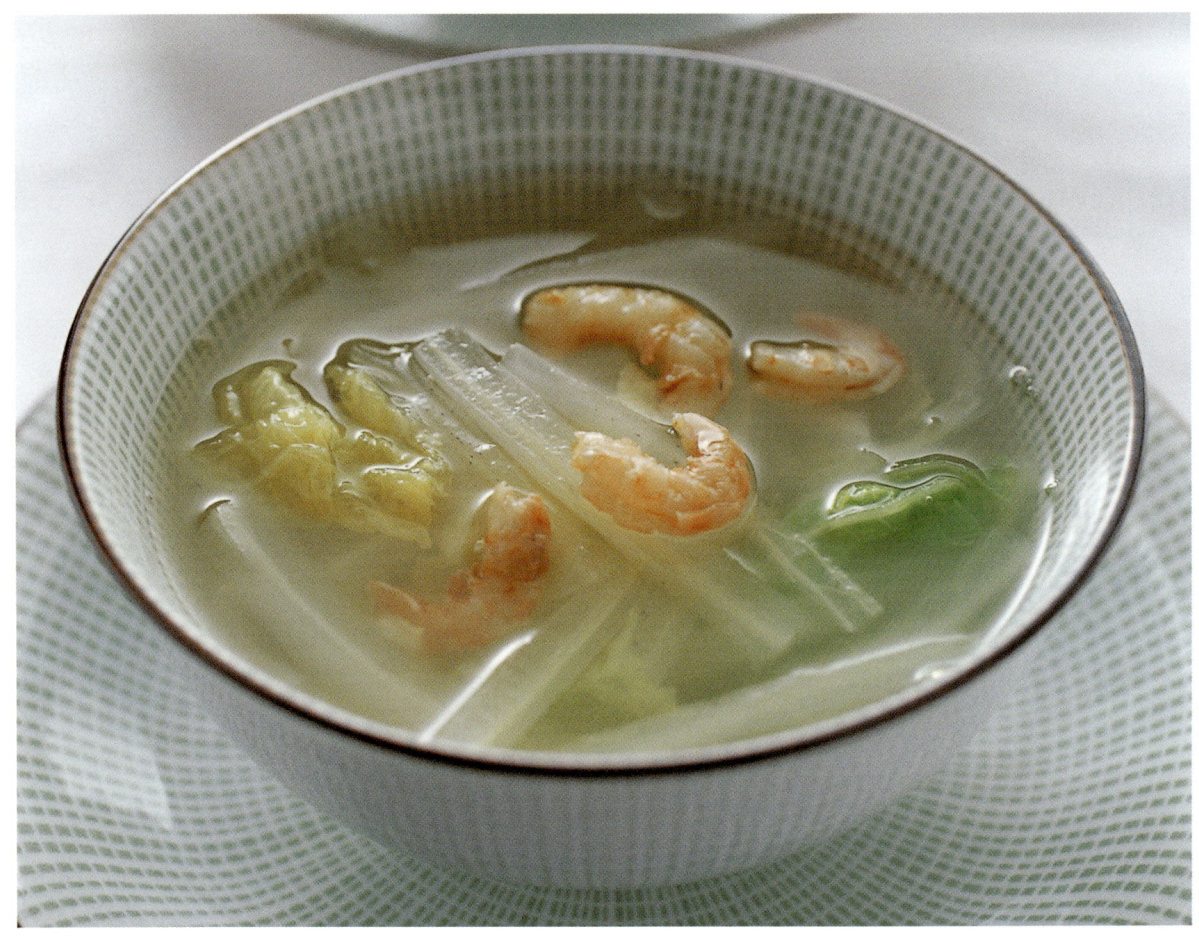

배춧국

겨울의 대표적인 십자화과 채소인 배추를 이용하여 소화가 잘 되고 쉽게 먹을 수 있는 국을 만들었다.

재료(2인분)

배추 100g, 마른새우 ¾큰술, 닭곰탕 국물(73쪽 참조) 1¾컵, A [청주 2큰술, 소금 ¼작은술 좀 더 되게, 간장 조금]

이렇게 만드세요

❶ 마른새우는 가볍게 씻어 지저분한 것을 제거하고 미지근한 물 ⅓컵에 담가 둔다.

❷ 배추는 한 장씩 떼어 잎과 줄기를 나눈다. 잎은 3~4cm 폭으로 썰고, 줄기는 길이와 폭이 5cm씩 되게 썬다.

❸ 냄비에 닭곰탕 국물을 부어 강한 불에서 가열한다. 여기에 ❶의 손질한 마른새우와 불린 물, ❷의 배추를 넣는다. 끓어오르면 위에 떠오르는 거품을 걷어내고 5분 정도 끓인 후 A를 넣는다.

❹ 배추 줄기가 투명해질 때까지 약한 불에서 끓인다.

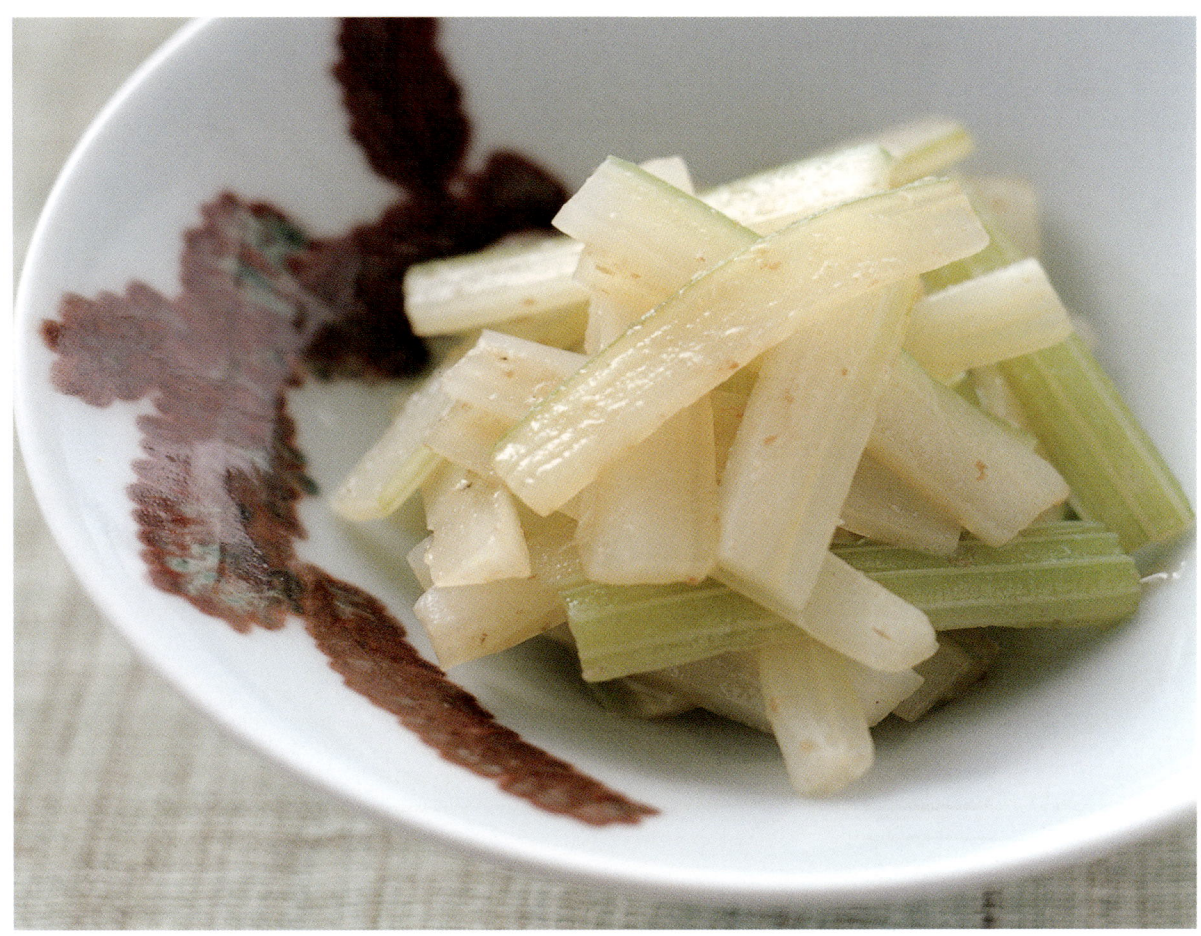

셀러리 매실육 무침

깔끔한 맛과 산뜻한 셀러리 향이 식욕을 돋운다.

재료(2~3인분)

셀러리 200g, 매실육* 1½작은술, 맛국물 1~2큰술, 고추냉이(갠 것) ½작은술, 간장 ½작은술

이렇게 만드세요

① 셀러리는 겉의 질긴 섬유질과 잎을 제거하고 5cm 길이의 직사각형으로 썬다. 끓는 물에 소금(분량 외)을 넣고 살짝 데친 후 찬물로 식혀서 체에 받친다.

② 매실육에 맛국물을 넣어 묽게 갠 후 고추냉이와 간장을 넣고 잘 섞어 준다.

③ ②로 ①을 버무린다.

* 매실짱아찌의 씨를 빼고 과육을 칼로 다져서 으깬 것.

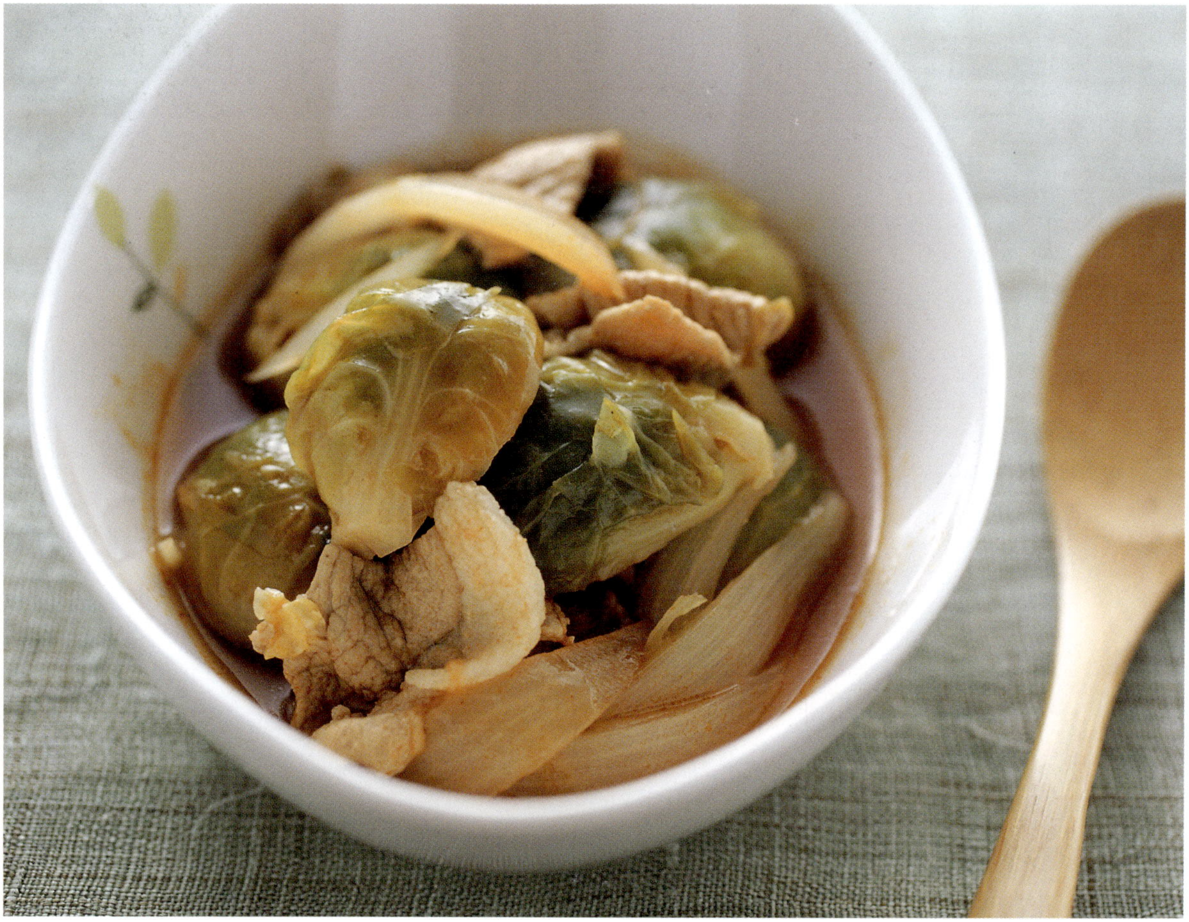

싹양배추 토마토케첩 조림

싹양배추는 비타민 C가 풍부한 십자화과 채소다. 리코펜이 풍부한 토마토케첩을 이용하여 색다른 조림 요리를 만들어 보았다.

재료(2인분)

싹양배추 150g, 양파 ½개, 돼지 뒷다리살(얇게 썬 것) 60g, A[토마토케첩 2½큰술, 간장 2작은술], 닭곰탕 국물(73쪽 참조) 1½컵

이렇게 만드세요

① 싹양배추는 반으로 자른다. 양파는 얇게 썰고 돼지고기는 5cm 폭으로 썬다.

② 냄비에 닭곰탕 국물과 ①을 넣고 가열한다. 끓어오르면 A를 넣고 위에 떠오르는 거품을 걷어낸다. 종이뚜껑을 덮어 중간 불에서 15분간 끓인다.

도움말 한마디

"토마토 특유의 붉은 색소인 '리코펜'은 항산화 작용을 합니다. 잘 익은 토마토에 풍부하지만 토마토케첩으로도 간편하게 리코펜의 효과를 누릴 수 있습니다. 토마토케첩은 조림이나 볶음 요리에도 쓸 수 있어 편리하지요."

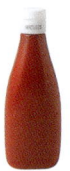

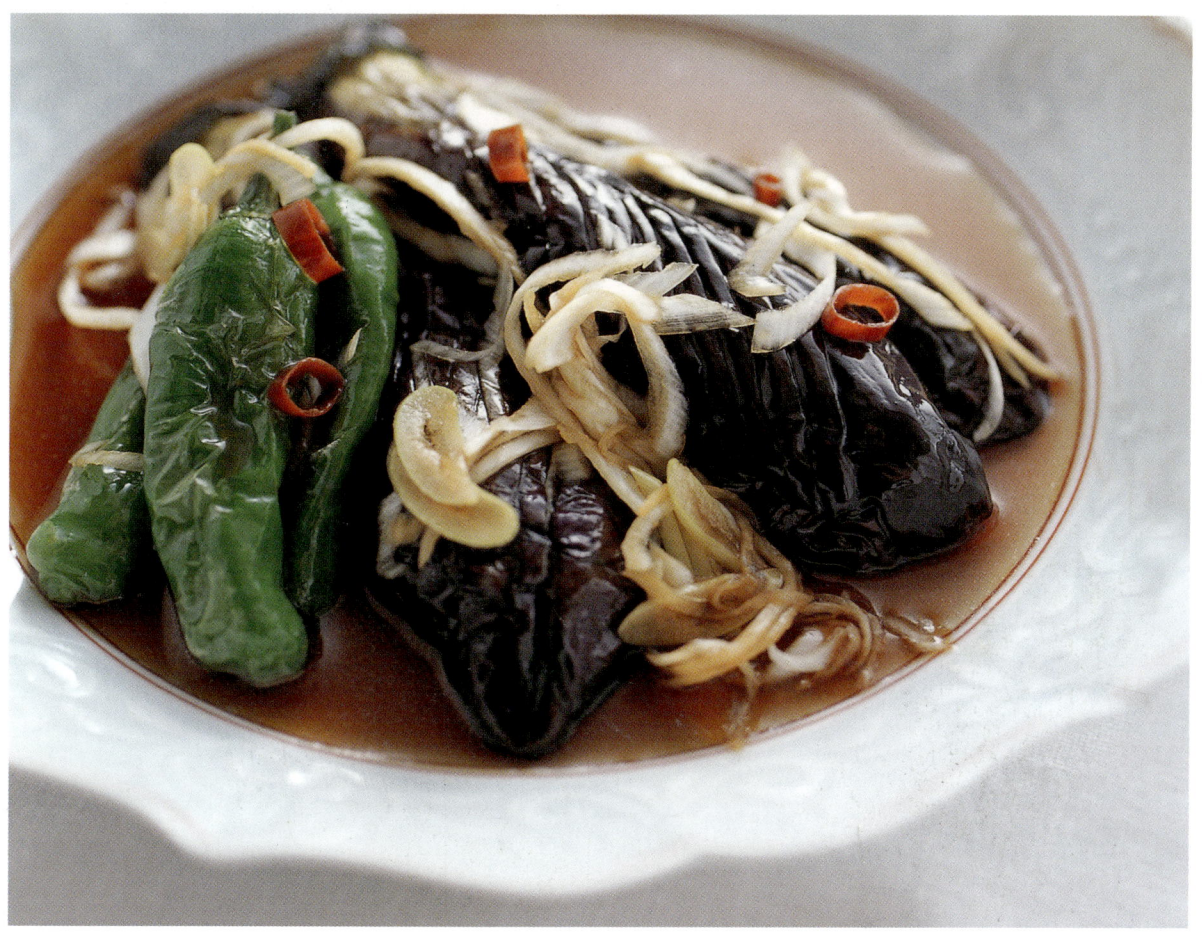

튀긴 가지와 꽈리고추 마리네이드

면역력을 높이는 반찬이라고 꼭 특별해야 하는 것은 아니다. 이런 평범한 요리에서도 충분히 건강 효과를 얻을 수 있다.

재료(2인분)

가지 3개, 꽈리고추 6개, 대파 ¼대, 생강 ½쪽, 마른고추 ½개, A [간장 2큰술, 식초 2큰술, 맛국물 1큰술], 튀김용 기름 적당량

이렇게 만드세요

❶ 가지는 꼭지 주위로 칼집을 넣고 한 바퀴 돌려 받침을 잘라낸다. 길이로 반 갈라 표면에 어슷하게 칼집을 넣은 후 물에 담가 떫은맛을 우려낸다. 꽈리고추는 표면에 2~3곳 칼집을 넣는다.

❷ 생강은 채 썰고 대파는 반으로 갈라 얇게 어슷썰기한다. 마른고추는 물에 담가 씨를 빼고 송송 썬다. 이것을 모두 A와 섞어 둔다.

❸ ❶의 가지와 꽈리고추를 튀긴다. 기름을 빼서 곧바로 ❷에 담가 둔다.

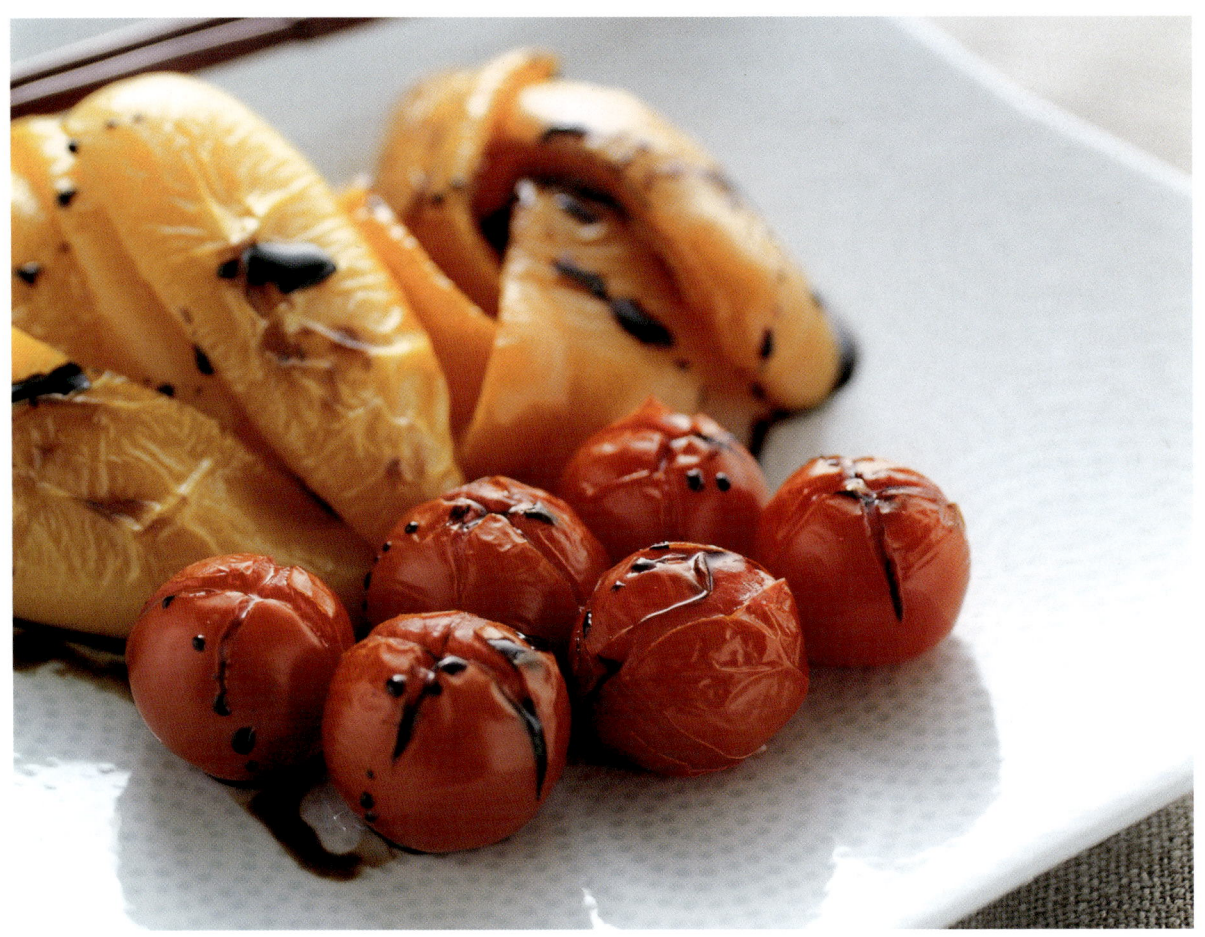

파프리카와 방울토마토 발사믹드레싱 샐러드

토마토와 파프리카는 항산화 작용을 할 뿐만 아니라 고운 색깔로 식탁의 분위기도 밝게 해 준다.

재료(2인분)

파프리카(노랑, 주황) 1개씩, 방울토마토 6개, 발사믹 식초(졸인 것) 1½큰술

이렇게 만드세요

❶ 파프리카는 꼭지와 씨를 제거하고 6등분한다. 방울토마토는 꼭지를 떼고 껍질에 십자로 칼집을 넣는다.

❷ 석쇠나 구이망을 이용해서 ❶을 굽는다. 졸인 발사믹 식초를 위에 뿌려 준다.

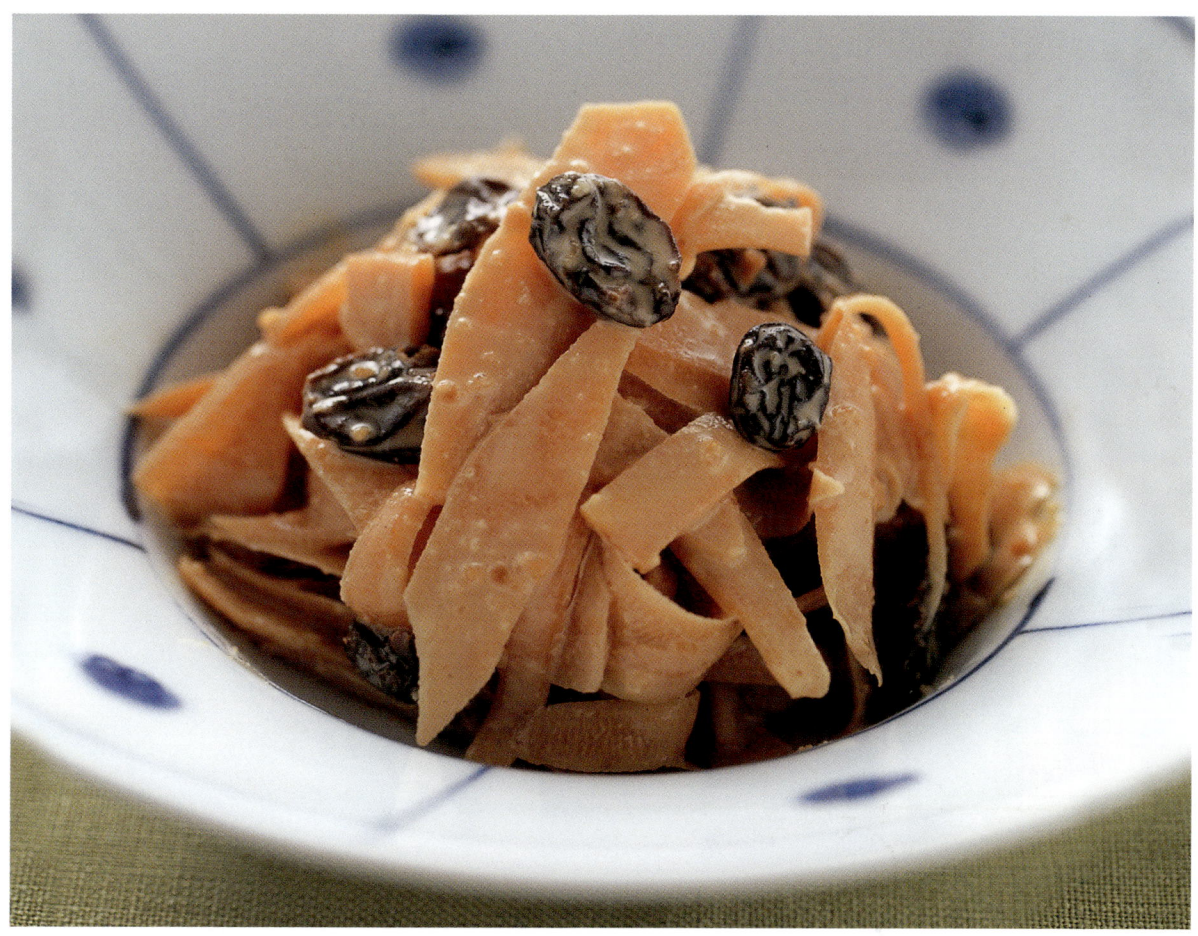

당근 땅콩버터 무침

만들기도 간편한 무침장으로
당근 특유의 냄새를 없애 듬뿍 먹을 수 있다.

재료(2인분)

당근 ⅔개, 건포도 2큰술, **A**[땅콩버터(무가당) 1½큰술 조금 더 되게, 맛국물 2작은술, 설탕 1작은술, 간장 1작은술]

이렇게 만드세요

❶ 당근은 연필 깎듯 칼로 비껴 썬다. 끓는 물에 살짝 데친 후 체에 밭쳐 물기를 빼고 완전히 식힌다. 건포도는 가볍게 씻는다.

❷ A를 고루 섞는다.

❸ ❷의 무침장으로 ❶의 당근과 건포도를 버무린다.

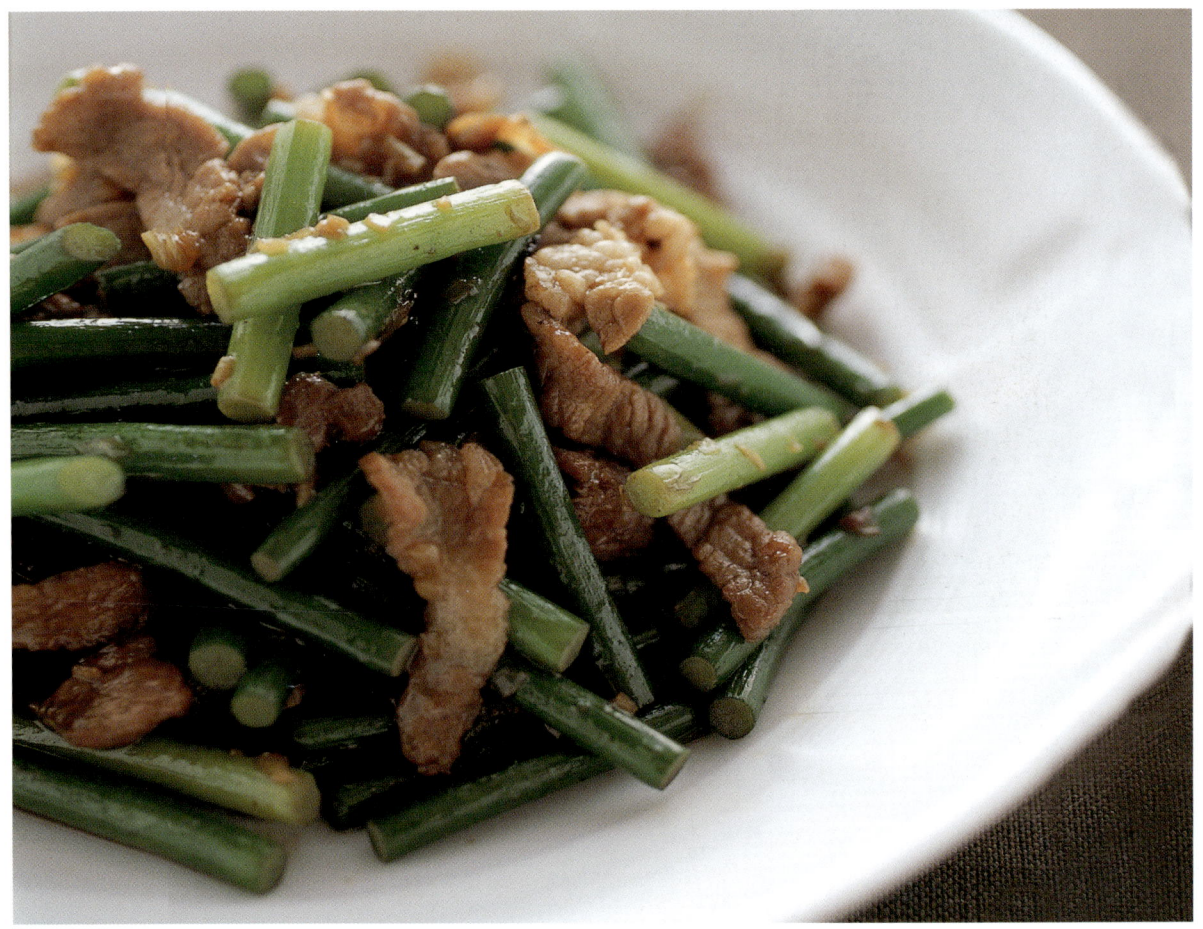

돼지고기 마늘종 볶음

마늘과 돼지고기는 함께 먹으면 상승효과를 내어 원기 회복에 그만이다.

재료(2인분)

마늘종 150g, 돼지 어깨등심살(얇게 썬 것) 100g, **A**[청주·간장 1작은술씩], 대파 10㎝, 생강·마늘 1쪽씩, 소금 1작은술, **B**[청주 ½큰술, 간장 2작은술, 소금 ⅕작은술], 참기름 1큰술

이렇게 만드세요

① 마늘종은 4cm 길이로 썰어 끓는 물에 소금(분량 외)을 넣고 1~2분간 너무 익지 않게 데친다.

② 대파, 생강, 마늘은 다진다.

③ 돼지고기는 1cm 폭으로 썰어 A로 밑간해 둔다.

④ 팬을 달구어 참기름을 두르고 ②를 중간 불에서 가볍게 볶다가 ③의 돼지고기를 넣고 강한 불에서 볶는다. 고기 색이 변하면 ①의 마늘종과 B를 넣어 섞어 가며 볶는다.

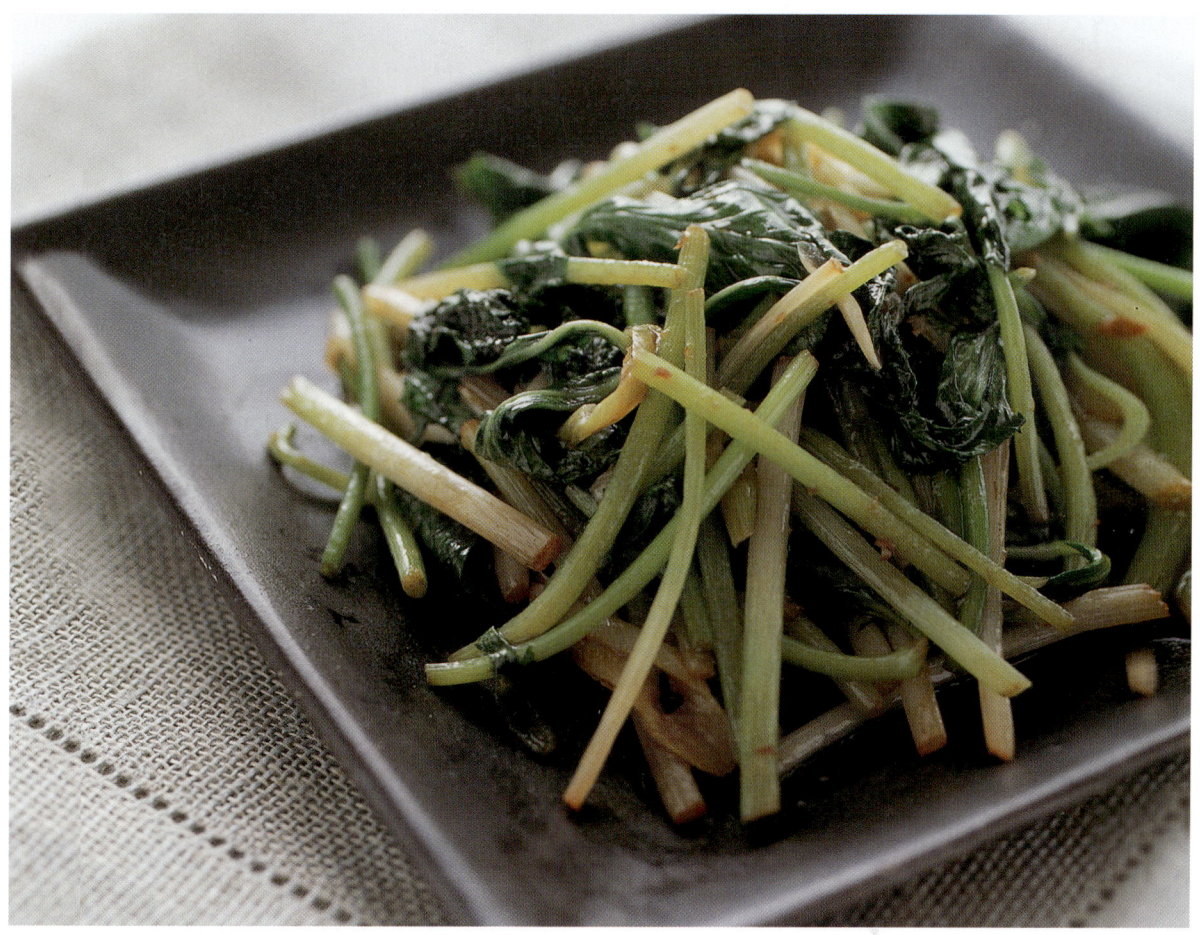

파드득나물 볶음

식욕을 자극하는 매콤한 맛에
파드득나물과 파, 마늘이 내는 향이 일품이다.

재료(2인분)

파드득나물 150g, 대파 2.5cm, 마늘 ½쪽, **A**[청주 1큰술, 굴소스 ½큰술, 간장 ½작은술, 설탕 ¼작은술, 두반장 ½~1작은술], 참기름 1큰술

이렇게 만드세요

❶ 파드득나물은 뿌리 부분을 잘라내고 5~6cm 길이로 썬다.

❷ 대파는 얇게 어슷썰고, 마늘은 얇게 썬다.

❸ 팬을 달구어 참기름을 두르고 ❷를 볶다가 향이 나기 시작하면 파드득나물을 넣는다. 나른하게 익으면 A를 넣고 부드러워질 때까지 볶는다.

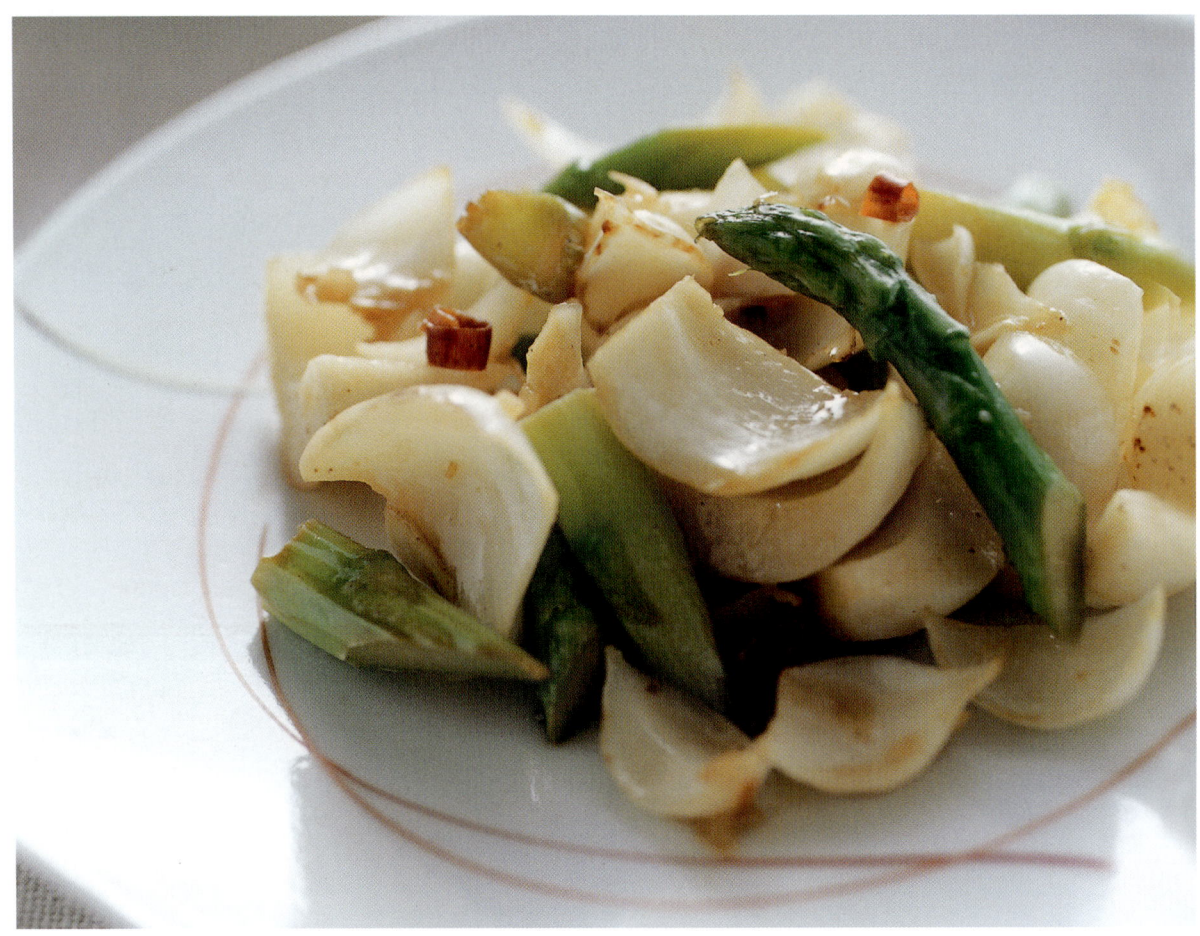

백합 뿌리와 아스파라거스 마늘 볶음

백합 뿌리를 볶으면 색다른 맛을 즐길 수 있다.
조리법에 변화를 주어 다양한 채소 요리를 맛본다.

재료(2인분)

백합 뿌리 1개(약 100g), 그린아스파라거스 4줄기, 마늘 1쪽, 마른고추 1개, 화이트와인 1½큰술, 소금 조금, 굵은 후추 조금, 올리브유 ½큰술

이렇게 만드세요

1. 백합 뿌리는 비늘줄기를 한 장씩 벗겨서 씻는다. 그린아스파라거스는 뿌리 쪽의 단단한 부분을 잘라내고 3cm 길이로 어슷하게 썬다.
2. 마늘은 다진다. 마른고추는 씨를 빼고 송송 썬다.
3. 팬에 올리브유와 마늘을 넣어 볶다가 마늘 향이 나기 시작하면 백합 뿌리와 마른고추를 넣어 볶는다. 백합 뿌리가 익어서 투명해지면 그린아스파라거스를 넣고 함께 볶다가 화이트와인을 넣는다. 다 익으면 소금과 후추로 간을 맞춘다.

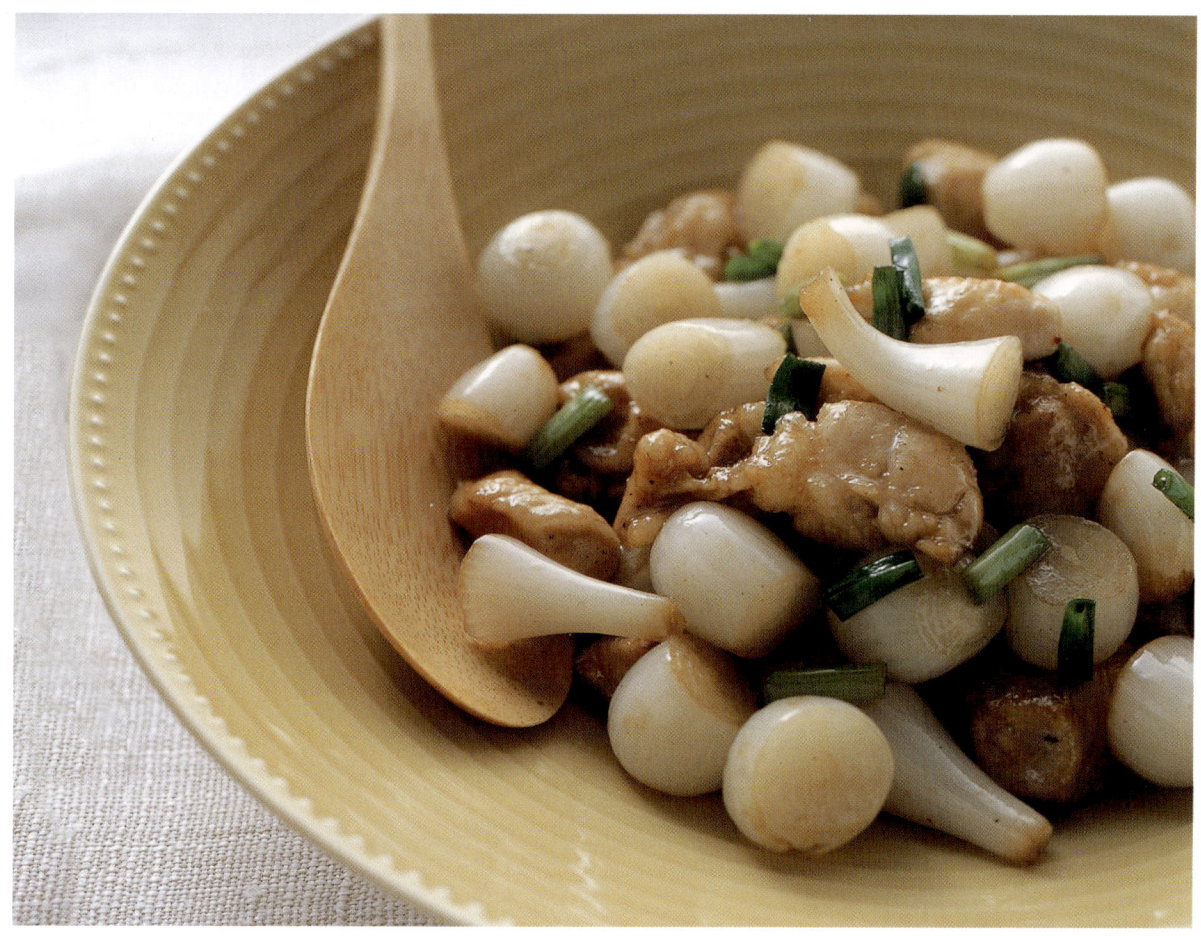

락교와 닭고기 볶음

언제나 요리에 곁들여만 먹던 락교를 주재료로 만든 볶음 요리. 푸짐한 양의 락교를 즐긴다.

재료(2인분)

닭 가슴살 100g, **A**[녹말가루 ½큰술, 식용유 ½큰술, 청주 ¼큰술, 소금·후추 조금씩], 염장 락교 150g, **B**[간장 1작은술, 설탕 ½작은술, 후추 조금], 참기름 1큰술, 골파 4줄기

이렇게 만드세요

❶ 닭고기는 사방 1cm 크기로 썬다. A를 잘 섞어 닭고기를 버무린다.

❷ 락교는 큰 것은 반으로 썬다.

❸ 중화팬을 달구어 참기름을 두르고 ❶을 넣어 볶는다. 닭고기가 익으면 락교를 넣어 볶다가 향이 나기 시작하면 B로 간을 맞춘다. 마지막에 골파를 송송 썰어 뿌린다.

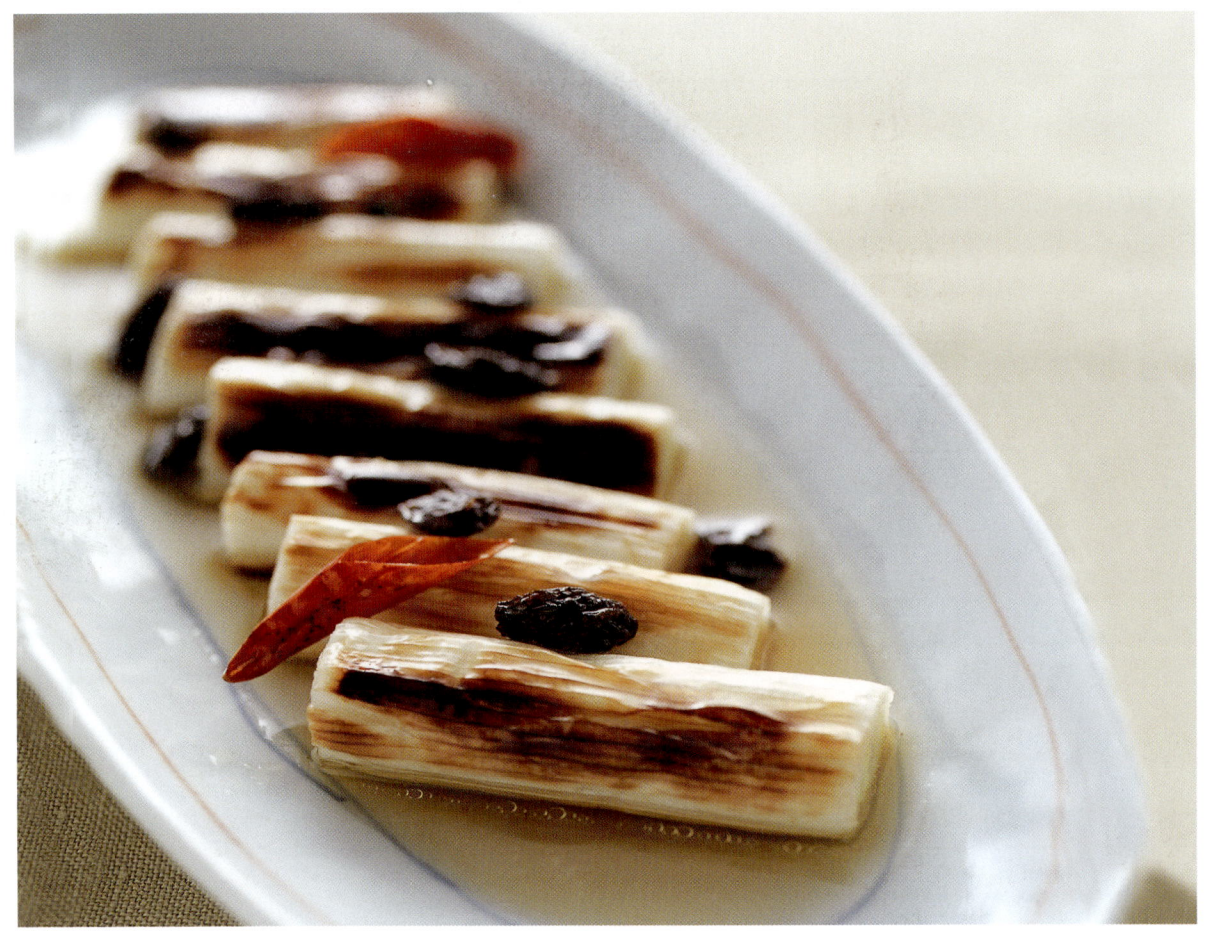

구운 파 마리네이드

모처럼 파를 듬뿍 먹을 수 있는 기회다.
서양요리에 곁들여 내거나 술안주로도 좋다.

재료(3~4인분)

대파 1½대, 건포도 1큰술, 마른고추 1개, **A**[화이트와인 3큰술, 레몬즙 1큰술, 올리브유 ½큰술, 소금 조금, 통후추 조금]

이렇게 만드세요

❶ 대파는 7cm 길이로 잘라 구이 망이나 그릴에서 바싹 굽는다.

❷ 건포도는 가볍게 씻고, 마른고추는 반으로 잘라 씨를 제거한 후 A와 섞어 절임액을 만든다.

❸ ❷의 절임액에 구운 대파를 넣어 30분 정도 둔다.

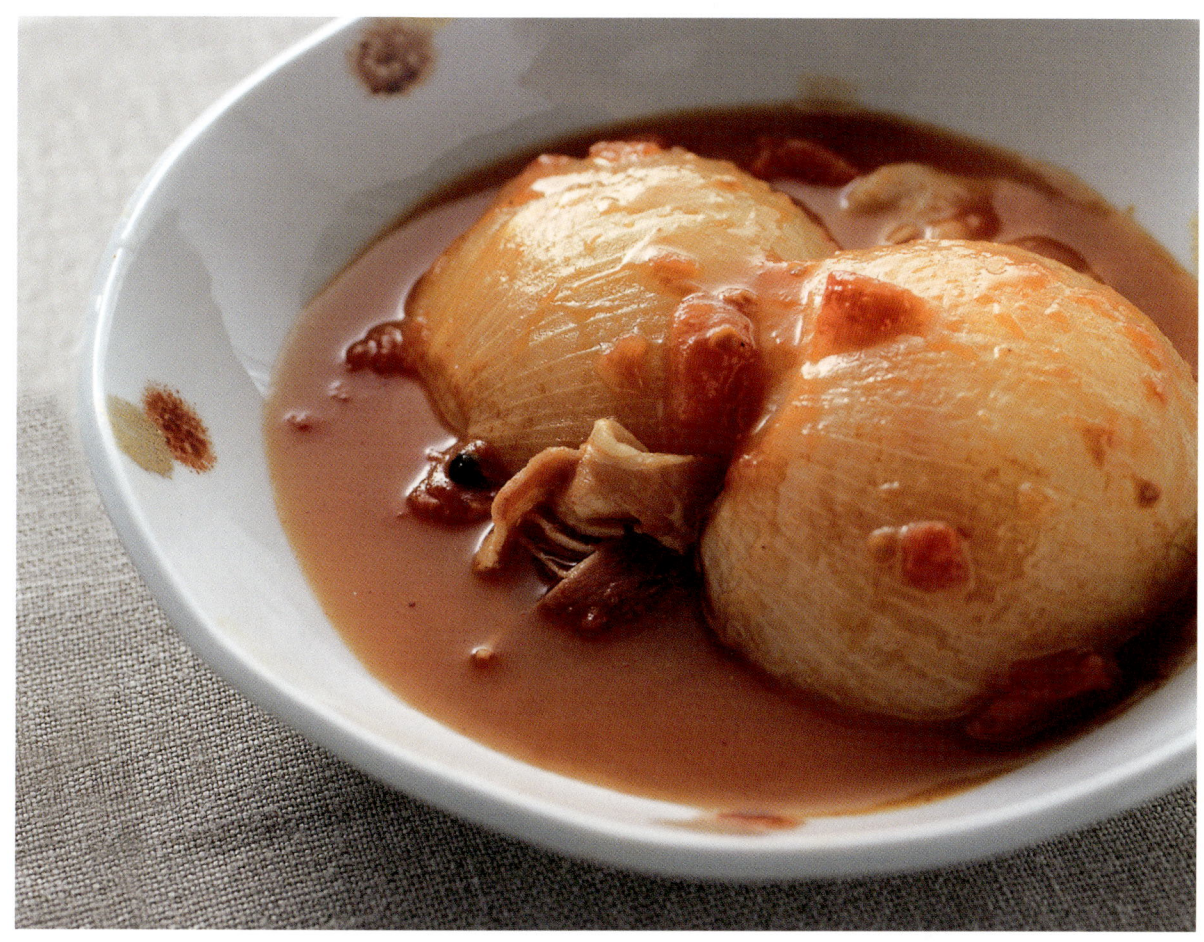

러시아풍 양파 스프 조림

비트 대신 토마토 통조림을 사용했다.
둥근 얼굴을 내민 큼직한 양파가 푸짐하다.

재료(2인분)

양파 2개, 베이컨 1½장, **A**[닭곰탕 국물(73쪽 참조) 1¼컵, 홀 토마토 통조림 200g, 월계수잎 ½장, 소금 ⅔작은술, 통후추 2알], 소금·후추 각 적당량

이렇게 만드세요

① 베이컨은 5mm 폭으로 썬다. 양파는 껍질을 벗기고 반으로 자른다.

② 냄비에 ①과 A를 넣고 가열한다. 끓어오르면 종이 뚜껑을 덮어 약한 불에서 25~30분간 끓인다. 간을 보아 부족하면 소금과 후추를 넣는다.

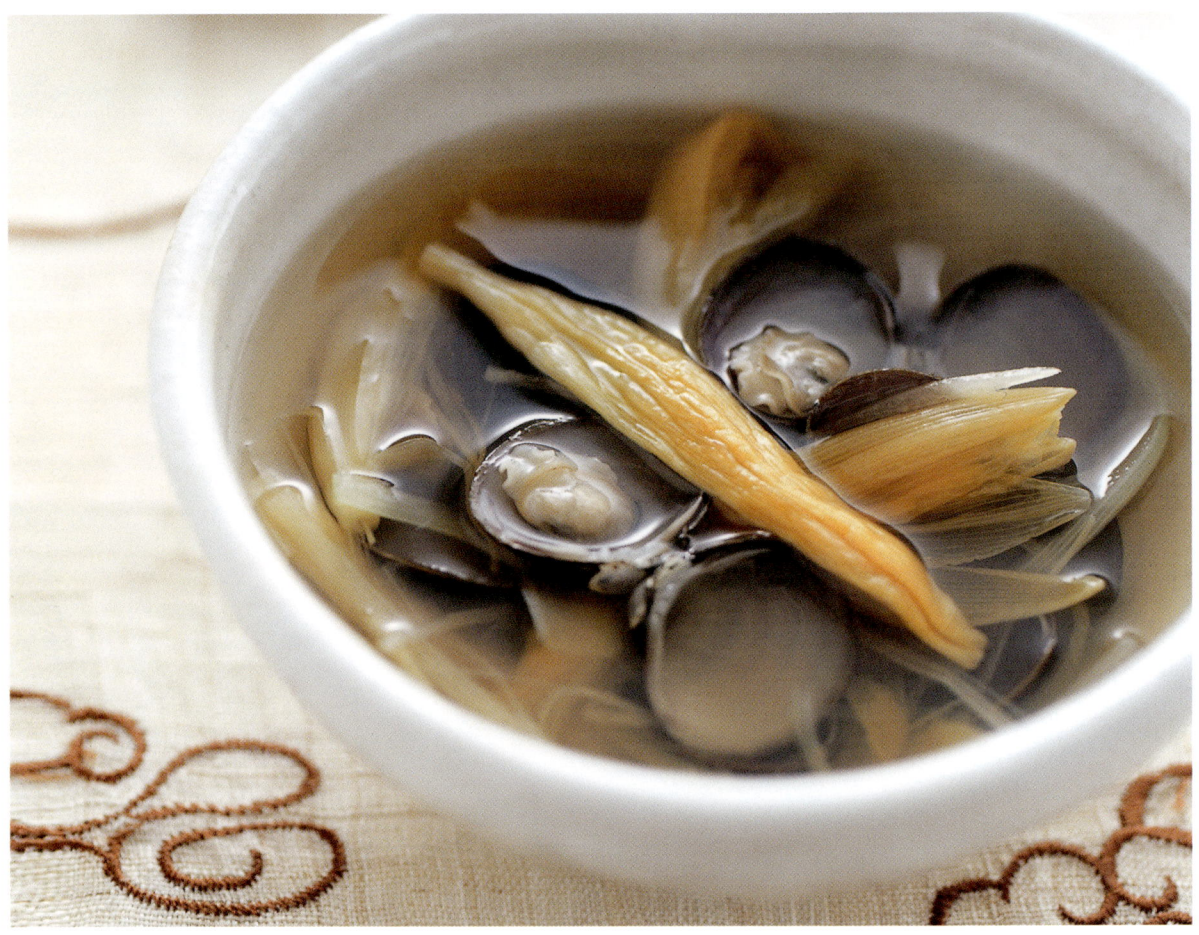

원추리 국

원추리는 백합과에 속하는 꽃의 봉오리로, 혈을 보하고 정신을 안정시키는 작용을 한다.

재료(2인분)

바지락 150g, 원추리 10g, 대파 5㎝, 생강 1쪽, **A**[간장 ½큰술, 청주 1작은술, 소금 ⅕작은술]

이렇게 만드세요

① 원추리는 물에 담가 불린 후 질긴 부분을 잘라낸다. 대파와 생강은 채 썬다.
② 냄비에 물 1½컵과 바지락, 원추리, 생강을 넣고 중간 불에서 끓인다.
③ 바지락의 입이 벌어지면 파를 넣고 A로 간을 한다.

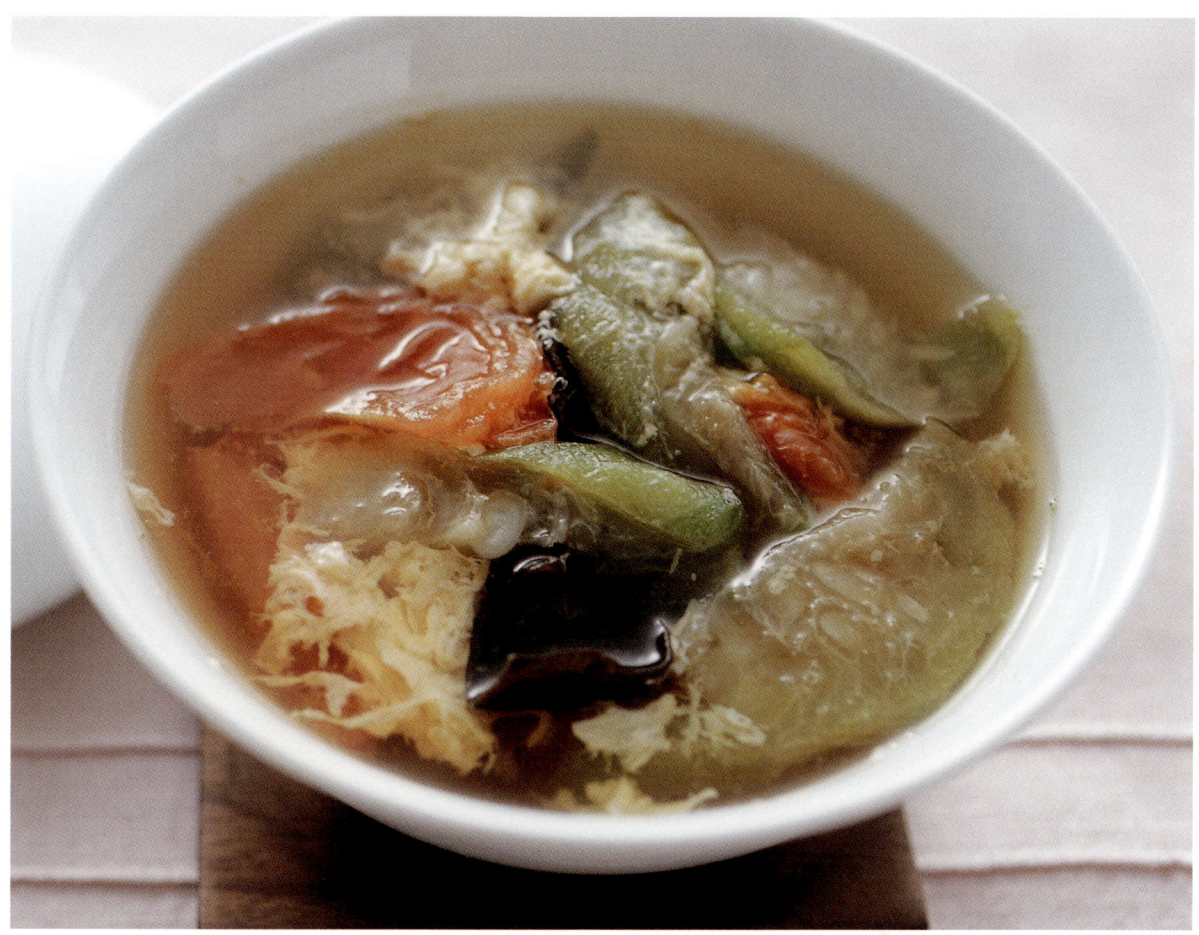

수세미외 달걀 토마토 스프

박과 채소인 수세미외는 신체의 과도한 열을 제거하는 효능이 뛰어나다.

재료(2인분)

수세미외 ½개(150g), 달걀 푼 것 ½개 분량, 토마토 중간 것 ½개, 목이버섯 5~6장, 닭곰탕 국물(73쪽 참조) 2½컵, **A**[간장 2작은술, 소금 ⅕작은술, 후추 조금]

이렇게 만드세요

❶ 목이버섯은 물에 담가 불린 후 딱딱한 부분을 잘라낸다. 토마토는 5~7mm 폭으로 썬다.

❷ 수세미외는 껍질을 벗기고 길이로 반 갈라 5mm 두께로 어슷하게 썬다.

❸ 냄비에 닭곰탕 국물을 부어 가열하다 끓어오르면 수세미외를 넣는다. 다시 끓기 시작하면 약한 불로 줄여서 3~4분간 끓인다. 수세미외가 익으면 토마토와 목이버섯을 넣고 A로 간을 한다. 달걀 푼 것을 흘려 넣고 살짝 부풀어 오르게 익힌다.

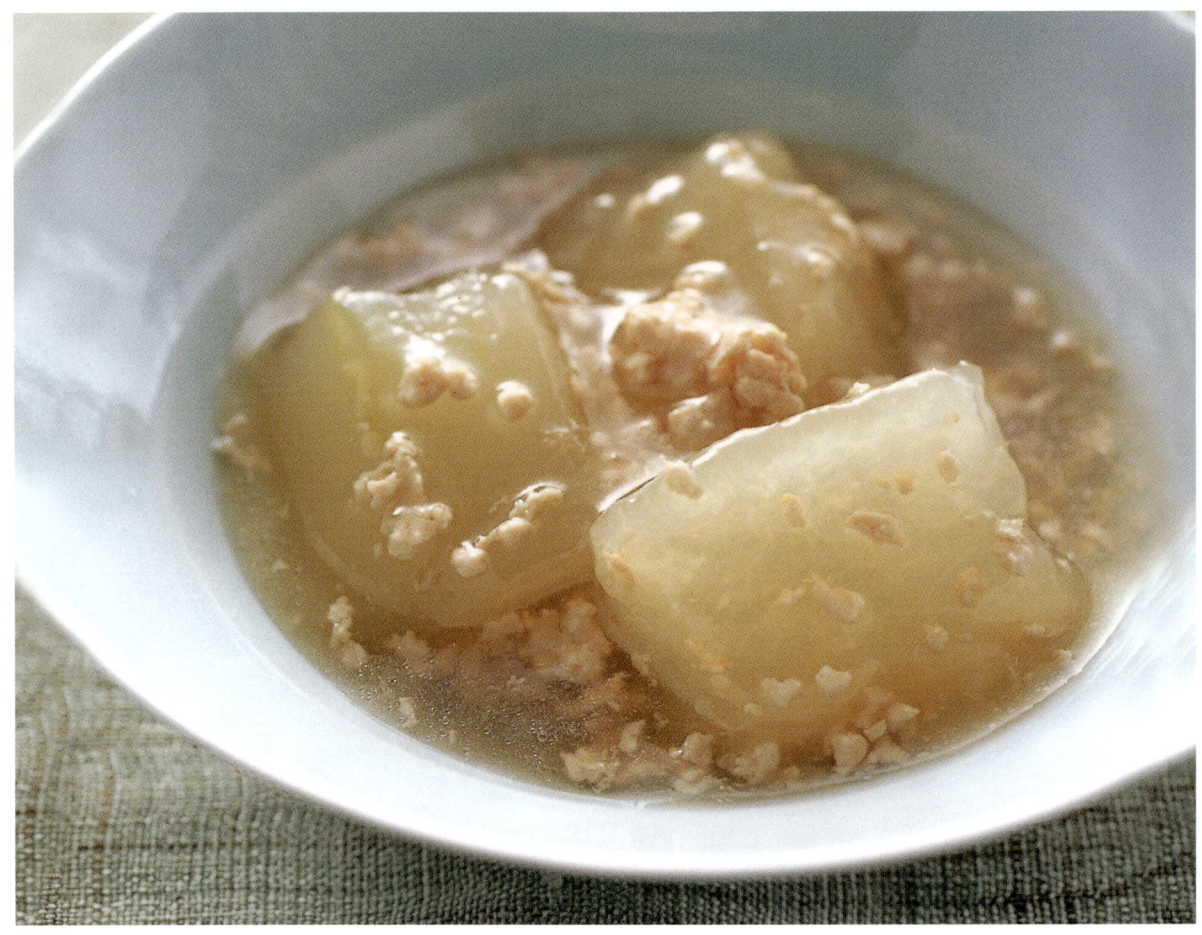

동아와 닭고기 조림

동아는 담백하기 때문에 맛이 깊고 풍부한 닭 육수나 다진 고기와 잘 어울린다.

재료(2인분)

동아 300g, 닭고기 간 것 40g, 쌀(동아 데칠 때 사용) 1큰술, 닭곰탕 국물(73쪽 참조) 1½~2컵, **A**[조미술 1큰술, 저염간장 1작은술, 소금 ⅕작은술], 녹말가루 1큰술

이렇게 만드세요

❶ 동아는 씨와 속을 제거하고 사방 5cm 크기로 썰어 껍질을 얇게 벗긴다.

❷ 냄비에 동아를 담아 잠길 만큼 물을 붓고 쌀을 넣어 중간 불에서 약 15분간 삶아서 체에 밭친다. 동아에 붙어 있는 쌀은 물로 가볍게 씻어낸다(쌀은 따로 약재 주머니에 넣어도 된다).

❸ 냄비에 닭고기 간 것을 넣고 뭉치지 않도록 헤쳐 가면서 볶는다. 고기 색이 변하면 닭곰탕 국물을 붓고 ❷의 동아를 넣는다. 끓기 시작하면 종이뚜껑을 덮어 중간 불에서 5~6분간 조린다.

❹ 동아가 부드럽게 익으면 A를 넣고 4~5분간 조린 후 불을 끈다. 식을 때까지 그대로 두어 맛이 배게 한다. 다시 가열한 후 녹말물을 넣어 농도를 맞춘다.

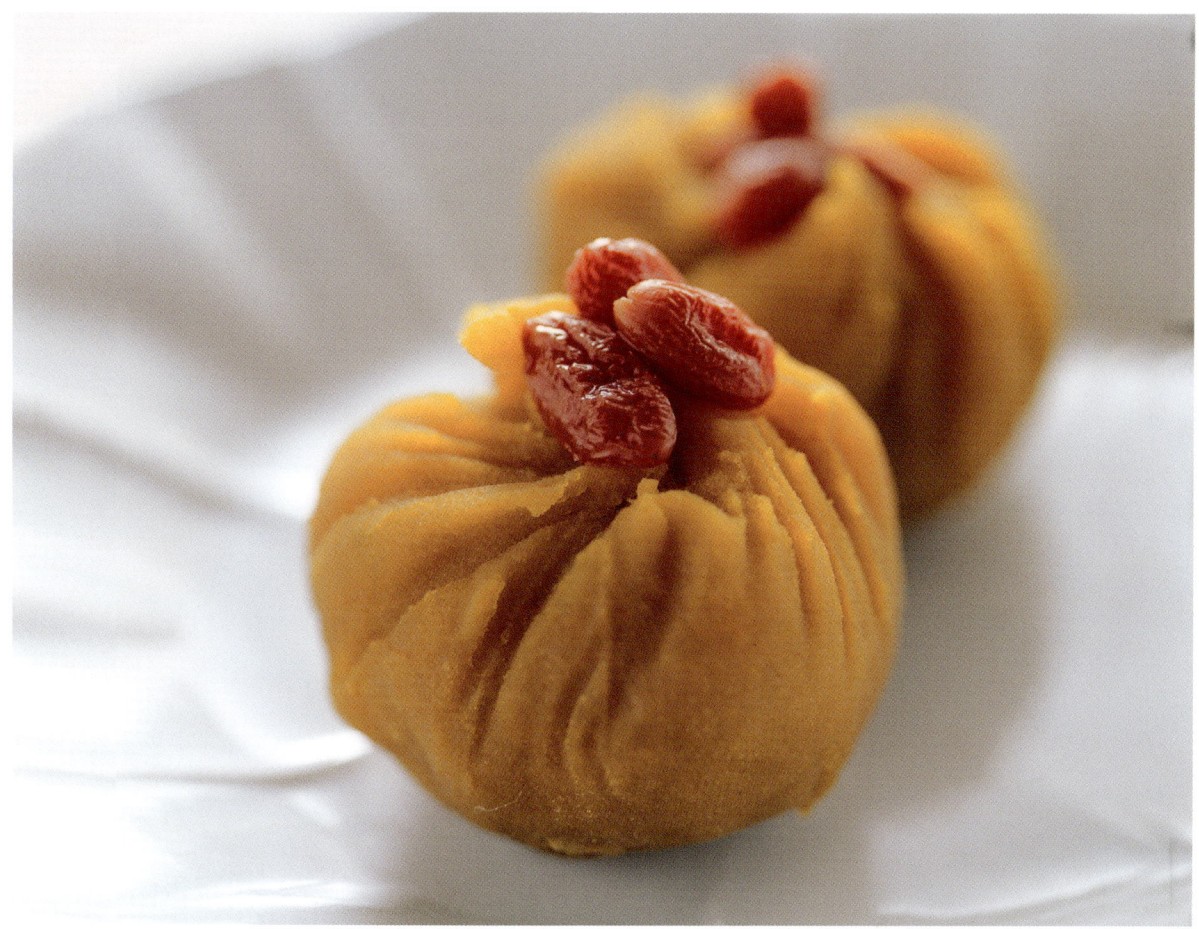

단호박찜

자연의 단맛을 지닌 단호박을 예쁘게 만들어 간식으로 먹는다.

재료(2인분)

단호박 100g(껍질, 씨, 속을 제거한 양), 설탕 1⅓큰술, 구기자 (280쪽 참조) 4~6알

이렇게 만드세요

① 단호박은 씨와 속을 제거하고 한 입 크기로 썰어 껍질을 벗긴다. 구기자는 물에 담가 둔다.

② 냄비에 단호박을 넣고 잠길 만큼 물을 부어 가열한다. 끓어오르면 물을 따라 버리고 설탕과 물을 ⅓컵 조금 더 되게 넣어 다시 가열한다. 끓어오르면 약한 불에서 5~10분간 삶아서 단호박이 부드럽게 익으면 꺼내어 체에 밭친다.

③ ②의 단호박을 푸드 프로세서로 갈거나 으깨어 페이스트 상태로 만든 후 다시 가열하여 되직하게 갠다. 한 김 식으면 둘로 나누어 랩이나 깨끗한 면보로 둥글게 말아 꼭지를 비틀어 모양을 만든다. 구기자를 2~3개 얹어 장식한다.

중의학이 주목하는 채소 연근·연자육

연꽃은 뿌리와 열매, 잎이 모두 약리 효과를 지닌 귀한 생약이다. 그중에서도 연근은 주변에서 쉽게 구할 수 있는 친숙한 채소로 조리법에 따라 다양한 맛을 즐길 수 있다.

생약으로도 쓰이는 연근과 연자육은 식양생을 위한 요리에도 적극 이용하는 것이 좋다. 연근은 갈증이나 열감·홍조와 같이 '수'의 부족에서 비롯되는 증상에 효과가 있다. 연자육은 정신을 안정시켜 주고, 청열 작용을 하는 연잎은 몸에 열감이 있을 때 달여서 차로 마시면 증상이 가라앉는다. 연근의 녹말을 가루로 만든 연근가루는 칡가루처럼 점성이 생기므로 화과자를 만들 때 쓰기도 한다. 칡가루를 이용한 갈탕처럼 연근가루를 따뜻한 물에 풀어 단맛을 내면 소화가 잘 되는 간식이 된다.

연근 양성/단맛·쓴맛

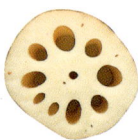

날것은 신체의 과도한 열을 제거하므로 '혈'에 열이 차서 일어나는 혈담, 혈변, 혈뇨 등을 낫게 하고, '혈'의 흐름을 원활하게 한다. '비위'와 '폐', '신'을 튼튼하게 하는 작용도 한다. 가열해서 익힌 연근은 '기·혈·수'를 두루 보하여 체력 저하나 빈혈, 백혈구 수의 감소를 개선한다. 또한 소화기의 기능 저하로 나타나는 설사나 변비에도 효과가 있다.

연자육 평성/단맛·떫은맛

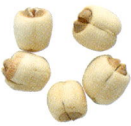

'비'의 상태를 바로잡고 '신'의 기능을 높여서 식욕을 돋운다. 정신을 안정시키는 작용도 하므로 불면증에 좋다. 쌀과 섞어 밥을 짓거나 죽에 넣거나 설탕물로 달게 조려서 먹는다. 연자육의 심은 쓴맛이 강하므로 제거한 후에 조리한다.

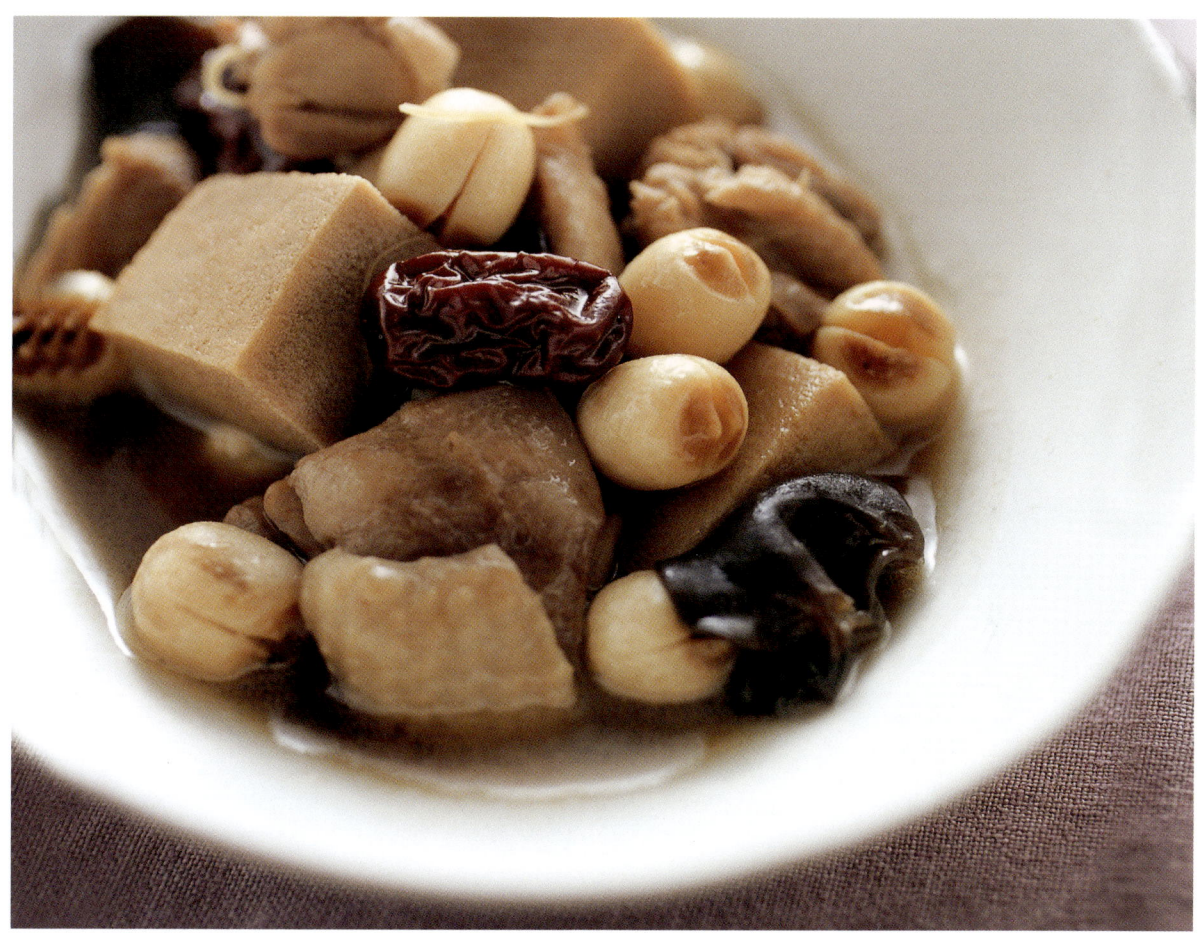

닭고기와 연자육 조림

연자육은 불리는 데 시간이 좀 걸리지만 대신 국이나 조림 등에 넣어 먹기 편하다.

재료(2인분)

닭 넓적다릿살 1장, **A**[청주·간장 1작은술씩], 연자육(282쪽 참조) 30g, 용안육(생약, 278쪽 참조) 10g, 대추(281쪽 참조) 4개, 고야두부* 2장, 목이버섯 4~5장, 생강 1쪽, 닭곰탕 국물(73쪽 참조) 1½컵, **B**[간장 1½~2큰술, 청주 1큰술, 설탕 1작은술], 참기름 1작은술

*두부를 얼렸다가 말린 식품

이렇게 만드세요

❶ 연자육은 미지근한 물에 담가 하룻밤 불린다. 대추도 미지근한 물에 담가 불린다. 고야두부는 포장지에 쓰인 사용법에 따라 불린 후 사방 2cm 크기로 썬다. 목이버섯은 물에 담가 불리고 딱딱한 부분은 잘라낸다.

❷ 생강은 가늘게 채 썬다.

❸ 닭고기는 불필요한 지방을 제거하고 사방 2cm 크기로 썰어 A로 밑간해 둔다.

❹ 중화팬을 달구어 참기름을 두르고 ❸의 닭고기를 넣어 볶는다. 노릇노릇해지면 중간 불로 줄이고 생강, 닭곰탕 국물, 물기를 뺀 ❶의 재료와 용안육을 넣는다. B로 간을 하고 8~10분간 끓인다. 조림 국물이 잦아들면 재료를 고루 버무린다.

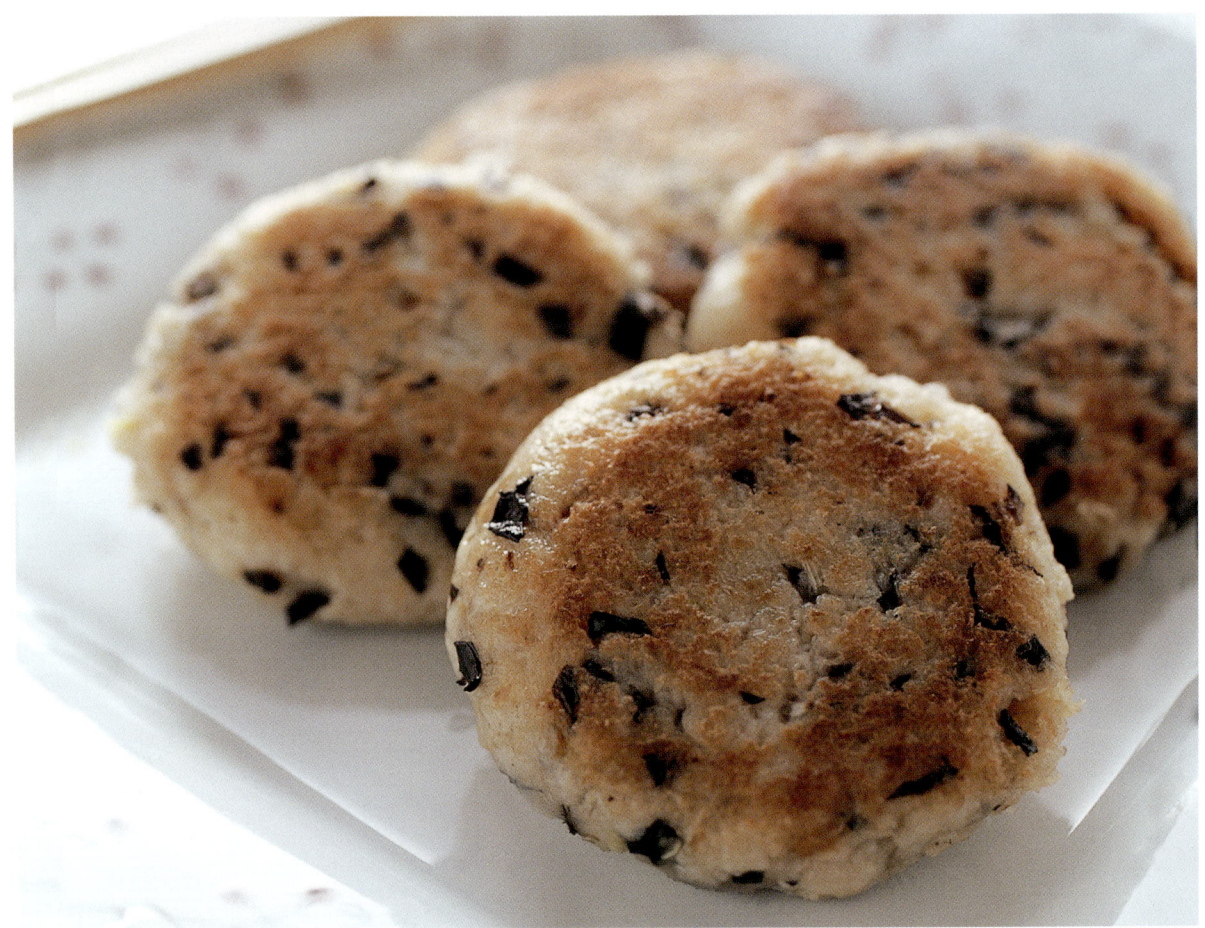

연근전

연근을 갈아서 부치면 점성이 생겨 독특한 식감을 느낄 수 있다. 고소하게 구워 먹으면 별미다.

재료(2인분)

연근 350g, 마른새우 1큰술, 목이버섯 2~3장, 대파 ⅙대, 달걀 푼 것 ½개 분량, **A** [녹말가루 3큰술, 간장 ½큰술, 참기름 ½작은술, 소금 ¼작은술, 후추 조금], 참기름 ½큰술

이렇게 만드세요

❶ 마른새우는 물에 담가 불려서 다진다. 목이버섯은 물에 담가 불려서 굵게 다진다.

❷ 연근은 껍질을 벗기고 강판에 갈아 면보에 싸서 물기를 짠다. 대파는 다진다.

❸ 볼에 ❶, ❷, A, 달걀 푼 것을 넣고 잘 섞어 준다. 4등분하여 동그랗게 빚는다.

❹ 프라이팬을 달구어 참기름을 두르고 ❸을 넣어 굽는다. 중간 불에서 한쪽 면을 2분 정도 구운 후 뒤집어서 나머지 면을 약한 불에서 1~2분간 굽는다.

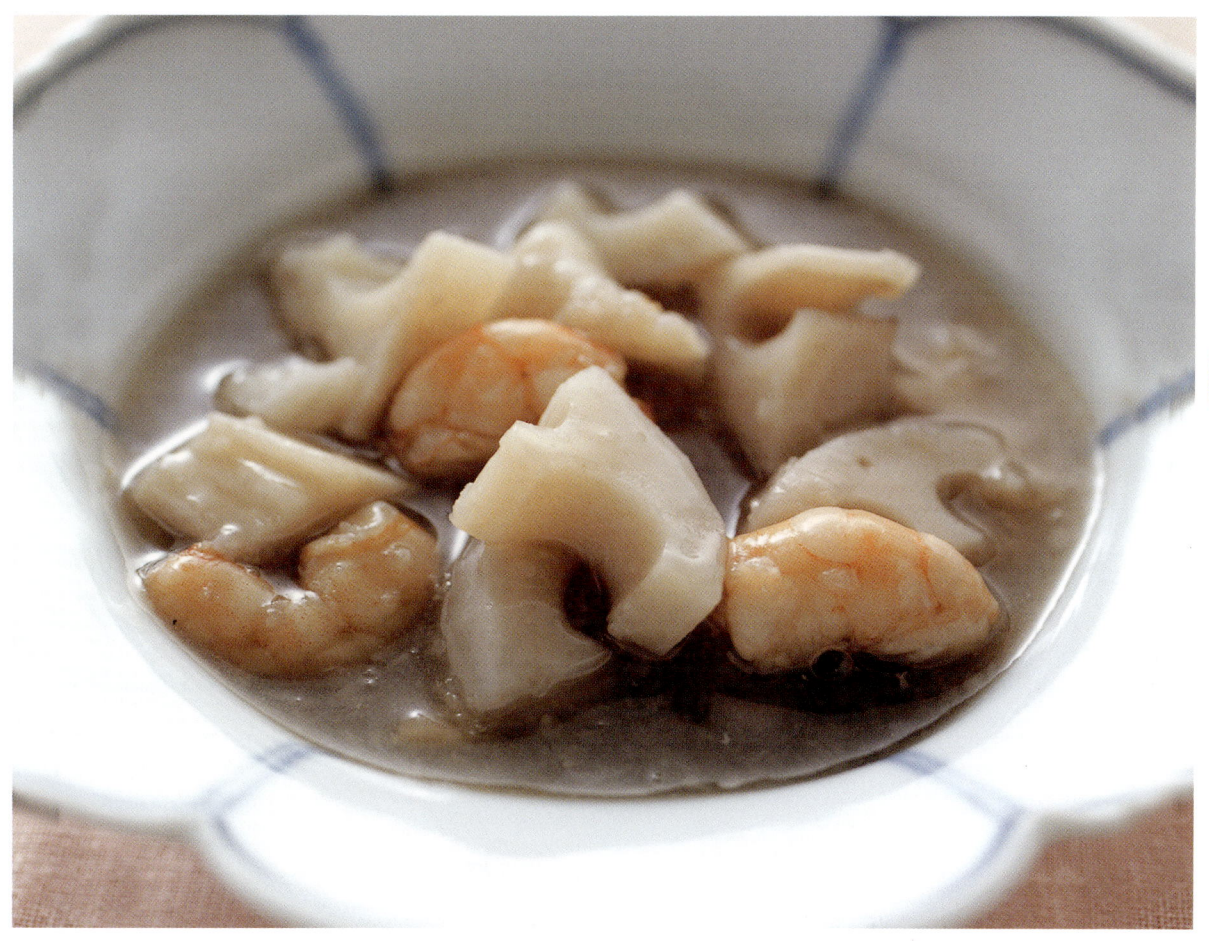

연근과 새우 조림

조림국물에 연근을 갈아 넣으면
국물이 걸쭉하고 부드러워진다.

재료(2인분)

연근 150g, 깐 새우 60g, 맛국물 약 1컵, 연근 간 것 3큰술, A[간장 ⅓큰술, 조미술(졸인 것) 1작은술 조금 못 되게, 소금 ⅕작은술]

이렇게 만드세요

① 연근은 껍질을 벗기고 4~6등분하여 1~2cm 폭으로 썬다. 식촛물(분량 외)에 담가 떫은맛을 우려낸다.

② 새우는 등 쪽의 내장을 빼고 반으로 자른다.

③ 물기를 뺀 연근을 냄비에 담고 잠길 만큼 맛국물을 부어 가열한다. 끓기 시작하면 중간 불로 줄이고 종이뚜껑을 덮어 7~8분간 조린다.

④ 연근이 부드럽게 익으면 A와 ②의 새우를 넣고 2~3분간 조린다. 연근 간 것을 넣고 한소끔 끓여 걸쭉하게 만든다.

중의학이 주목하는 채소 참마·토란

감자류는 자양 작용을 한다. 특히 참마와 토란은 '기'를 보하여 위장 기능을 회복하는 데 도움을 준다.

참마는 '산약'이라는 생약이며 '상품'으로 분류될 만큼 약효가 탁월하다. 식품으로도 효능이 뛰어나 위장의 상태를 조절하여 튼튼하게 한다. 위장이 좋지 않을 때는 익혀서 먹어야 하는데, 이때 푹 익히지 않더라도 참마를 갈아서 된장국에 얹어 먹는 정도면 된다.

중국에서는 토란이 종양을 치료하는 소종(消腫) 작용을 한다고 하여 암 환자가 즐겨 먹는다. 토란은 중국에서 암에 쓰는 생약으로 유명한 천남성이나 반하와 마찬가지로 천남성과에 속한다.

참마 평성/단맛

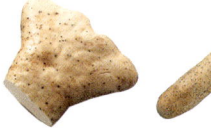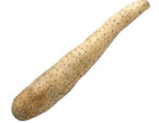

'비위'의 기능을 높여서 '기'를 충실하게 하며, '기·혈·수'가 부족한 '허증'을 개선한다. 변비나 설사 같은 소화기관의 불쾌 증상에도 효과가 있다. 보통은 날것을 강판에 갈아서 먹지만 '허증'일 때는 익혀서 먹는 것이 좋다. 날것을 지나치게 먹으면 소화불량이 일어날 수 있다.

토란 평성/단맛

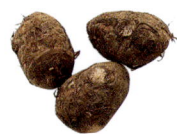

'비위'의 '기'를 보하여 위장 기능을 회복하는 데 도움을 준다. 소염·소종 작용도 한다. 중국에서 예부터 쓰이던 종양 치료약 중에 토란이 주원료인 것이 있다.

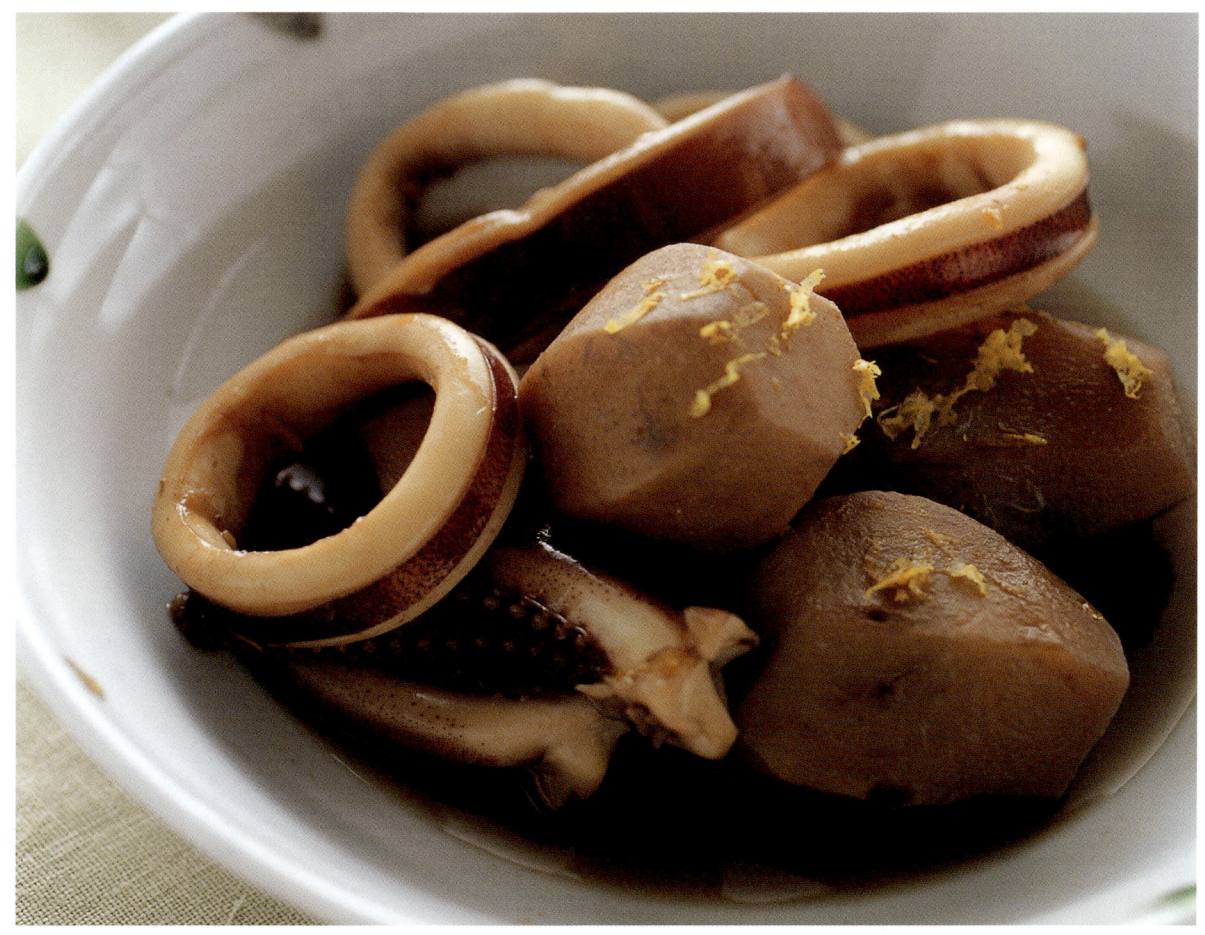

토란과 오징어 매콤달콤 조림

암을 억제하는 작용을 하는 것으로 알려진 토란을 맛 궁합 좋은 오징어와 함께 조렸다.

재료(2인분)

토란 300g, 오징어 작은 것 1마리, 생강 작은 것 1쪽, **A**[간장 2~2½큰술, 조미술 2큰술, 청주·설탕 1큰술씩, 소금 조금], 유자(껍질을 강판에 간 것) 적당량

이렇게 만드세요

❶ 토란은 아래위를 조금씩 잘라내고 길이 방향으로 껍질을 벗긴다. 냄비에 넣고 잠길 만큼 물을 부어 강한 불에서 4~5분간 삶는다.

❷ 삶은 물에는 토란의 미끈거리는 점액이 들어있으므로 쓰지 않는다. 토란은 물에 가볍게 헹구어 물기를 뺀다.

❸ 오징어는 내장과 눈, 입 등을 제거하여 손질한다. 몸통과 머리는 약 1cm 폭으로 썰고, 다리는 2~3개씩 떼어 놓는다.

❹ 생강은 껍질째 얇게 썬다.

❺ 냄비에 A와 생강 썬 것을 넣고 끓이다가 오징어를 넣고 뒤적이면서 강한 불에서 2분 정도 조린 후 불을 끈다.

❻ 다른 냄비에 ❷의 토란과 물 3컵을 넣고 강한 불에서 가열한다. 여기에 ❺의 조림 국물만 체로 걸러 넣은 후 다시 끓기 시작하면 약한 불로 줄여서 10~15분간 조린다.

❼ 토란이 부드럽게 익으면 ❺의 오징어를 넣고 강한 불에서 재빨리 조림 국물에 버무린다. 그릇에 담아 유자 껍질 간 것을 뿌린다.

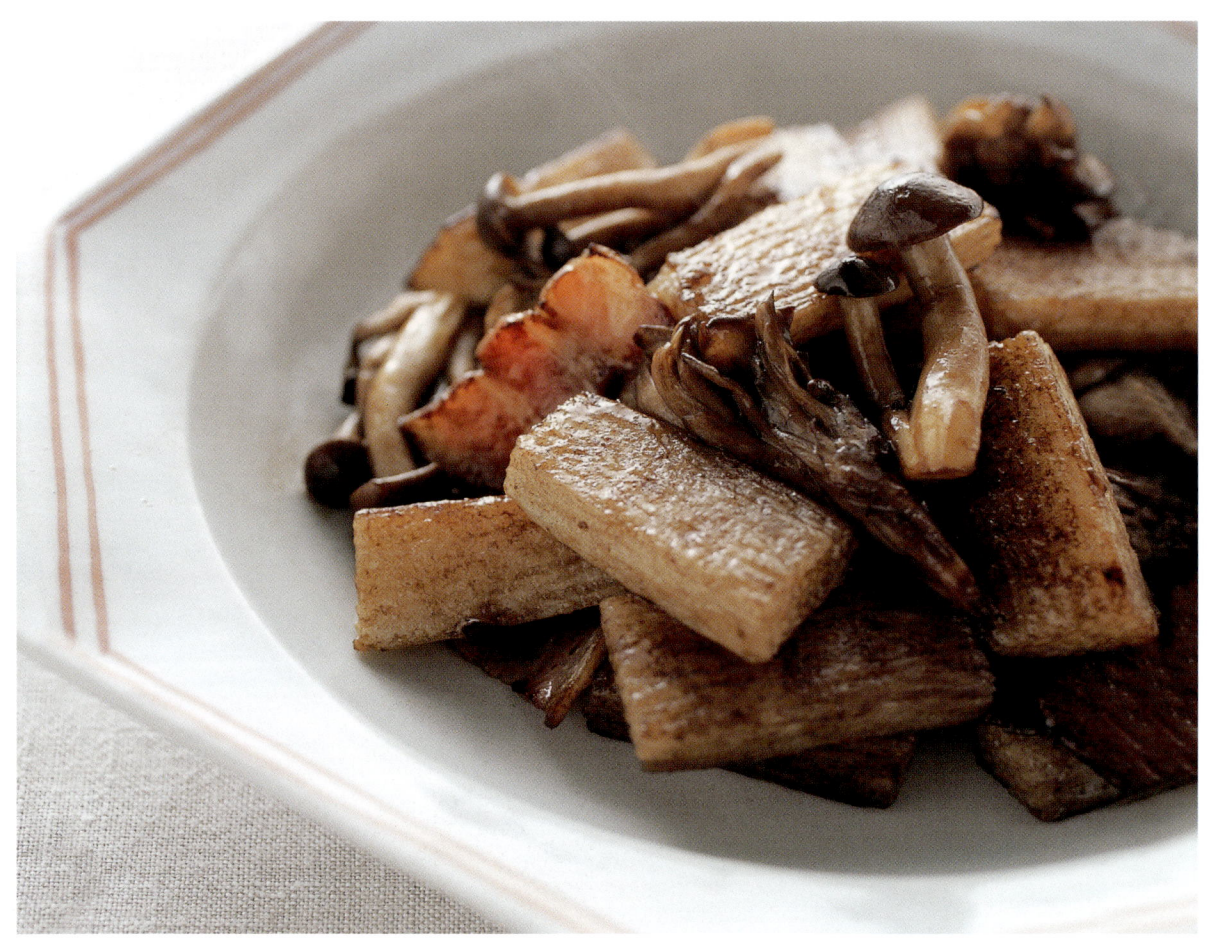

마와 버섯 발사믹 식초 볶음

볶은 마의 독특한 맛과
발사믹 식초의 신맛이 식욕을 돋운다.

재료(2인분)

마 200g, 잎새버섯 50g, 만가닥버섯 50g, 베이컨 1장, **A**[발사믹 식초 1큰술, 설탕 ⅛작은술, 소금 ⅒작은술, 후추 조금], 올리브유 ½큰술

이렇게 만드세요

❶ 마는 4~5cm 길이로 잘라 껍질을 벗기고 3~4mm 두께의 막대 모양으로 썬다. 잎새버섯과 만가닥버섯은 밑동을 잘라내고 송이를 작게 나눈다. 베이컨은 2cm 폭으로 썬다.

❷ 프라이팬을 중간 불로 달구어 올리브유를 두르고 마를 넣어 노릇해질 때까지 볶다가 뚜껑을 덮어 2분간 찌듯이 굽는다. 여기에 잎새버섯, 만가닥버섯, 베이컨을 넣고 뚜껑을 덮어 다시 2분 정도 찌듯이 굽는다.

❸ 약한 불로 줄이고 A를 넣는다. 끓어오르면 소스에 버무리면서 볶는다.

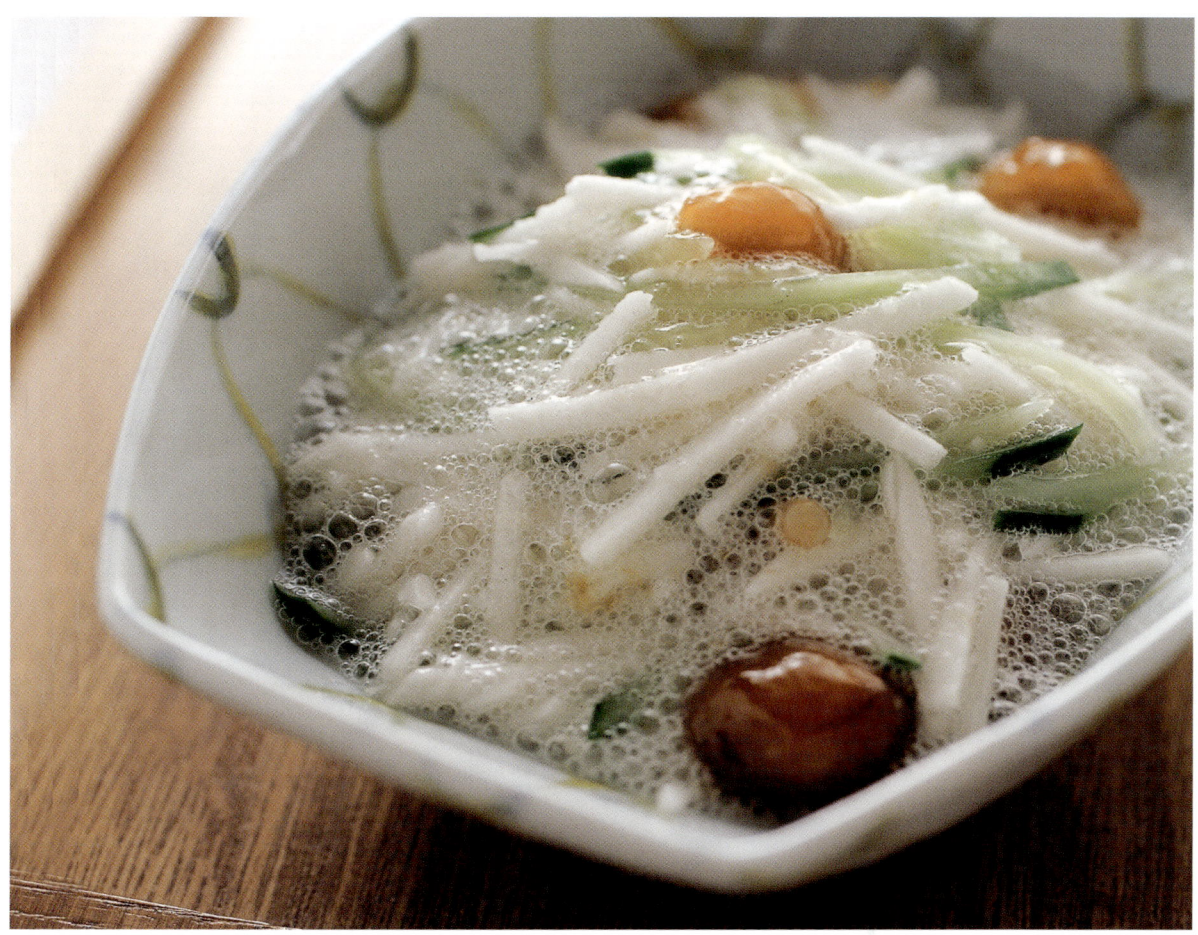

참마 무침

미끈거리는 참마의 식감을 즐길 수 있다.
'냉증'이 있거나 설사를 할 때는 먹지 않는다.

재료(2인분)

참마 200g, 오이 ½개, 맛버섯 40g, 고추냉이 조금, **A**[소금 ½ 작은술 조금 못 되게, 식초 1큰술 조금 더 되게, 맛국물 1큰술 조금 더 되게]

이렇게 만드세요

❶ 참마는 껍질을 벗기고 식촛물(분량 외)에 담갔다가 오이와 함께 채칼로 가늘게 채 썬다.
❷ 맛버섯은 체에 받쳐 뜨거운 물을 살짝 끼얹는다.
❸ A와 고추냉이를 섞어 ❶과 ❷를 버무린다.

중의학이 주목하는 채소 죽순·진고

죽순과 진고는 식이섬유가 풍부하고 식감이 좋을 뿐 아니라 중의학에서도 건강에 유익한 식품으로 꼽는다. 과연 그 효능이 무엇인지 알아보자.

진고는 논에서 재배하며 죽순과 마찬가지로 벼과 식물이다. 우리나라에는 아직 잘 알려져 있지 않지만 중국 요리에는 자주 쓰이는 식품이다. 죽순과 진고는 풍부한 식이섬유와 아삭한 식감으로 잘 알려져 있다.

죽순과 진고는 신체의 과도한 열을 제거하는 작용을 하므로 열이나 염증이 있는 경우가 아니라면 '온성'(61쪽 참조) 식품과 함께 먹어야 몸이 지나치게 차가워지는 것을 막을 수 있다. 변비를 치료하는 효과도 있지만 과식하면 위장에 부담을 주므로 주의해야 한다.

죽순 양성/단맛

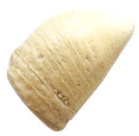

암으로 인한 발열을 가라앉히고 가래를 없앤다. 위장 기능의 회복을 돕고 변비나 배뇨 장애를 완화하는 효능도 있다. 그러나 과식하면 위장에 부담을 줄 수 있으므로 주의해야 한다.

진고(281쪽 참조) 양성/단맛

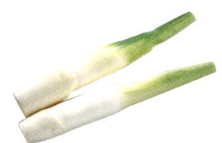

'청열·해독' 작용을 한다. 간암, 담낭암, 췌장암에서 오는 황달이나 대장암, 직장암에서 나타나는 변에 피가 섞이는 증상을 가라앉히는 데 효과가 있다. 구내염이나 인후의 통증을 완화하는 데도 쓰인다.

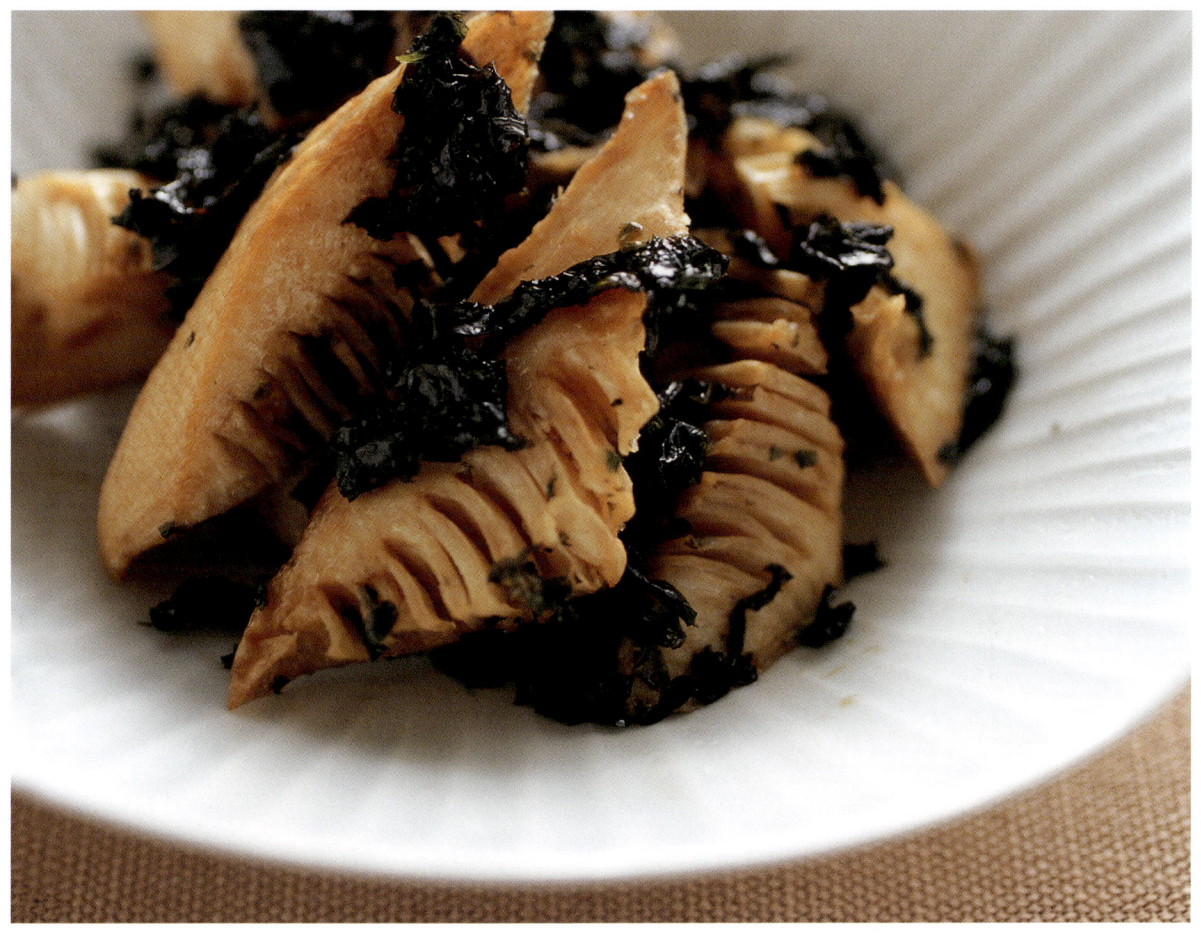

튀긴 죽순 김무침

죽순과 김은 맛이 잘 어울린다.
죽순을 튀겨서 맛이 더 깊고 풍부하다.

재료(2인분)

죽순(삶은 것) 150g, 마른 김 2g, **A**[청주 1큰술, 조미술·간장 ⅔큰술씩], 튀김용 기름 적당량

이렇게 만드세요

❶ 죽순은 삼각 모양이 되도록 각을 돌려 가며 한 입 크기로 썬다.

❷ 죽순의 물기를 없앤 후 180~190℃의 기름에 엷은 색이 나도록 튀긴다.

❸ 김은 살짝 구워서 손으로 부숴 놓는다.

❹ 프라이팬에 A와 물 ½큰술을 넣고 가열한다. 끓기 시작하면 ❷의 튀긴 죽순을 넣고 강한 불에서 재빨리 버무린다.

❺ ❹에 김의 ⅔분량을 넣고 버무려서 그릇에 담고 나머지 김은 위에 뿌린다.

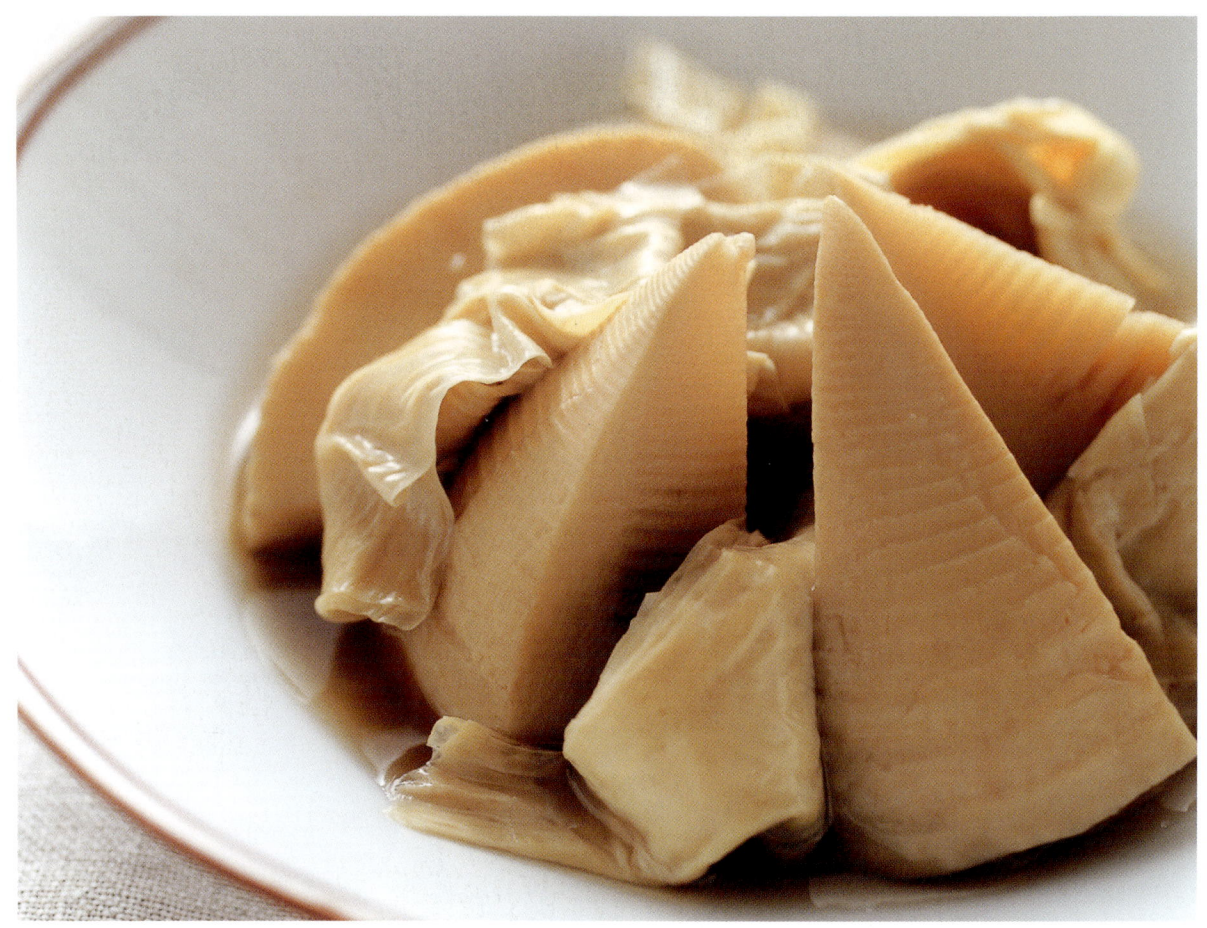

죽순과 유바 조림

위장 기능의 회복을 돕는다.
맛도 순해 먹기에 부담이 없다.

재료(2인분)

죽순(삶은 것) 150g, 생유바* 80g, A [맛국물 1½~2컵, 조미술 1½큰술], 저염간장 1½큰술

* 콩물을 끓일 때 표면에 생기는 연한 노란색의 얇은 막을 걷어 낸 것.
** 냄비 속에 들어갈 만한 크기의 평평한 뚜껑을 재료 바로 위에 덮어 주면 수분 증발을 막아 적은 양의 조림 국물로도 간이 고루 배고 재료가 잘 익게 된다.

이렇게 만드세요

① 죽순은 뾰족한 윗부분을 5~6cm 길이로 잘라 길게 4~6등분한다. 뿌리 부분은 1cm 두께로 반달 모양으로 썬다.

② 유바는 5cm×2cm의 직사각형으로 썬다.

③ 냄비에 A를 넣고 끓이다가 죽순을 넣는다. 다시 끓어오르면 약한 불로 줄이고 누름뚜껑**을 덮어 10분간 조린다. 간장을 넣고 약한 불에서 15~20분간 은근히 조린다.

④ 죽순을 냄비 한편으로 모으고 남은 자리에 ②의 유바를 넣어 2~3분간 조린다.

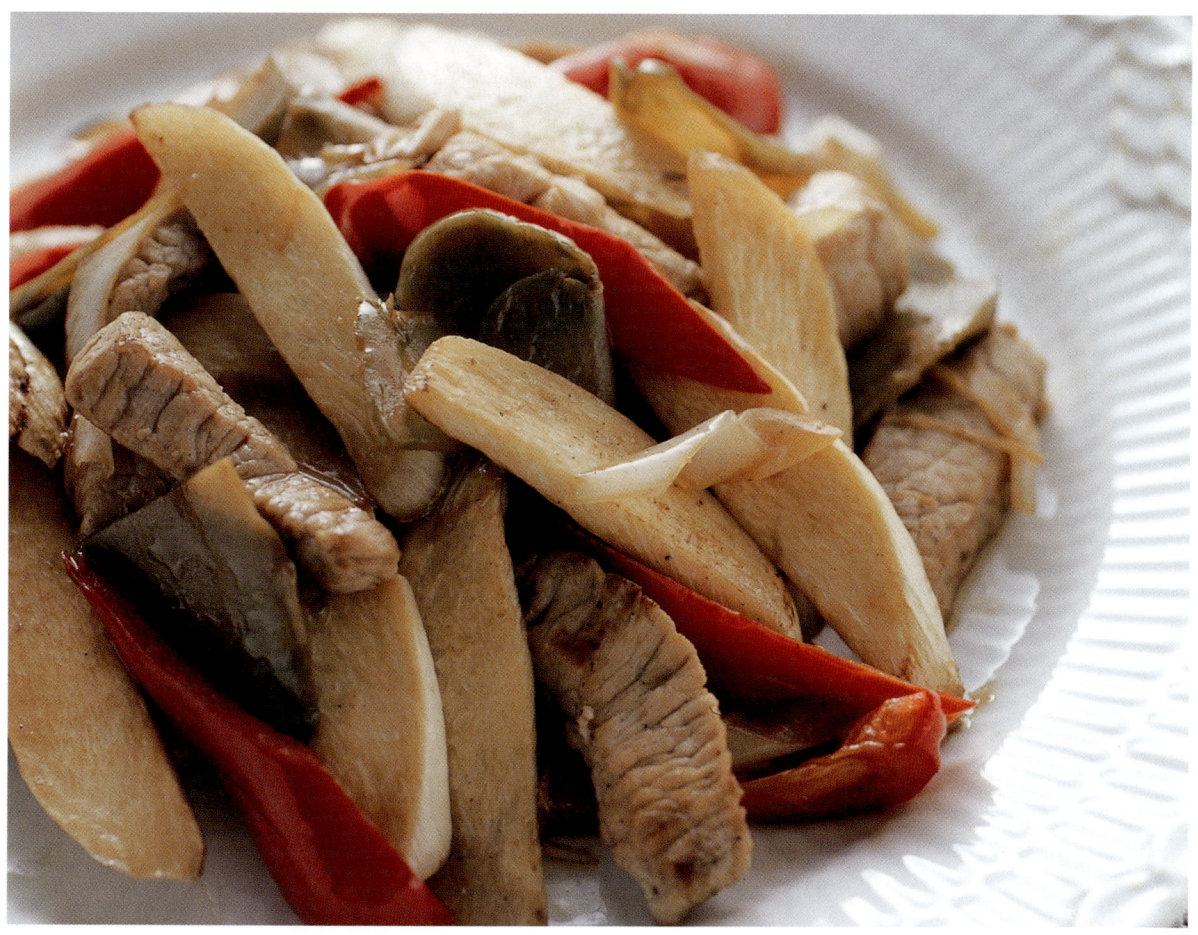

진고와 자차이 볶음

진고는 체내의 '독'을 배출시킨다.
아삭한 식감과 은근한 단맛이 일품이다.

재료(2인분)

돼지 뒷다리살(포크커틀릿용) 100g, **A**[청주·간장 ½작은술 씩], 진고(281쪽 참조) 2개(200g), 홍피망 작은 것 1개, 자차이(썰지 않은 것) 50g, 대파 ½대, 생강 큰 것 ½쪽, **B**[청주·간장 ½작은술씩, 설탕 ¼작은술, 소금·후추 조금씩], 참기름 1½큰술

이렇게 만드세요

❶ 돼지고기는 저며 썰어 A로 밑간해 둔다.

❷ 진고는 껍질을 벗기고 길이로 반 갈라 얇게 어슷 썰기 한다. 자차이는 반으로 나누어 얇게 썬 후 물에 30분 정도 담가 소금기를 빼고 물기를 짠다. 홍피망은 꼭지와 씨를 제거하고 삼각 모양이 되도록 각을 돌려 가며 조금 가늘게 썬다.

❸ 대파는 길이로 반 갈라 어슷하게 썰고, 생강은 채 썬다.

❹ 프라이팬을 달구어 참기름 1큰술을 두르고 ❶의 돼지고기를 강한 불에서 볶는다. 고기 색이 변하면 ❸을 넣어 볶는다. 남은 양의 참기름을 두르고 ❷를 넣어 볶다가 B로 간하고 섞어 가며 볶는다.

면역력을 높이는 식품 6 — 콩·콩 제품

최근 들어 콩과 콩 제품의 건강 효과가 높이 평가되고 있다.
중의학에서는 콩과 콩 제품이 신체의 과도한 열을 제거하는 작용을 한다고 말한다.
따라서 두부를 차게 날것으로 먹을 때는 생강과 같이 몸을 따뜻하게 하는 식품과 함께 먹는 것이 좋다.

콩은 중국에서 약 5000년 전부터 먹었던 전통 식품 중 하나다. 콩 제품인 두부나 두유는 '기'를 보하고 속을 편하게 하므로 특히 소화기계 암에서 나타나는 여러 증상을 완화하는 데 도움이 된다.

최근 실험 결과 대두 배아에 함유된 이소플라본이 암을 억제하는 작용을 하고 암이 신생 혈관을 생성하는 것을 저해하는 것으로 나타났다. 또한 여성호르몬이 과잉 상태일 때는 이를 억제하는 작용을 하여 호르몬 의존성인 유방암을 예방하는 데 도움이 되는 것으로 확인되었다.

대두 사포닌은 강력한 항산화 작용을 하여 세포의 암화를 억제하는 것으로 알려져 있다.

대두는 양질의 식물성 단백질을 공급해 주므로 식욕이 없거나 동물성 단백질을 삼가야 할 때는 두부나 두유와 같이 먹기 쉬운 콩 제품을 섭취하는 것이 좋다.

●● 콩·콩 제품과 그 효능

두부·두유 한성/단맛

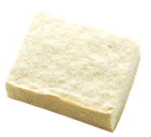
부족한 '기'를 보하고 체력을 증강하며 위장을 튼튼하게 한다. 또한 '수'를 보하여 신체에 진액을 생성한다. 암으로 인한 신체의 열감을 없애고 소화기계 암에서 나타나는 식욕부진이나 속이 거북한 증상을 낮게 한다. 방사선 치료로 인한 갈증을 해소하는 효과도 있다.

대두 평성/단맛

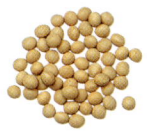
양질의 단백질로 '기'를 보한다. 검은콩은 약용으로 쓰인다. 대두 사포닌은 '해독·해열' 작용을 한다.

●● 기타 콩 제품

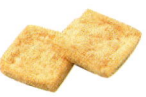 유부

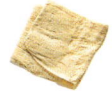 유바

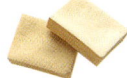 고야두부

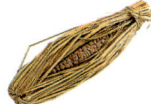 낫토

된장 등

●● 기타 콩류의 효용

콩류는 대부분 '비위'의 '기'의 흐름을 바로잡아 위장 기능의 회복을 돕는다. 식욕부진이나 소화불량, 변비나 설사 같은 소화기계의 불쾌 증상에는 콩류를 이용한 요리가 좋다.

팥 평성/단맛·신맛

이뇨·해독·소염 작용을 하여 부종, 복수, 염증 등의 증상을 완화한다. 팥 삶은 물을 마셔도 효과가 있다.

강낭콩 약한 온성/단맛

더위를 물리치고 위를 튼튼하게 한다. '기'의 흐름이 고르지 못해 나타나는 구토나 설사를 낮게 한다.

잠두(누에콩) 평성/단맛

위장 기능을 좋게 하고 소화불량을 낮게 하며 체력의 회복을 돕는다.

완두콩 평성/단맛

'비위'의 '기'를 보하여 위장 기능의 회복을 돕는다. 지사 및 이뇨 작용을 하므로 속이 좋지 않을 때 이용한다.

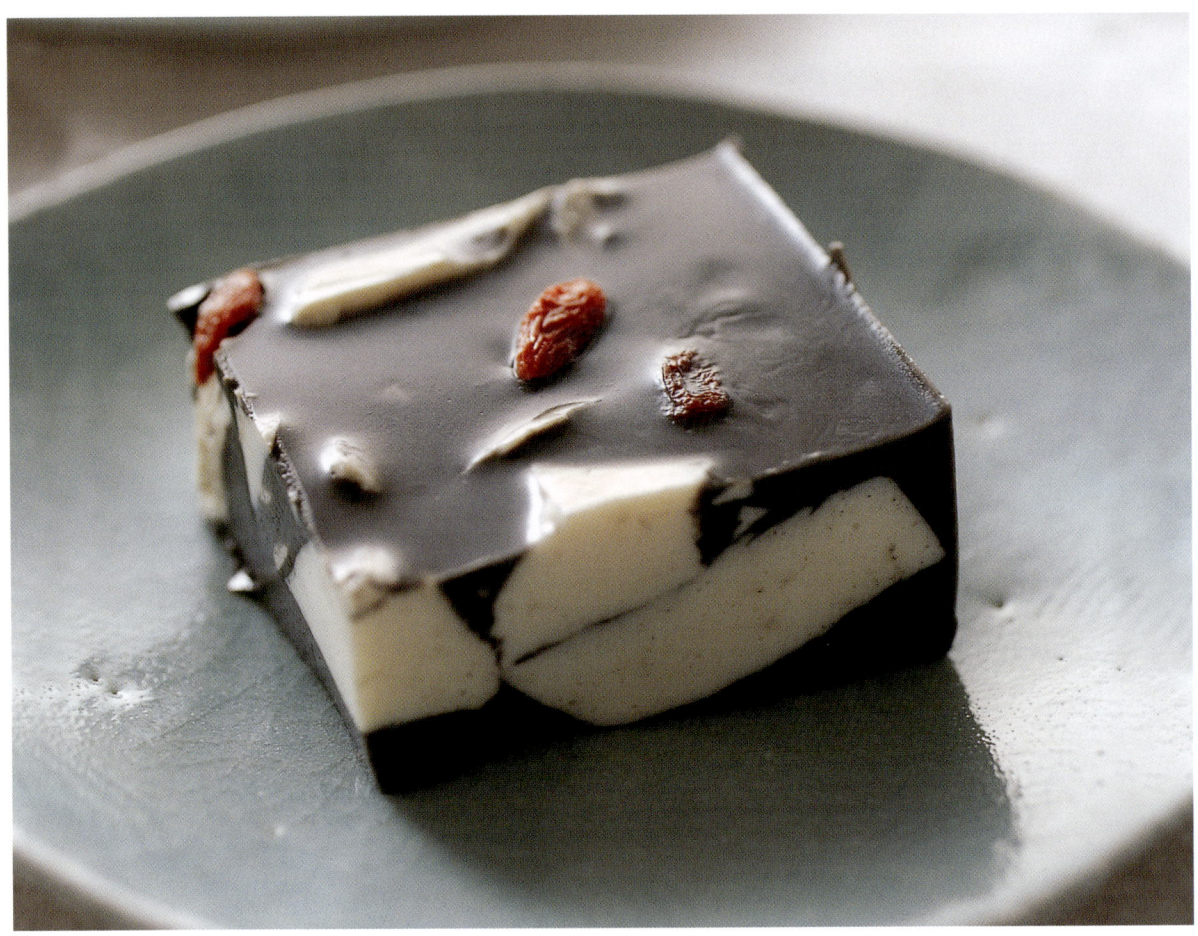

두부 검은깨 묵

겉보기와 달리 맛이 담백해서 먹기에 부담이 없다.
검은깨는 변비를 치료하는 효과가 있다.

재료(2인분)

두부(부드러운 것)* 200g, 검은깨 페이스트 3큰술, 맛국물 1컵, **A** [간장 1½~2큰술, 설탕 1큰술, 청주 ½큰술], 가루 젤라틴 1큰술, 구기자(280쪽 참조) ½큰술

이렇게 만드세요

❶ 두부는 찬물에서부터 데친 후 체에 밭쳐 식힌다. 구기자는 미지근한 물에 담가 불린다.

❷ 깨 페이스트에 맛국물을 섞어 묽게 갠다. 여기에 A를 넣고 설탕이 녹을 때까지 저어 주면서 잠시 가열한다.

❸ 가루 젤라틴에 물 3큰술을 넣고 전자레인지에서 30~40초간 가열하여 녹인다.

❹ ❷에 ❸을 넣고 ❷를 담은 그릇을 얼음물에 담가 식히면서 고루 섞는다.

❺ ❹가 걸쭉해지면 두부를 숟가락으로 떠 넣는다. 여기에 구기자의 ½분량을 넣고 가볍게 섞은 후 틀에 담는다. 남은 구기자를 위에 뿌리고 냉장고에서 식혀서 굳힌다. 굳으면 틀에서 빼서 썬다.

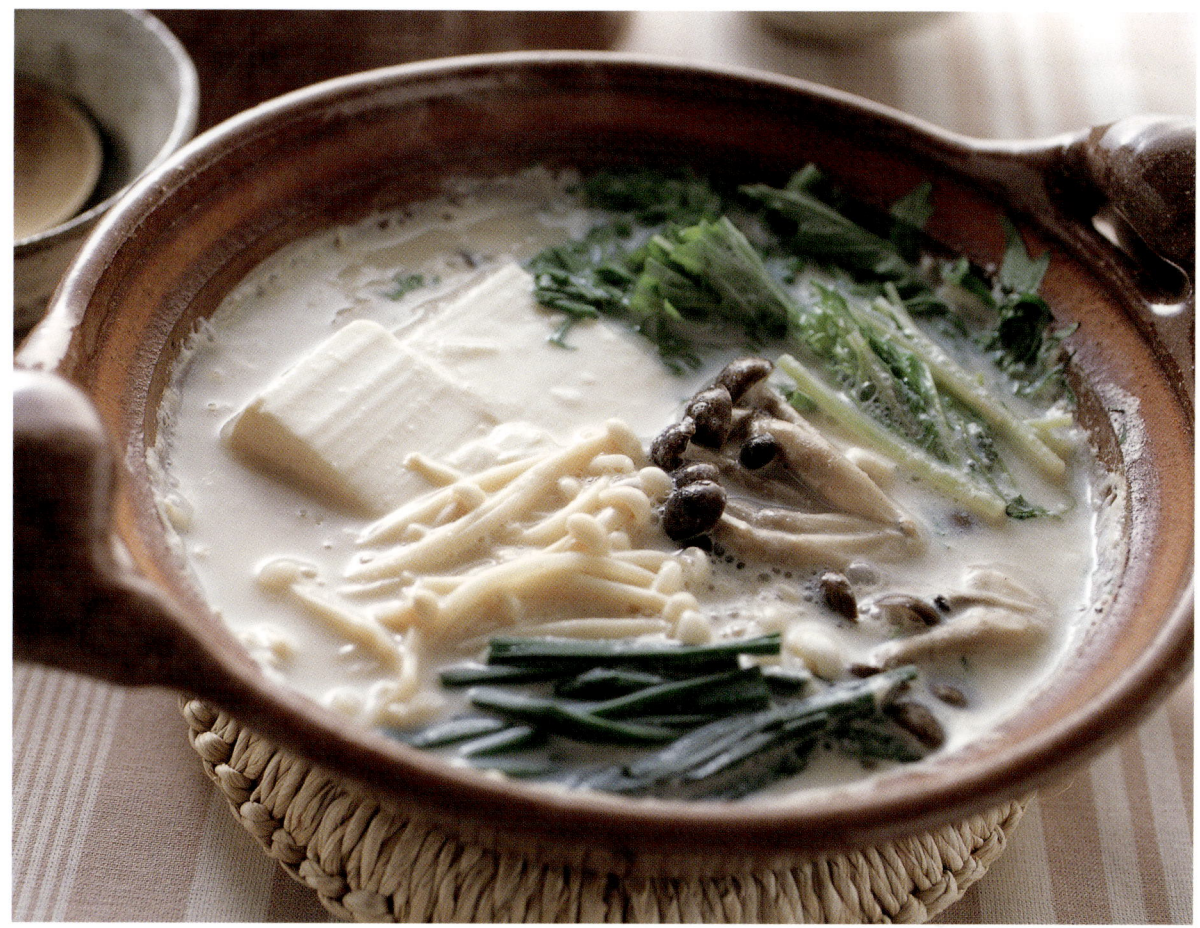

두유 전골

소화가 잘 되고 신체를 윤택하게 하므로 가족이 함께 먹어도 좋다.

재료(2인분)

두부(부드러운 것) 1모, 만가닥버섯 1팩, 팽이버섯 1봉지, 경수채 ½단, 실파 ½단, 두유 2컵, **A**[맛국물 1컵, 간장 1작은술, 소금 ⅓작은술 조금 더 되게]

이렇게 만드세요

❶ 두부는 6등분한다. 만가닥버섯은 밑동을 잘라내고 가닥을 작게 나눈다. 팽이버섯은 밑동을 잘라낸다. 경수채와 실파는 5cm 길이로 썬다.

❷ 냄비에 A를 넣고 중간 불에서 가열하다 끓기 시작하면 두유를 넣는다. 국물이 데워지면 ❶을 조금씩 넣어 익혀 가며 먹는다. 두유는 타기 쉬우므로 건지가 익으면 약한 불로 줄인다.

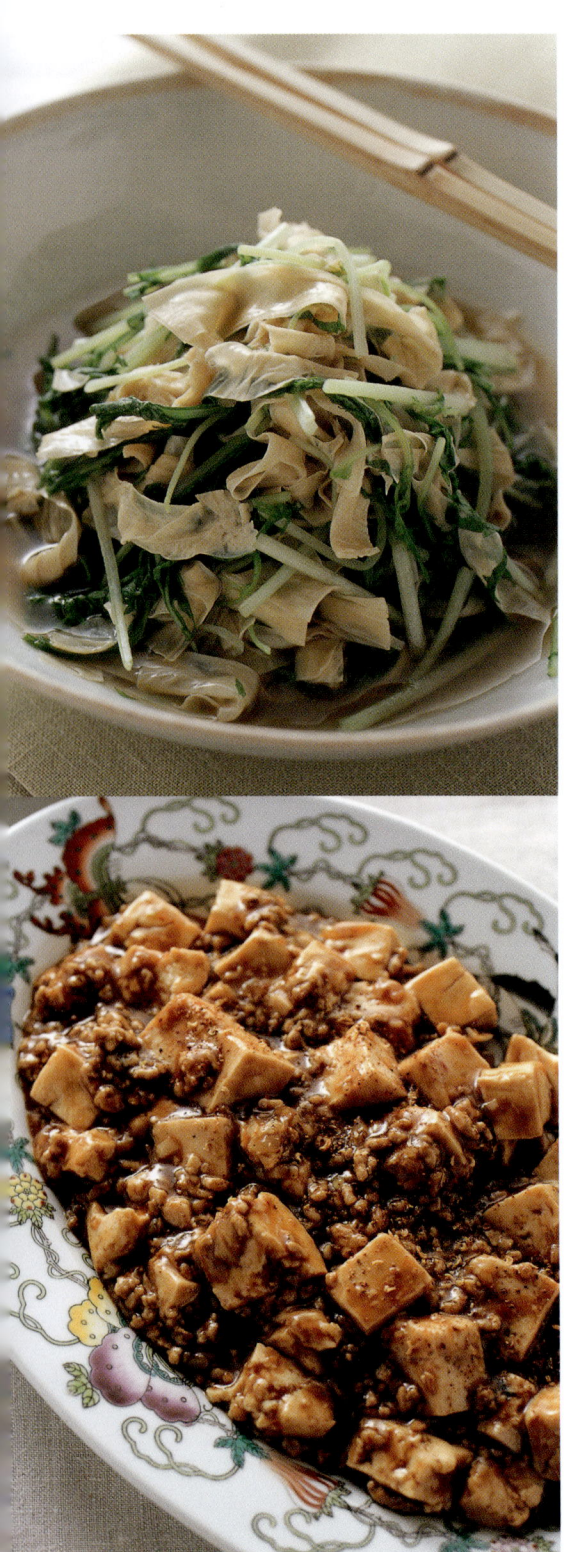

경수채와 유바 조림

자극적이지 않아 매일 먹어도 질리지 않고 입맛이 없을 때 먹어도 좋다.

재료(2인분)

유바 40g, 경수채 ½단, 맛국물(진하게 우린 것) ⅔컵, **A**[저염간장 ½큰술, 청주 2작은술, 조미술 1작은술, 소금 ⅕작은술 조금 못 되게]

이렇게 만드세요

❶ 경수채는 뿌리 부분을 깨끗이 씻고 5cm 길이로 썰어 줄기와 잎을 나눈다. 유바는 길이 3~4cm, 폭 1cm로 썬다.

❷ 냄비에 맛국물을 넣어 가열한다. 따뜻해지면 A와 유바를 넣고 조금 강한 중간 불에서 끓인다.

❸ 끓기 시작하면 경수채의 줄기를 넣고, 줄기가 나른해지면 잎을 넣어 가볍게 끓인다. 잎의 색이 선명해지면 재빨리 그릇에 옮겨 담는다.

마파두부

몸을 따뜻하게 하는 향신료가 들어 있어 먹으면 몸에 온기가 돈다. 매운맛은 기호에 맞게 조절한다.

재료(2인분)

두부(단단한 것) 1모, 돼지고기 간 것(살코기) 100g, **A**[마늘(다진 것) 1작은술, 생강(다진것) 1작은술, 대파(다진다) ⅓대], 두반장 ½큰술, **B**[청주 2큰술, 간장 1½큰술, 첨면장 1큰술, 설탕 ½작은술], 닭곰탕 국물(73쪽 참조) ¾컵, 녹말가루 1큰술, 참기름 2큰술, 대파(다진다) 5cm, 화초(산초, 281쪽 참조) 적당량

이렇게 만드세요

❶ 두부는 체에 받쳐 30분 정도 그대로 두어 물기를 빼고, 사방 1cm 정도의 주사위 모양으로 썬다. ❷ B를 고루 섞어 둔다. ❸ 중화팬을 잘 달구어 참기름을 두르고 돼지고기 간 것을 넣어 뭉치지 않게 센 불에서 재빨리 볶는다. ❹ 고기 색이 변하면 A를 순서대로 넣고 마지막에 두반장을 넣어 잘 볶는다. 향이 나기 시작하면 ❷를 넣고 윤기가 날 때까지 볶다가 닭곰탕 국물을 붓는다. ❺ 끓기 시작하면 두부를 넣어 크게 뒤적인다. 다시 끓기 시작하면 녹말물을 넣어 농도를 맞춘다. 마지막에 대파 다진 것을 넣고 크게 한 번 섞는다. 그릇에 담고 산초를 뿌린다.

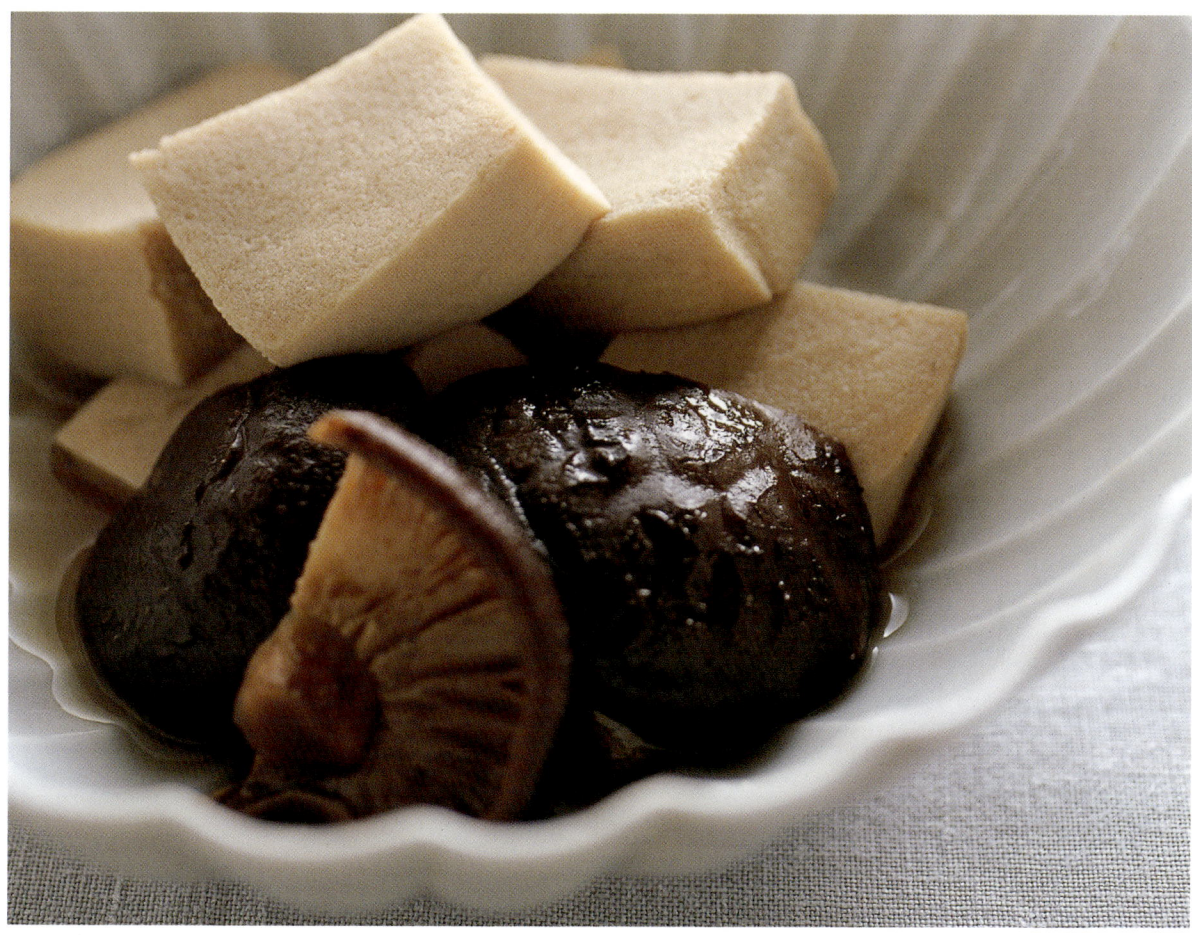

고야두부 조림

대두 단백질과 풍부한 식이섬유를 효과적으로 섭취할 수 있다.

재료(2인분)

고야두부 2장, 마른 표고버섯 3장, **A** [맛국물 1¾컵, 설탕 1큰술, 간장 ¾큰술, 청주 1작은술, 소금 ¼작은술], **B** [맛국물 ½컵, 설탕 ½큰술 조금 더 되게, 조미술 ½큰술, 간장 1큰술 조금 더 되게]

이렇게 만드세요

❶ 고야두부는 포장지에 쓰인 사용법에 따라 불린 후 물기를 꼭 짠다.

❷ 냄비에 A를 넣고 가열하다 끓기 시작하면 ❶의 고야두부를 넣고 누름뚜껑을 덮어 중간 불에서 10~12분간 은근히 조린다. 불을 끄고 그대로 식혀서 맛이 배게 한다.

❸ 마른 표고버섯은 물에 담가 불린 후 물기를 짜고 기둥을 떼서 기둥과 함께 냄비에 넣는다.

❹ 마른 표고버섯 불린 물을 체에 걸러 ¼컵을 받아 B의 맛국물과 함께 ❸에 넣고 가열한다. 끓기 시작하면 약한 불로 줄이고 위에 떠오르는 거품을 걷어 가며 3~5분간 끓인다. 여기에 B의 설탕과 조미술을 넣고 다시 3~4분간 끓인다. 마지막에 B의 간장을 넣고 누름뚜껑을 덮어 약한 불에서 약 10분간 끓인다.

❺ 고야두부와 표고버섯을 먹기 좋은 크기로 썰어 ❹와 함께 그릇에 담는다.

면역력을 높이는 식품 7 — 향신 채소

양념에 쓰이는 맵고 향이 강한 채소에는 암을 억제하는 작용을 하는 유효 성분이 있다.
여기서 소개하는 향신 채소들은 주위에서 쉽게 볼 수 있는 친숙한 것이므로 평소에 자주 요리에 곁들이거나 차로 마시거나 하여 적극적으로 섭취하도록 한다.

향신 채소에는 생강이나 마늘같이 매운맛이 나거나 푸른차조기나 파드득나물같이 향이 강한 것이 있다. 그중에는 효능이 뛰어나 생약으로 쓰이는 것도 많다. 생강이나 파, 고추와 같이 매운맛이 나는 것은 성질이 '열성' 또는 '온성'이라서 몸을 따뜻하게 하고 발한 작용을 한다. 신체의 열을 식히는 '한성·양성' 식품을 먹을 때 이런 '열성·온성' 식품과 함께 먹으면 균형을 이루어 몸을 차게 하는 작용을 완화할 수 있다. 예를 들어 두부를 날 것으로 먹을 때는 생강 간 것을 곁들여 먹는 것이 좋다.

독특하면서도 상쾌한 향을 지닌 셀러리나 푸른차조기, 양하 같은 채소의 정유 성분은 '기'의 흐름을 원활하게 한다. 식욕이 없거나 기분이 가라앉을 때, 스트레스가 쌓일 때 효과적이다.

이런 향신 채소들은 비교적 간단한 조리법으로 매일같이 식탁에 올릴 수 있다. 그 몇 가지 예를 살펴본다.

●● **주요 향신 채소와 그 효능**

푸른차조기(잎·열매) 온성/매운맛

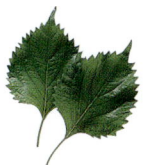

열매는 가래를 삭이고 기침을 멈추며 '수'의 부족에서 비롯되는 변비를 낫게 한다. 잎은 발한·살균 작용을 하므로 감기 초기에 효과가 있다. 또한 '기'의 흐름을 원활하게 하며, 해독 작용도 한다. 위장이 약한 사람에게 특히 좋다.

민트(박하) 양성/매운맛·약한 단맛

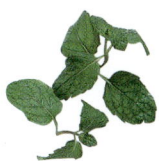

정유 성분을 함유하며 여름에 속에 찬 열을 제거한다. '기'의 흐름을 좋게 하고 스트레스에서 오는 불안이나 초조감을 가라앉힌다. 특별한 이유 없이 머리가 맑지 못하고 눈이 침침할 때, 구역질이 날 때 효과가 있다.

생강 약한 온성/매운맛

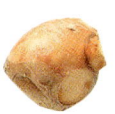

향이 있으며 위를 튼튼하게 한다. 몸을 따뜻하게 하고 발한을 촉진하며 구역질을 멎게 하고 해독 작용을 한다. 특히 생선이나 게의 '독'과 '한성(寒性)'을 누그러뜨리는 작용을 한다. 감기, 두통, 가래, 기침, 위장이 차서 생기는 구토 등에 효과가 있다. 항암치료로 구역질이 날 때 차에 생강즙을 넣어 마시면 어느 정도 가라앉는다. 생강을 쪄서 말린 것은 '건강'이라고 하는데, 위장을 따뜻하게 하는 효과가 더욱 강하기 때문에 냉증으로 인한 설사나 복통을 가라앉히는 데 쓰인다.

파 온성/단맛·매운맛

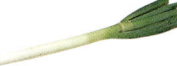

요리에 넣으면 비타민 B군이 잘 흡수되도록 돕는다. 파의 정유에는 파 특유의 냄새 성분인 유화알린이 들어 있다. 이 책에서는 파의 건위·발한·화담·이뇨 작용을 이용하여 레시피를 구성했다.

마늘 열성/매운맛

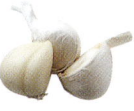

중의학에서는 마늘이 항균·소염·건위·진정·거담·강장 작용을 한다고 말한다. 미국의 국립암연구소가 진행하고 있는 암 예방 프로그램에서도 항암 효과가 있는 여러 가지 식품 중에서 마늘을 첫 번째로 소개했다. 마늘은 위암, 췌장암, 대장암 수술 후에 자주 나타나는 설사를 가라앉히는 데도 쓰인다.

양하 뿌리 온성/매운맛·약한 독성
꽃·잎·줄기 한성/쓴맛·단맛

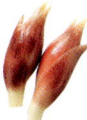

뿌리, 꽃, 잎, 줄기 모두 약으로 쓰인다. 신체의 과도한 열을 제거하고 해독하는 작용을 한다. 부종을 가라앉히는 효과도 있다.

●● **기타 향신 채소**

파드득나물, 고수, 파슬리, 쑥갓 등

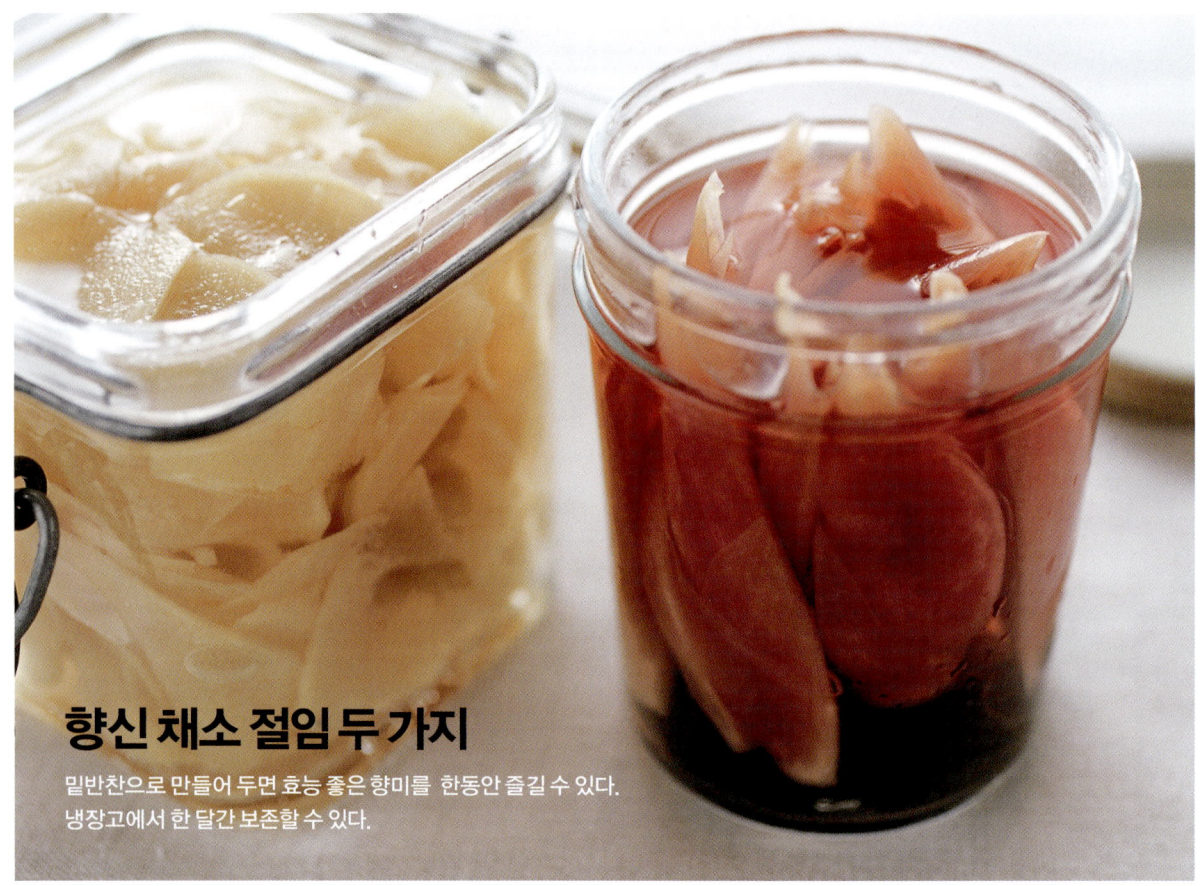

향신 채소 절임 두 가지

밑반찬으로 만들어 두면 효능 좋은 향미를 한동안 즐길 수 있다.
냉장고에서 한 달간 보존할 수 있다.

양하 새콤달콤 절임

재료

양하 15~20개, 소금 1½작은술, A[식초 1컵, 설탕 3큰술, 소금 1작은술], 다시마 5cm×5cm

이렇게 만드세요

① 양하는 길이로 반 갈라 소금을 뿌려 10분 정도 둔다.
② A를 고루 섞어 단 식촛물을 만들고 여기에 다시마를 넣는다.
③ ①을 끓는 물에 살짝 데친 후 물기를 빼고 뜨거울 때 ②에 절인다.

생강 새콤달콤 절임

재료

생강(덜 매운 것) 300g, 소금 조금, A[식초 1컵, 설탕 3큰술, 소금 ½작은술]

이렇게 만드세요

① 생강은 껍질을 벗기고 결대로 얇게 썬다.
② 끓는 물에 ①을 넣고 젓가락으로 저어 풀어 준 후 곧바로 체에 밭쳐 펼친다. 소금에 버무려서 식힌다.
③ A를 고루 섞어 단 식촛물을 만들고 여기에 ②의 생강을 넣어 절인다.

티타임에는 허브티를 마신다

민트나 생강의 향기 효과를 차로 누린다.

잠시 차를 마시는 여유로운 시간에는 건강에 좋은 향기도 함께 즐긴다. 허브차라면 차의 향기를 좀 더 쉽게 이용할 수 있다. 민트차는 '기'의 흐름을 좋게 하는 대표적인 차다. 티백을 사용하면 더 간편하다. 생강을 강판에 갈거나 얇게 저며서 홍차에 조금 넣어 마셔도 효과가 있다.

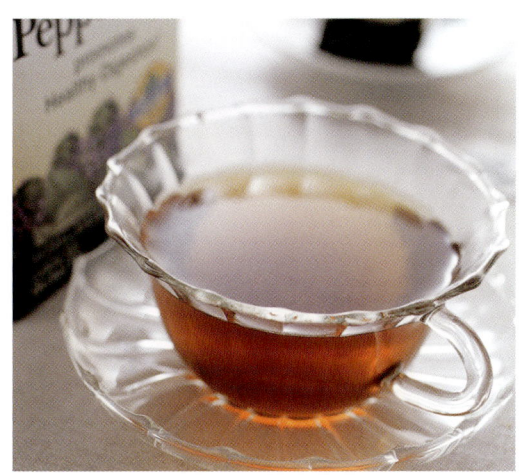

향을 토핑한다

조리 마지막에 향신 채소를 듬뿍 얹어 낸다..

된장국이나 면 요리, 조림 등은 마지막에 향신 채소를 듬뿍 올려 마무리한다. 평소에 간단한 음식에도 고명을 충분히 곁들여 낸다. 파나 파드득나물, 고수와 같이 평소 즐겨 먹는 것이면 된다. 요리의 풍미가 좋아지고 입맛도 살아날 것이다.

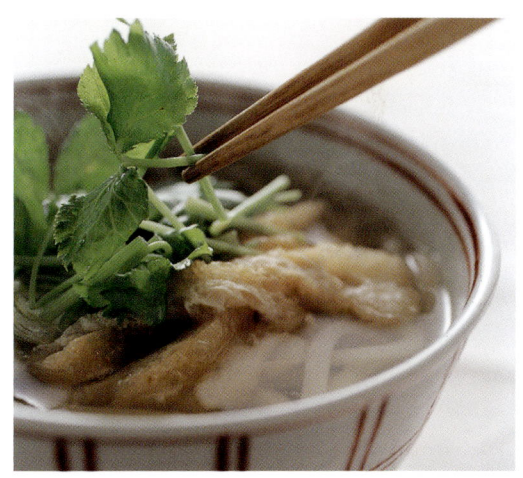

향신 채소는 먹기 직전에 썬다

향기 성분이 '기'의 흐름을 좋게 한다.

향신 채소는 향기의 정유 성분에 효능이 있다. 이 성분을 효율적으로 이용하려면 우선 신선한 것을 골라야 하고 먹기 바로 전에 썰어야 한다. 미리 썰어 두면 시간이 지나면서 향기 성분이 날아간다. 열을 가할 때는 짧은 시간에 조리하고, 요리가 완성되면 오래 두지 않고 바로 먹는 것이 좋다.

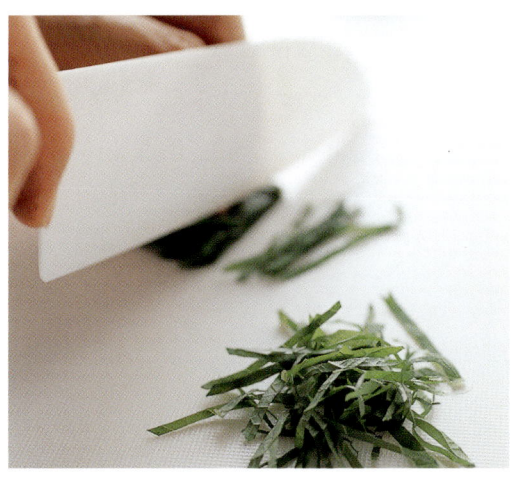

면역력을 높이는 식품 8 — 과일

과일은 비타민과 미네랄, 식이섬유뿐만 아니라 향기 성분에도 효능이 있다.
특히 제철 과일이 좋다. 후식이나 간식으로 먹고 과식하지 않도록 한다.

과일은 '기'의 흐름을 원활하게 하여 신체 상태를 조절하는 다양한 효능이 있다. '단맛'과 '신맛'(63쪽 참조)으로 신체를 윤택하게 하므로 후식이나 간식으로 먹으면 좋다. 평소 즐겨 먹는 과일도 좋지만 특히 제철 과일은 그 계절에 맞게 신체에 작용하므로 더욱 좋다. 과일도 저마다 성질(61쪽 참조)이 있다. 복숭아나 귤처럼 몸을 따뜻하게 하는 것도 있는가 하면 수박이나 감처럼 몸을 차게 하는 것도 있으므로 자신의 몸 상태에 맞게 골라 먹도록 한다.

목에 통증이 있거나 입맛이 없을 때는 주스로 만들어 마셔도 좋다. 그러나 과일을 너무 많이 먹으면 당분을 과다 섭취하게 되므로 주의해야 한다. 과일에도 열량은 있지만 과일로만 '기·혈·수'를 보하기에는 충분하지 않다. 어디까지나 보조적인 역할을 하는 것이므로 후식이나 간식으로 먹는 것이 좋다.

●● 주요 과일과 그 효능

귤 온성/단맛·신맛

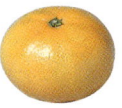

'기'의 흐름을 좋게 하고 식욕부진을 개선한다. 다른 감귤류도 마찬가지 작용을 한다. 귤을 먹을 때는 하얀 속껍질도 함께 먹는 것이 좋다. 귤의 씨는 기의 흐름을 좋게 하고 혈괴를 다스린다. 귤껍질을 말려서 오래 묵힌 것을 진피(277쪽 참조)라고 하며, '기'의 흐름을 바로잡는 생약으로 쓰인다.

바나나 양성/단맛

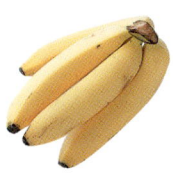

입마름을 낫게 하고 '폐'를 윤택하게 한다. 장을 윤택하게 하여 '수'의 부족으로 인한 변비를 치료한다. 목에 염증이 있을 때는 바나나로 밀크셰이크를 만들어 먹는 것도 좋다.

수박 양성/단맛

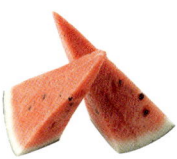

입마름을 낫게 하고 신체의 과도한 열을 제거하며 이뇨 작용으로 부종을 가라앉힌다. 과육뿐만 아니라 씨와 껍질에도 약효가 있다.

파파야 양성/단맛

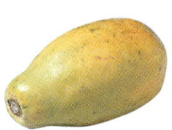

'비위'의 기운을 길러 소화를 돕고 식욕부진을 개선한다. 허약해진 '폐'를 치료하는 데도 사용한다. 레몬즙을 뿌리면 맛이 진해져서 더 맛있게 먹을 수 있다.

배 양성/단맛·약간 신맛

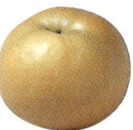

'폐'를 윤택하게 하므로 마른기침이나 가래를 삭이는 데 효과적이다. 목의 통증과 구내염을 치료하고 불안이나 초조감 같은 고조된 기분을 가라앉히는 효과도 있다. 변이 묽거나 설사를 할 때는 피한다.

석류 온성/단맛·신맛

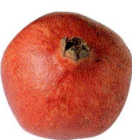

'수'의 부족에서 비롯되는 입마름이나 열감·홍조 등의 증상을 가라앉힌다. 부인과 계통의 암에 좋으며 설사를 치료하는 데도 쓴다.

딸기 평성/단맛·신맛

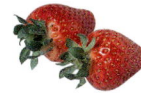

열에 의한 충혈을 개선하고 해독 작용도 한다. '기·혈'이 부족하거나 목에 통증이 있을 때, 위장이 약할 때 쓴다.

●● 기타 과일

비파 평성/단맛·신맛
'폐'를 보한다.

사과 평성/신맛·단맛
정장 작용을 한다.

복숭아 온성/신맛·단맛
'혈'의 정체를 개선한다.

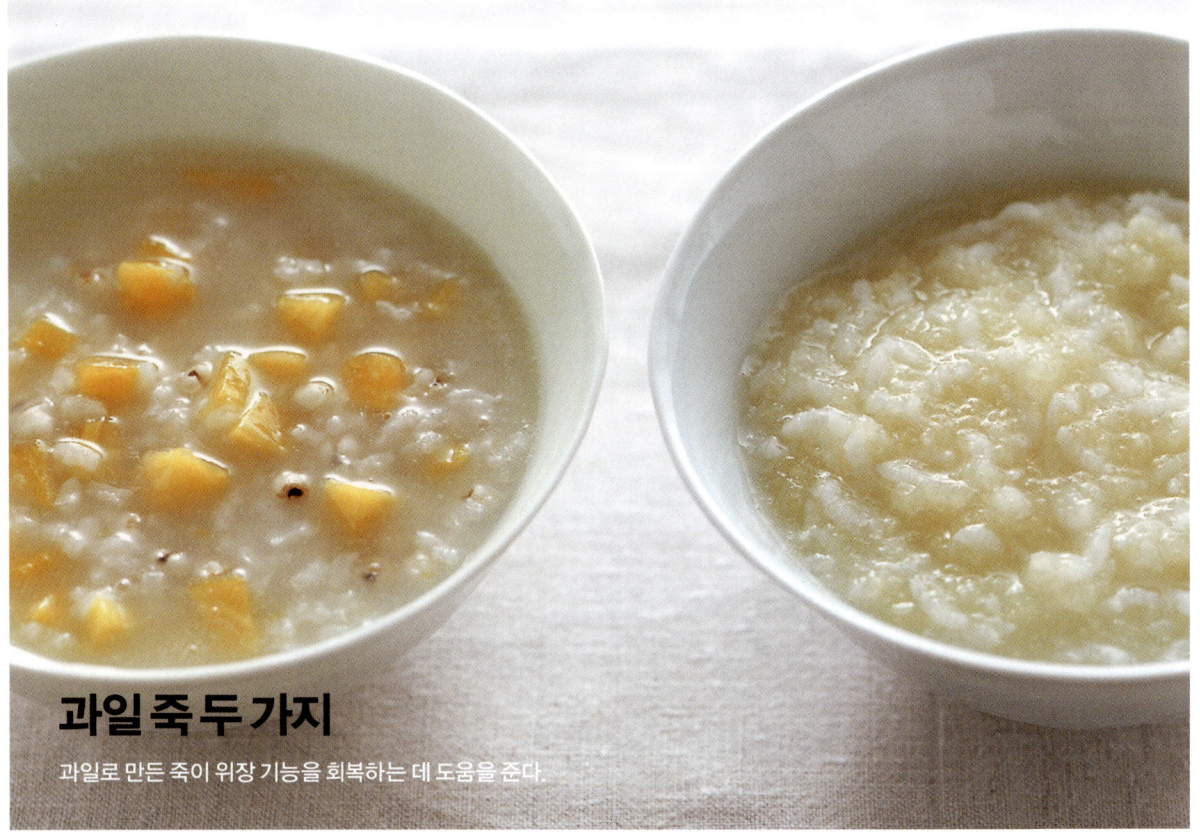

과일 죽 두 가지

과일로 만든 죽이 위장 기능을 회복하는 데 도움을 준다.

파파야 율무 죽

재료(2인분)

흰쌀 ½컵, 율무(282쪽 참조) ⅓컵, 파파야 ¼개(약 100g)

이렇게 만드세요

❶ 율무는 씻어 물에 1시간 동안 담가 두고, 쌀은 씻어 체에 밭친다.

❷ 물기를 뺀 율무를 쌀과 함께 냄비에 담아 물 4컵을 붓고 가열한다. 끓어오르면 약한 불로 줄이고 가끔 저으면서 40~50분간 끓인다.

❸ 파파야는 껍질과 씨를 제거하고 사방 5mm 크기로 썬다.

❹ ❷에 파파야 썬 것을 넣고 2~3분간 끓인다.

사과 죽

재료(2인분)

흰쌀 ⅓컵, 사과 1개

이렇게 만드세요

❶ 쌀은 씻어 체에 밭친다.

❷ 냄비에 ❶의 쌀과 물 3½컵을 넣고 가열한다. 끓어오르면 약한 불로 줄이고 가끔 저어 주면서 40~50분간 끓인다.

❸ 사과는 껍질과 씨를 제거하고 강판에 갈아 곧바로 ❷에 넣고 1분 정도 끓인다.

차와 함께 먹는 과일

과일을 넣어 마시면 '기'의 흐름이 원활해진다.

얇게 썬 레몬이나 마멀레이드를 홍차에 넣어 마시거나 달게 조린 금귤을 중국차에 넣어 마셔 보자. 늘 마시던 평범한 차가 암 치유를 돕는 음료로 바뀐다. 건강에도 좋고 더 맛있게 보인다. 친구나 가족과 함께 즐겨 보자.

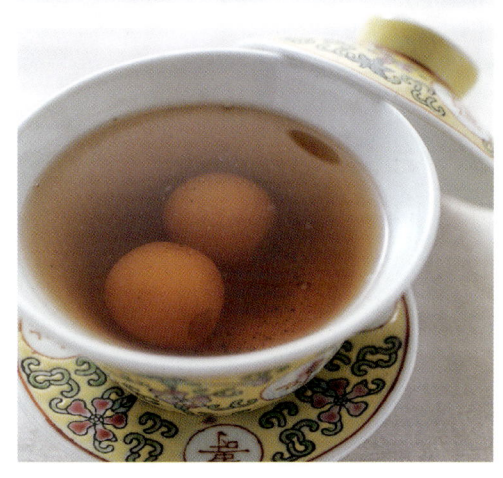

요리와 함께 먹는 과일

샐러드나 드레싱의 재료로 쓴다.

과일은 보통 그대로 먹지만 요리에 이용하는 방법도 있다. 사과나 배를 샐러드에 넣어 먹거나 레몬즙을 드레싱 대신 써도 된다. 무를 강판에 갈아 양념으로 쓸 때는 사과를 함께 갈아 넣는 것도 좋다.

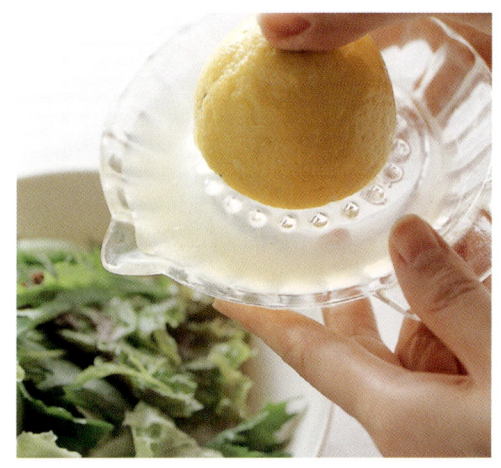

감귤류를 먹는다

'기'의 흐름을 원활하게 하는 효능이 있다.

감귤류의 상큼한 향기에도 '기'의 흐름을 원활하게 하는 효능이 있다. 귤, 레몬, 그레이프프루트, 유자, 카보스* 등 평소 즐겨 먹는 것이나 제철 과일이 좋다.

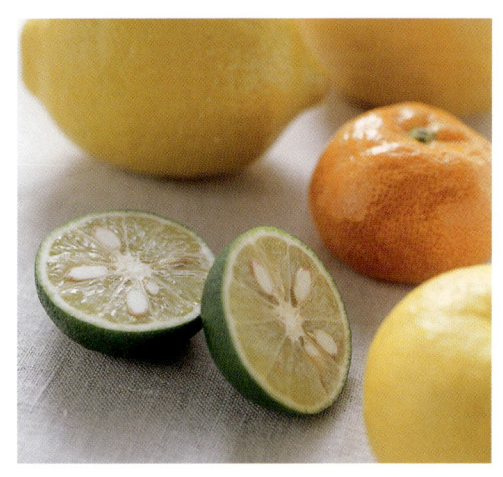

*유자의 근연종(近緣種)으로 모양이 동글고 과육의 신맛이 강하다.

면역력을 높이는 식품 9 곡류

날마다 먹는 곡류도 종류마다 성질과 맛이 다르므로 우리 몸에 미치는 영향도 차이가 난다. 곡류의 특성을 알아 자신의 몸 상태에 맞는 것을 골라 쓰도록 한다.

주식으로 삼는 곡류가 신체의 기본을 이룬다고 해도 지나친 말이 아니다. 곡류가 우리 몸에 미치는 영향이 큰 만큼 어떤 곡류를 선택하느냐가 중요하다.

몸 상태에 맞춰 매일같이 주곡의 종류를 바꾸기란 쉬운 일이 아니지만, 백미를 기본으로 하고 여기에 다른 곡류를 조금씩 섞어 먹는 정도라면 크게 번거롭지 않다. 위장 상태가 좋으면 잡곡을 원하는 만큼 섞어 먹어도 되지만, 갑자기 현미식으로 바꾸는 것은 몸에 부담을 줄 수 있어 좋지 않다. 특히 '허증'(43쪽 참조)인 사람은 위장이 약한 경우가 많은데, 현미는 식이섬유가 많아 소화불량을 일으킬 수 있으므로 주의해야 한다. 처음에는 죽을 쑤어 먹거나 백미에 조금씩 섞어 먹으면서 반응을 지켜보는 것이 좋다. 밀은 '기·혈'을 보하고 정신을 안정시키는 효능이 있으므로 가끔은 국수와 같은 면 요리를 먹는 것도 좋다. '실증'(43쪽 참조)인 사람에게는 잡곡이나 현미를 즐겨 먹을 것을 권한다.

●● 주요 곡류과 그 효능

좁쌀 약한 온성/단맛

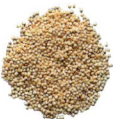

'기'·'혈'을 보한다. 위장상태가 나쁘거나 불면증이 있을 때 좋다. 정신을 안정시키는 효능도 있다.

멥쌀(정백미) 평성/단맛

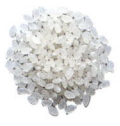

신체에 매우 순하게 작용한다. '기'를 보하고 '비위'를 튼튼하게 한다.

찹쌀 약한 온성/단맛

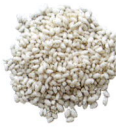

'비위'를 따뜻하게 하여 오장의 기능을 높인다. 팥밥이나 찰밥, 떡 등으로 먹는다.

흑미 온성/단맛

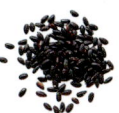

몸을 따뜻하게 하고 '기'를 보하는 효능이 뛰어나다. '냉증'이 있거나 체력이 떨어진 사람에게 좋다.

● 기타 곡류

피 평성/단맛·신맛
'기'를 보하고 '비위'를 튼튼하게 한다. 더위를 잘 타는 사람에게 좋다.

멥쌀(현미) 평성/신맛·단맛
식이섬유가 풍부하다. 위장이 약할 때는 섭취에 주의한다.

잡곡밥

좋아하는 잡곡을 백미에 섞어 먹는다

멥쌀(정백미) 2컵에 1~2큰술의 비율로 잡곡을 섞고 밥물을 적당히 넣어 짓는다. 전기밥솥을 이용해도 된다. 위장 상태가 나쁘지 않다면 현미나 발아현미를 섞어 먹는 것도 좋다.

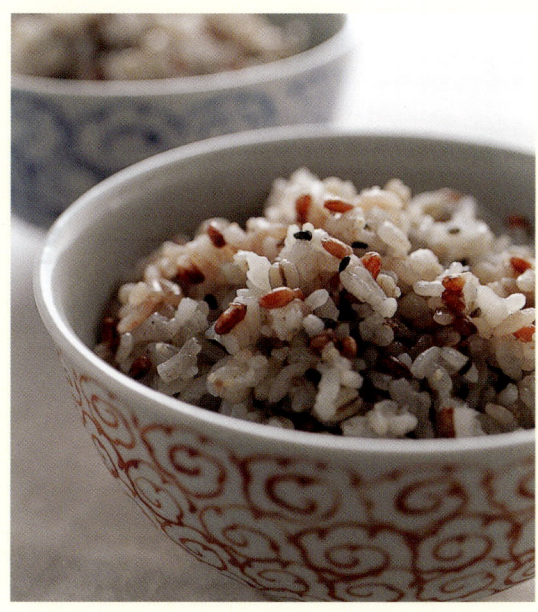

Part 4

암 발생 부위별 증상을 완화시키는 식양생 레시피

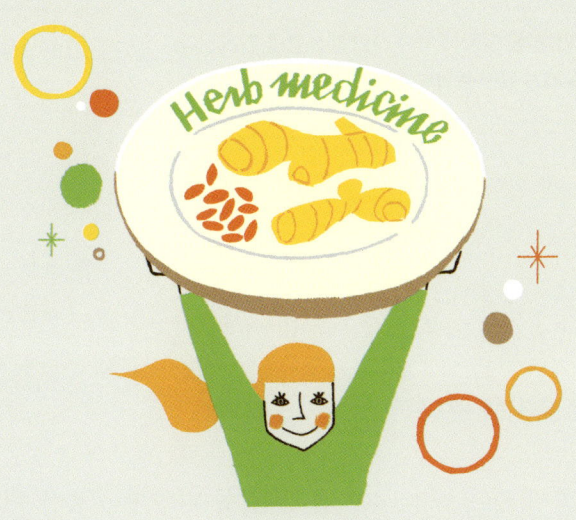

항암치료 중에 겪는 여러 가지 고통을 조금이라도 덜기 위해 중의학의 지혜를 모아 식품의 효능을 이용한 요리를 마련했다.
암과 맞서 싸우는 힘을 키우기 위해 요리 중 일부에는 생약을 사용했다.

견디기 힘든
통증을 덜어 주는
식사요법

암은 발생한 부위나 치료 방법, 진행 상황에 따라 다양한 통증을 일으킨다.
통증을 조금이라도 누그러뜨리기 위한 중의학 식사요법을 소개한다.

신체적·정신적으로 도움을 준다

　암 투병 중에는 통증이 일어나거나 식욕을 잃는 등 다양한 고통을 겪게 된다. 수술을 비롯하여 항암제 투여나 방사선 치료는 암 조직만 소멸시키는 것이 아니라 온몸에 큰 손상을 입힌다. 더욱이 치료 자체도 고통스럽기 때문에 그것을 견딜 수 있는 체력이 있어야 한다. 물론 정신적인 지지도 매우 중요하다.

　투병 중에 겪는 다양한 고통이 조금이라도 줄어서 기분이 밝아지면 치료나 요양에도 더 적극적으로 임할 수 있다. 식양생은 암을 치유하는 여러 과정에서 신체적·정신적으로 도움을 주는 식사요법이다. 식양생만으로 암을 없애기는 어렵겠지만 몸과 마음이 겪는 고통을 줄일 수 있다면 도움이 될 것이다. 환자의 건강과 회복을 기원하는 마음으로 음식을 만들면 그 마음이 그대로 음식에 전해져서 그것을 먹는 환자에게 무엇보다 고마운 정신적인 지지가 된다. 이름난 병원이나 의사도 줄 수 없는 강한 치유의 힘을 불어넣을 수 있는 것이다. 이 장에서는 특히 투병 중에 일어나는 통증을 더는 데 도움이 되는 요리를 제안한다.

암 발생 부위별 증상에 생약으로 대처한다

암은 발생 부위나 진행 상황에 따라 증상과 치료법에 큰 차이가 난다. 여기서는 암의 발생 부위별로 대표적인 증상을 들어 그것을 완화하는 데 도움이 되는 식양생 레시피를 소개한다. 좀 더 적극적으로 암과 맞서 싸울 수 있도록 생약을 가미한 레시피도 있다.

생약을 처음 사용할 때는 어디서 사야 하는지, 맛은 어떤지, 어떻게 사용하는지 등 이런저런 것이 궁금하기 마련이다. 여기서 사용하는 생약은 대부분 일반적인 한약국에서 구

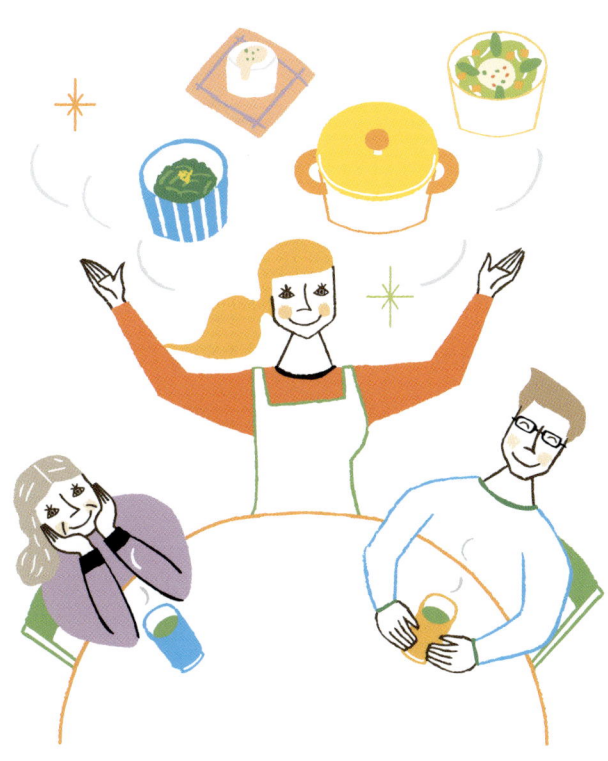

입(285쪽의 한약재 구입처 참조)할 수 있는 것이다. 맛은 모두 맛있다고는 하기 어렵지만 쓴맛이나 떫은맛도 유효 성분이므로 약선의 재료 중 하나로 받아들였으면 한다. 생약 사용법(70~71쪽 참조)은 육수를 내는 법과 비슷하다. 닭곰탕(73쪽 참조)을 만들 때 닭에서 '건강한 기운'을 추출하는 것과 마찬가지다. 생약을 물에 넣고 달이면 생약의 유효 성분이 물로 빠져나온다. 생약 성분이 농축된 그 물을 요리에 사용하는 것이 식양생 레시피의 핵심이다.

생약에는 특유의 냄새와 맛이 있다. 사람마다 맛을 다르게 느끼므로 먹기 힘든 사람도 있을 것이다. 도저히 못 먹겠다면 어쩔 수 없이 생약의 분량을 조절해야겠지만 되도록 제시된 분량을 따르는 것이 좋다. 정확한 방법을 따라 만든 음식은 건강을 회복하는 데 유효한 수단이다.

다른 종류의 암 환자를 위한 레시피도 참고한다

예를 들어 이 장에서 소개하는 위암 환자를 위한 요리는 그 밖의 다른 종류의 암 환자에게도 효과가 있다. 같은 위암 환자라도 치료 방법이나 진행 상황에 따라 증상이 다양하기 때문에 오직 위암 환자에게만 맞는 요리는 찾기 어렵다.

중의학 식사요법은 대증요법이 기본이다. 자신에게 나타나는 현재의 증상을 고려하여 그에 상응하는 식품이나 음식을 먹는다. 이때 각 레시피에 제시된 '효능'을 참고하여 선택한다. 각각의 레시피 마지막에는 효능이 유사한 다른 요리도 소개하였으므로 함께 이용하기 바란다.

암을 이겨내는 데 필요한 음식이라도 매일 같은 것만 먹을 수는 없다. 다른 종류의 암 환자를 위한 요리도 참고하여 식단을 다양하게 구성한다. 추천하는 식품이나 생약을 이용해서 나만의 요리를 만들어도 좋다. 생약의 하루 용량(276~279쪽 참조)을 지키기만 한다면 평소에 먹는 다른 음식에 응용해도 된다.

이 장에서 소개하는 식양생 레시피로 만든 음식은 가족이 함께 먹어도 좋다. 약선요리라고 꼭 환자만 먹어야 되는 것은 아니다. 암 환자의 가족은 지금까지 환자와 비슷한 식생활을 했을 것이므로 체질도 어느 정도 닮아 있을 것이다. 환자와 똑같은 고통을 겪지 않기 위해서라도 가족이 함께 약선요리를 즐기는 것이 좋다.

SOS! 이런 증상에는 이런 약선요리가 좋다

암으로 인한 불쾌한 신체 증상이나 치료의 후유증, 부작용을 완화하기 위한 식사를 소개한다.
약제만큼 효과가 강하지는 않겠지만 대신 신체에 부담을 주지 않고 실천하기도 번거롭지 않다.

식욕이 없을 때

암을 치료하는 중이거나 치료한 후에는 식욕 감퇴 현상이 자주 나타난다. 중의학에서는 이것을 '비위'의 '기체(기의 정체)'나 '기허(기의 부족)'에서 비롯되는 증상으로 본다. 이럴 때는 우선 향이 좋은 식품으로 막힌 '기'를 풀어 준다. 예를 들어 향신료가 듬뿍 들어간 카레 같은 요리도 효과적이다. 그 밖에 푸른차조기나 파드득나물 같은 향신 채소나 향이 상쾌한 감귤류를 이용한 요리도 좋다.

향기 외에 식품의 맛도 '기'의 흐름에 작용한다. 톡 쏘는 매운맛은 '기'의 흐름을 촉진하기 때문에 음식의 맛이 밋밋하게 느껴질 때는 매콤한 요리도 좋다. 신맛을 살린 초무침도 맛이 개운하고 산뜻해서 쉽게 먹을 수 있다.

- **추천 식품**: 푸른차조기, 파드득나물, 고수, 민트, 셀러리, 파슬리와 같은 향이 좋은 채소나 허브. 각종 향신료, 유자, 카보스, 레몬, 그레이프프루트와 같은 감귤류, 매실장아찌
- **삼가야 하는 식품**: 지방이 많은 육류·생선, 감자류, 단호박, 우엉 등 섬유질이 질겨서 소화와 흡수가 잘 되지 않는 것

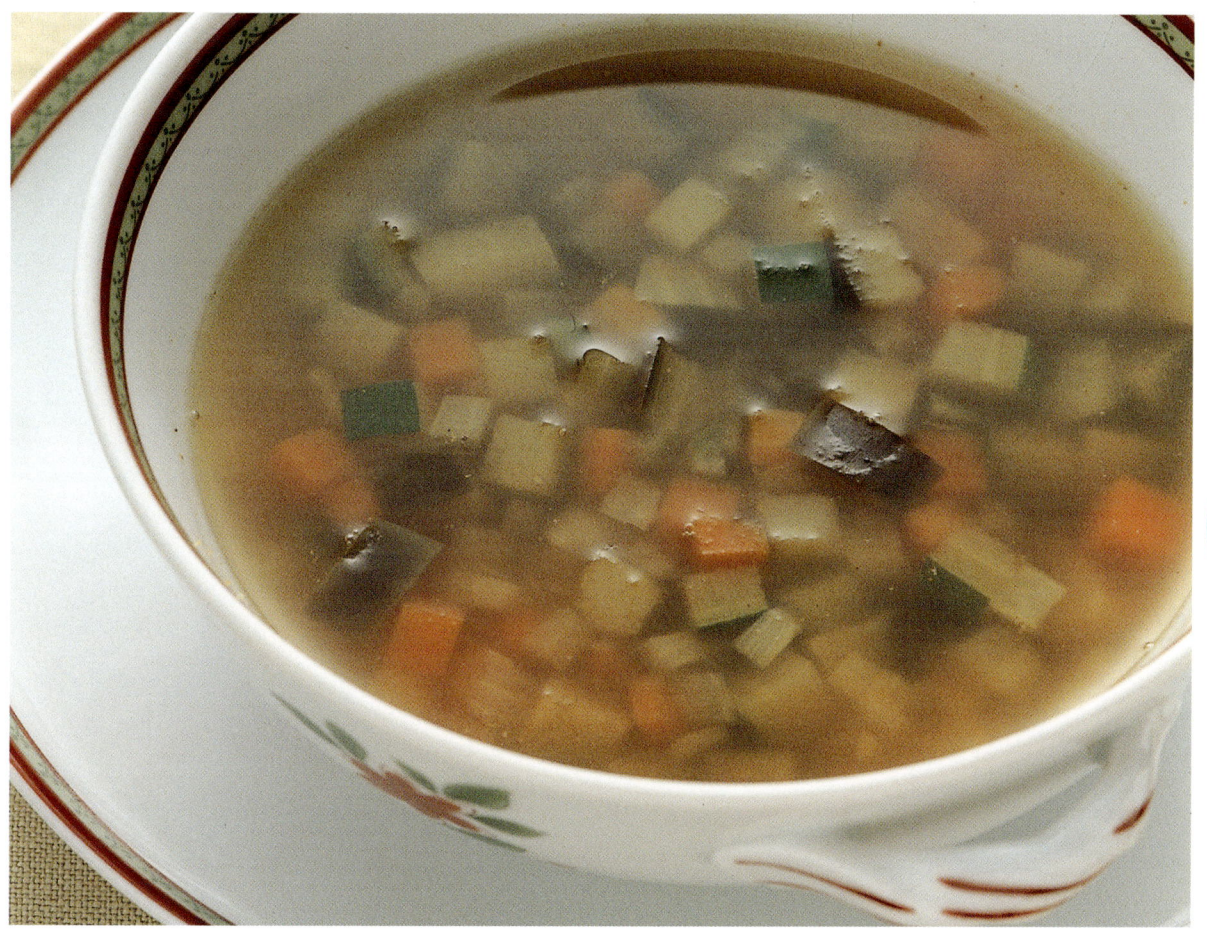

추천레시피

채소 카레 스프

너무 강하거나 자극적이지 않은 향으로 식욕을 돋운다. 매운맛이 적당하고 채소가 듬뿍 들어가 위에 부담이 없다

재료(2인분)

양파 ½개, 가지 ½개, 쥬키니호박 ⅓개, 당근 ⅓개, 닭곰탕 국물(73쪽 참조) 2½컵, 커민(280쪽 참조) ¼작은술, A[카레 가루 1작은술 좀 못 되게, 소금·후추 조금씩], 올리브유 1작은술

이렇게 만드세요

❶ 양파, 쥬키니호박, 당근, 가지는 사방 1cm 크기의 주사위 모양으로 썬다. 가지만 물에 담가 떫은맛을 우려낸다.

❷ 냄비에 올리브유를 두르고 커민을 볶는다. 향이 나기 시작하면 ❶의 채소를 넣어 볶는다.

❸ ❷에 닭곰탕 국물을 붓고 위에 떠오르는 거품을 걷어가며 30분 정도 끓인다. 채소가 부드럽게 익으면 A로 간을 맞춘다.

그밖의 추천레시피

- 경수채와 두부 맑은국 (226쪽 참조)
- 회복기에 먹는 양생 스프 (195쪽 참조)
- 당삼윤폐탕 (248쪽 참조)

속이 좋지 않을 때

소화기계의 암 환자뿐만 아니라 자궁암이나 전립선암 환자에게서도 하반신 수술로 신경이 손상되면 변비가 생기기 쉽다. 또한 항암제나 방사선의 영향 때문에 설사로 고생하는 환자들도 있다. 이런 증상은 수술의 후유증이자 부작용이지만 '비위'의 기능 저하에서 비롯되기도 한다.

변비가 있을 때는 식이섬유가 풍부하거나 기름기가 적당히 있는 식품을 먹고 수분을 충분히 섭취한다. 식이섬유와 유지가 많은 깨와 잣도 변비를 해소하는 데 도움이 되며, 참기름을 사용한 요리도 좋다.

설사를 할 때는 찬물이나 녹차, 커피 등을 삼가고 기름을 너무 많이 섭취하지 않도록 한다. 일상생활에서 배를 차게 하지 말고 따뜻한 음식이나 '온성'(61쪽 참조) 식품을 이용한 음식으로 몸을 항상 따뜻하게 유지한다.

- **추천 식품**: 변비에는 현미, 깨, 잣, 견과류, 식이섬유가 많은 채소, 요구르트가 좋다. 설사에는 참마, 연자육, 요구르트, 사과, 율무, '온성' 식품(61쪽 참조)이 좋다.
- **삼가야 하는 식품**: 육류

구역질이 날 때

위 점막 세포가 항암제의 영향을 받아 구역질이 날 때가 있다. 이럴 때 중의학 식사요법에서는 '생강'을 이용하여 구역질을 가라앉힌다. 생강즙을 따뜻한 물에 타서 마시면 좋다. 마시기 어려우면 설탕이나 꿀을 넣어도 된다. 생강을 얇게 저며 홍차에 넣어 마시는 방법도 있다. 중국에서는 생강을 자른 면을 직접 혀에 대기도 한다.

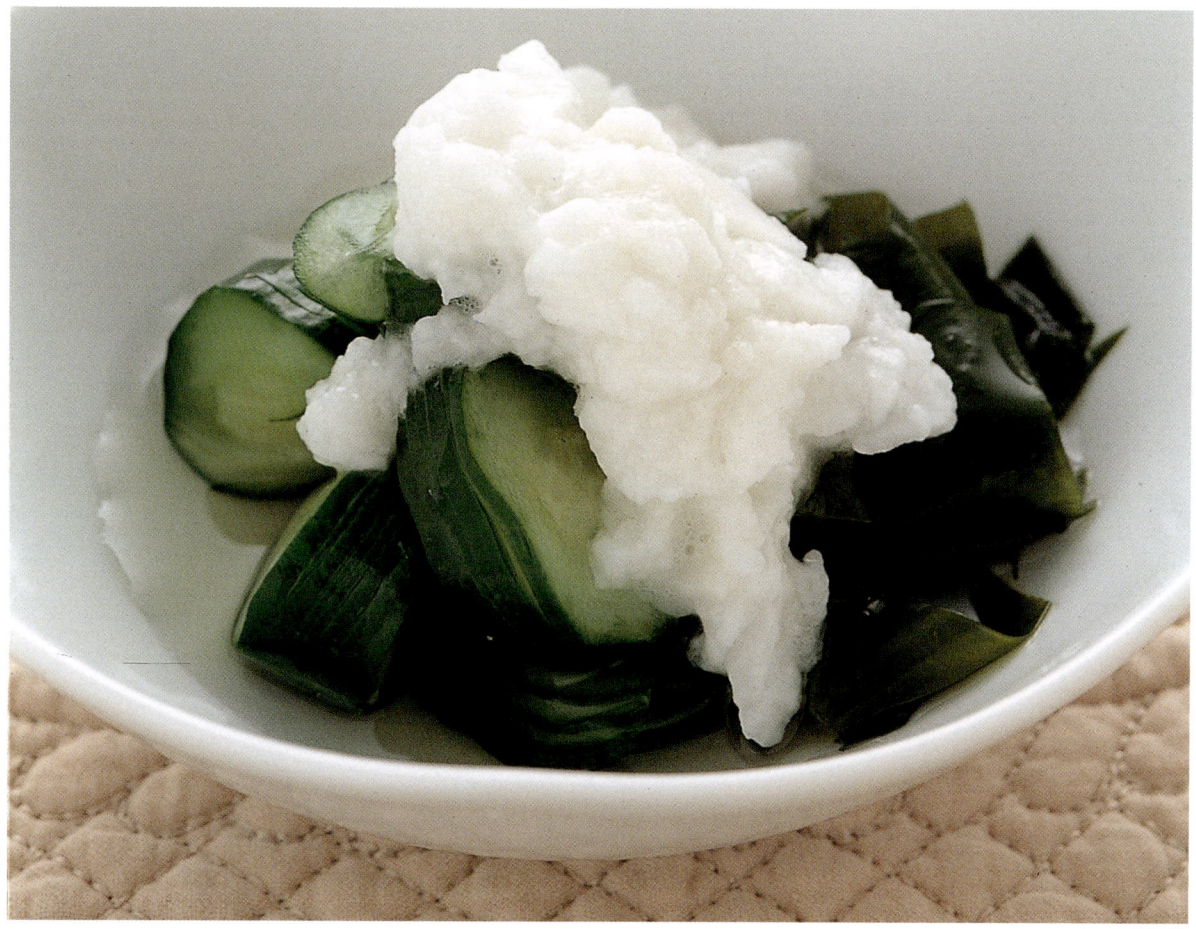

추천레시피

참마와 오이 초무침

참마는 설사와 변비 모두에 좋다. 설사에는 익혀서 먹고 변비에는 날것으로 먹는 것이 효과적이다. 익힌 것이나 날것 모두 위장 기능을 회복하도록 돕는다.

재료(2인분)

참마 80g, 오이 ½개, 미역(불린 것) 70g, **A**[식초 2큰술, 간장 조금, 설탕 1작은술, 맛국물 2작은술, 소금 조금]

이렇게 만드세요

❶ 미역은 물에 불려 큼직하게 썬다. 오이는 얇게 썰어 소금(분량 외)을 뿌리고 잠시 두었다가 물기를 뺀다.

❷ 참마는 껍질을 벗겨서 비닐봉투에 넣고 방망이로 두들겨 작게 부순다.

❸ A를 고루 섞어 ½분량으로 오이와 미역을 무친다.

❹ 그릇에 ❸을 담고 위에 참마를 얹은 후 남은 분량의 A를 위에 끼얹는다.

그밖의 추천레시피

- 변비에 : 녹차 감자 샐러드 (215쪽 참조)
- 설사에 : 참마 스프 (216쪽 참조)

부종이 있을 때

부종은 암 환자에게 자주 나타나는 증상 중 하나다. 암 주위의 림프절 절제에 의한 림프 부종, 영양실조나 '심(心)·신(腎)'의 기능 저하 같은 다양한 원인으로 부종이 일어난다.

식양생에서는 '이뇨' 효과가 있는 식품을 이용하여 부종을 가라앉힌다. 대표적인 것이 율무와 동아다. 특히 박과 채소의 껍질은 효과가 뛰어나므로 껍질째 조리하는 것이 좋다. 박과 채소는 대체로 성질이 '한성·양성'이라서 몸을 차게 하므로 생강이나 파, 마늘과 같이 몸을 따뜻하게 하는 '온성·열성' 식품과 함께 먹는다. 몸이 따뜻해지면 '수'의 흐름이 좋아진다. 여기에 '기'를 보하는 식품을 가미하면 더 효과적이다.

부종을 해소하는 전통적인 약선요리에 '잉어 팥탕'(221쪽 참조)이 있다. '간' 기능 장애 등으로 복수가 찰 때도 좋다. 평소 생활에서도 몸을 차게 하지 않도록 주의한다.

- ■ **추천식품**: 동아, 수박, 오이, 모시조개, 바지락, 율무, 박과 채소의 껍질, '온성' 식품(61쪽 참조)
- ■ **삼가야 하는 식품**: 맵고 짠 것, 염분이 많은 절임류, 된장, 매실장아찌, 자반연어, 명란젓, 건어물 등

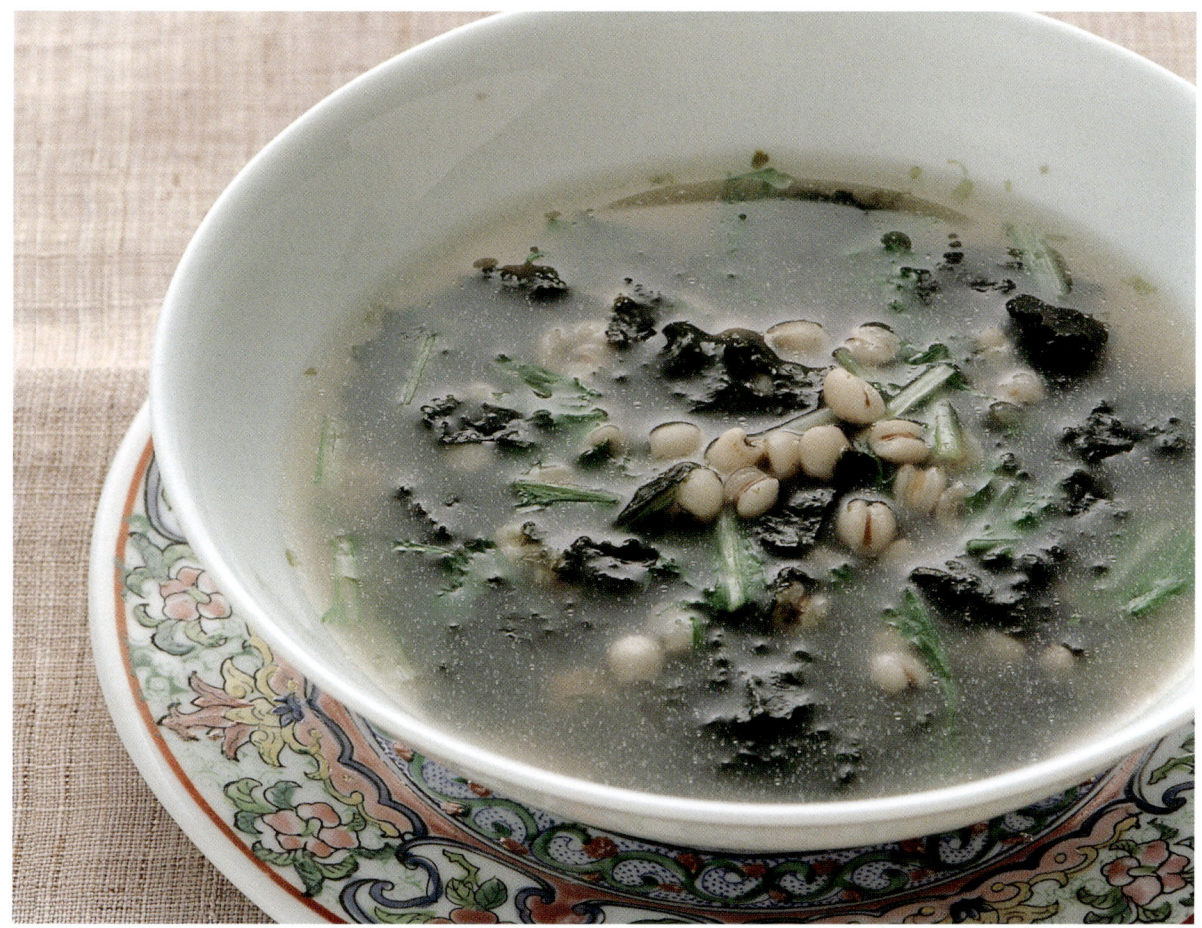

추천레시피
율무와 김 스프

이뇨 효과가 있는 율무로 죽과 비슷한 스프를 만들었다. 김이 스프의 풍미를 더한다.

재료(2인분)

율무(282쪽 참조) ⅓컵, 김 1장, 경수채 적당량, 닭곰탕 국물(73쪽 참조) 2½컵, 소금 조금

이렇게 만드세요

❶ 율무를 씻어 닭곰탕 국물과 함께 냄비에 넣고 부드럽게 익을 때까지 30분 정도 끓인다.

❷ 경수채는 먹기 좋은 길이로 썰고, 김은 부수어 놓는다.

❸ ❶의 스프에 소금으로 간을 맞춘 후 ❷를 넣는다.

그밖의 추천레시피

- 여주 가다랑어포 무침(255쪽 참조)
- 잉어 팥탕(221쪽 참조)

몸에 열감이 있을 때

항암제 투여나 방사선 치료를 받는 중에는 몸이 노곤하고 미열 증상이 나타난다. 이럴 때 신체의 과도한 열을 제거하는 '청열(淸熱)' 작용을 하는 식품을 이용하면 다소나마 증상이 가벼워진다.

기본적으로는 '한성'이나 '양성' 식품을 섭취하여 몸을 식힌다. 대표적인 식품으로는 오이를 비롯한 박과 채소, 배, 감, 녹두, 녹두 당면 등이 있다. 박과 채소나 과일은 익히지 말고 생으로 먹거나 샐러드나 초무침을 해서 먹도록 한다.

몸의 열을 식히는 식품을 섭취하는 것은 찬 것을 먹거나 마시는 것과는 다르다. 찬 것을 먹으면 곧바로 열이 식은 느낌이 들지만 그 효과는 오래가지 않는다. 오히려 상태가 악화될 수 있으므로 몸에 열감이 있을 때는 상온의 '한성·양성' 식품을 이용하여 몸을 서서히 식히는 것이 좋다.

- **추천 식품**: 동아, 수박, 오이, 배, 감 등. '한성·양성' 식품(61쪽 참조)
- **추천 생약**: 맥문동(279쪽 참조), 사삼(277쪽 참조)
- **삼가야 하는 식품**: '열성' 식품(61쪽 참조)(고추, 다량의 생강 등)

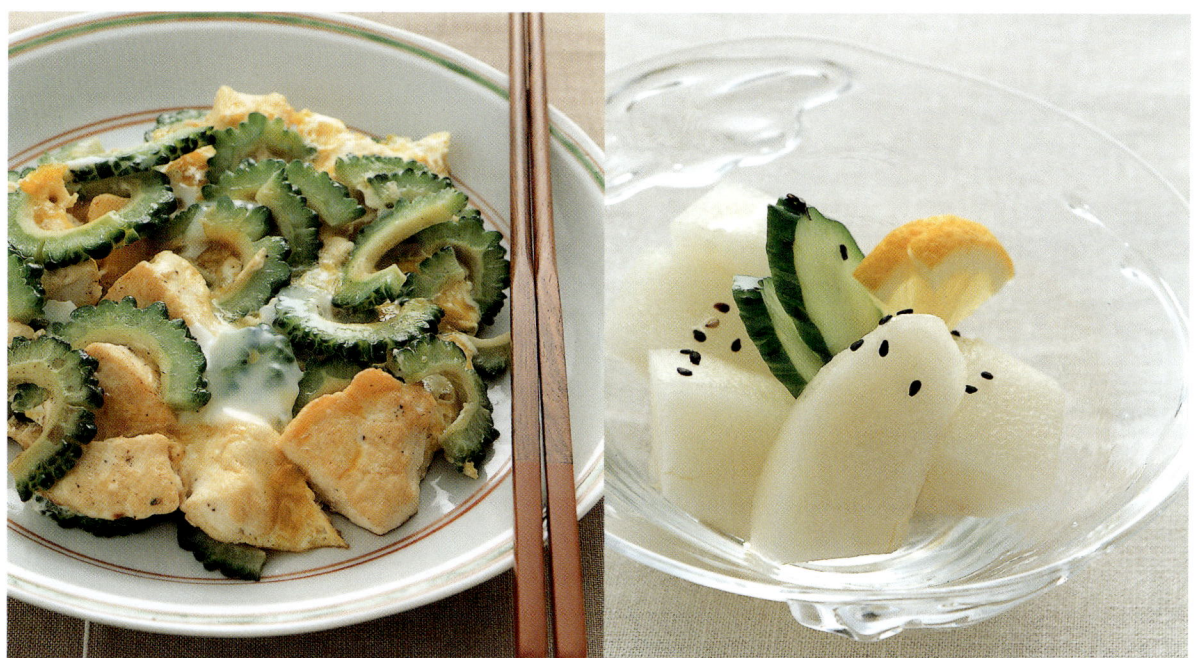

추천레시피
여주 볶음

여주의 '쓴맛'이 몸의 열을 식혀 준다. 두부를 넣어 '보음(補陰)'과 '보기(補氣)' 작용을 더한다.

재료(2인분)

여주 작은 것 ½개, 두부 ½모, 달걀 1개, **A**[맛국물 1큰술, 청주 1큰술, 간장 2작은술, 소금 ¼작은술, 후추 조금], 참기름 1큰술

이렇게 만드세요

❶ 여주는 길이로 반 갈라 숟가락으로 속을 파내고 5mm 두께로 썬다. 소금 1작은술(분량 외)을 뿌리고 가볍게 버무린 후 물로 헹군다.

❷ 두부는 종이타월 위에 10분간 두어 물기를 빼고 한 입 크기로 뜯어 놓는다.

❸ 중화팬을 달구어 참기름을 두르고 ❷의 두부를 볶은 후 꺼내 놓는다. 여기에 ❶의 여주를 넣고 볶아서 나른해지면 다시 두부를 넣고 A로 간을 한다.

❹ 달걀 푼 물을 냄비에 흘려 넣는다. 한 번 크게 섞어 주어 부드럽게 익힌다.

배 샐러드

몸에 열감이 있고 갈증이 나며 나른할 때는 달고 싱싱한 배가 들어간 샐러드가 좋다.

재료(2인분)

배 1개, 오이 ½개, 참기름 1작은술, 검은깨 조금, 레몬 적당량

이렇게 만드세요

❶ 배는 껍질을 벗기고 심을 제거한 후 한 입 크기로 썬다.

❷ 오이는 얇게 어슷썰기한다.

❸ 그릇에 배와 오이를 담고 참기름을 둘러 준다. 검은깨를 뿌리고 레몬을 곁들여 낸다.

그밖의 추천레시피

- 배 패모찜(247쪽 참조)
- 당삼윤폐탕(248쪽 참조),
- 귤즙차(260쪽 참조)

음식을 삼키기 어려울 때

식도나 위, 목 주변을 치료한 후에는 음식을 삼키기 어려울 때가 있다. 방사선 치료를 받으면 침이 잘 나오지 않아 음식을 먹기가 불편하다.

목에 염증이 있을 때는 열을 가라앉히고 수분을 공급하는 배, 연근, 바나나 등을 이용한다. 쉽게 삼킬 수 있도록 강판에 갈거나 즙을 내거나 부드럽게 끓여서 먹는다.

폐암으로 방사선 치료를 받는 도중 폐에 염증이 일어나면 기침이 나올 수 있다. 이럴 때는 '폐'를 윤택하게 하고 기침을 멎게 하는 연근, 은행, 백합 뿌리, 행인 등을 이용한다. 식도암이나 인두암으로 방사선 치료를 받는 동안 나타나는 기침을 가라앉히는 데도 좋다.

갈증이 가라앉지 않을 때는 위에서 말한 식품을 차게 해서 직접 목을 식혀 주면 증상을 완화할 수 있다.

- **추천 식품** : 배, 바나나, 연근, 율무, 우엉, 은행, 백합 뿌리, 찹쌀, 달걀, 우유, 설탕 등
- **추천 생약** : 행인(276쪽 참조), 패모(279쪽 참조)
- **삼가야 하는 식품** : 자극이 강한 식품(고추, 다량의 생강 등), 술, 튀김

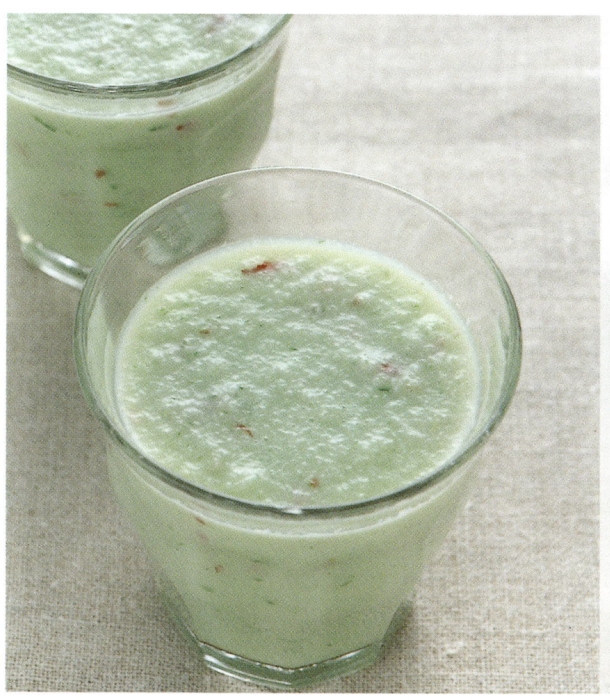
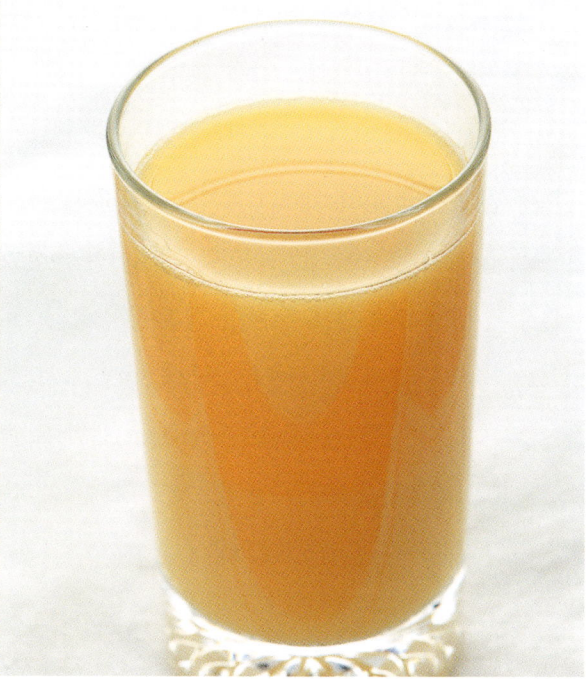

추천레시피
오즙밀 주스

목의 통증을 가라앉힌다. 부추 대신 양배추를 넣어도 좋다.

재료(2인분)

배 1개, 연근 약 150g, 부추 3줄기(또는 양배추잎 ½장), 사과 ¾개, 우유 ½컵, 꿀 2큰술

이렇게 만드세요

① 배는 껍질과 심을 제거하고 삼각 모양이 되도록 각을 돌려 가며 썬다.
② 연근은 껍질을 벗기고 강판에 간다. 거즈에 싸서 즙을 2큰술 받는다.
③ 부추는 길게 썰고, 사과는 심을 제거하고 껍질째 큼직하게 다진다.
④ 모든 재료를 믹서에 넣고 간다.

연근 주스

연근즙은 염증에 효과가 있고 특이한 맛도 나지 않는다. 오렌지 외에 사과즙과도 맛이 잘 어울린다.

재료(2인분)

오렌지 2개, 연근 약 150g

이렇게 만드세요

① 오렌지는 옆으로 반 갈라 주스 만드는 기구로 즙을 짠다.
② 연근은 껍질을 벗기고 강판에 간다. 거즈에 싸서 즙을 2큰술 받는다.
③ 오렌지즙에 연근즙을 넣어 섞는다.

그밖의 추천레시피

- 당삼윤폐탕 (248쪽 참조)
- 배 샐러드 (191쪽 참조)
- 배 패모찜 (247쪽 참조)

원기를 회복할 때

수술 후에 체력이 회복되지 않거나 항암제 치료의 영향으로 기운이 없을 때는 '기'를 늘리는 효능이 있는 식품을 섭취한다. 이런 시기에는 고기나 생선도 섭취해야 한다. 일반적으로 암을 치료할 때는 동물성 식품을 절제하지만 체력을 회복해야 할 때는 적극적으로 먹는 것이 좋다. 물론 과식하지 말고 80% 정도의 포만감이 들 만큼만 먹는다. 참마 등의 감자류, 콩이나 두부 등의 콩류도 '기'를 보하는 식품이다.

생약 중에서는 인삼(277쪽 참조)이 '기'를 증강하는 효능에서 으뜸이다. 인삼은 '비위'와 '폐'의 기운을 길러 '기'의 생성을 촉진한다. 수술 후나 치료 후 회복기에 필요에 따라 이용한다.

'온성' 식품으로 몸을 따뜻하게 하여 '비위'와 '폐'의 기능을 높이는 것도 체력을 회복하는 데 중요하다.

- **추천 식품**: 참마, 토란 등의 감자류. 콩, 두부, 두유, 잠두(누에콩), 팥 등의 콩류. '온성' 식품(61쪽 참조)
- **추천 생약**: 인삼, 감초, 용안육, 계화(276~280쪽 참조)
- **삼가야 하는 식품**: 식이섬유가 많고 '기'를 보하는 효능이 크지 않은 식품(곤약, 우엉 등)

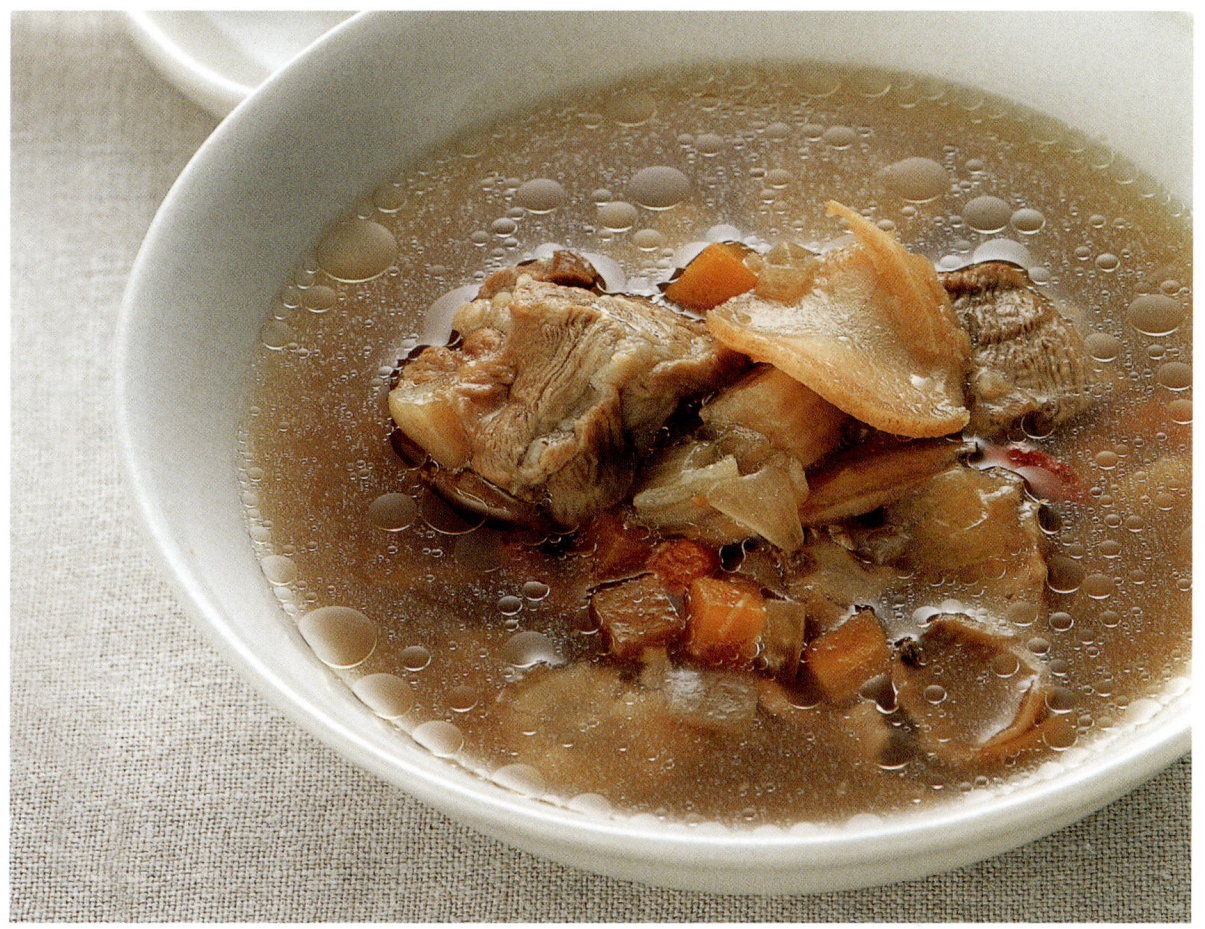

추천레시피
회복기에 먹는 양생 스프

'기'를 보하는 효능이 뛰어난 식품으로만 이루어져 있다.
소화와 흡수가 잘 되도록 은근히 끓여 푹 익힌다.

재료(2인분)

스페어립(토막 낸 것) 200g, 무 80g, 양파 ¼개, 당근 50g, 참마 35g, 생강(얇게 썬 것) 2장, **A**[당귀(생약, 277쪽 참조) 5g, 인삼(생약, 277쪽 참조) 10g, 용안육(생약, 278쪽 참조) 15g], 소금·후추 조금씩

이렇게 만드세요

❶ A의 생약을 약재 주머니에 넣어 10분간 물에 담가 불린다.

❷ 무, 당근, 양파는 사방 1cm 크기의 주사위 모양으로 썬다.

❸ 냄비에 ❶과 스페어립, 생강, 물 4컵을 넣고 가열한다. 끓기 시작하면 위에 떠오르는 거품을 걷어내고 약한 불에서 1~1시간 반 정도 끓인다.

❹ 스페어립이 부드럽게 익으면 ❷의 채소를 넣고 30분 정도 끓인 후 소금과 후추로 간을 맞춘다.

그밖의 추천레시피
- 약선 닭곰탕 (217쪽 참조)　● 굴과 두부 맛조림 (222쪽 참조)

암 치유를 돕는 티타임 레시피
양생 차

몸에 좋은 '차'를 몇 가지 소개한다.
매일 마시는 녹차나 홍차 대신 가끔은 기분을 바꾸어 이런 다양한 차들을 즐겨 보자.

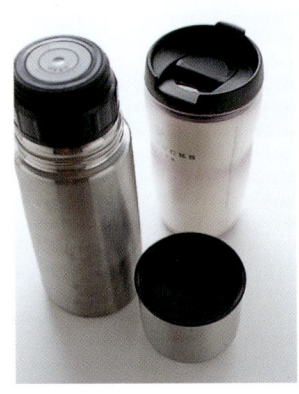

보온병이나 뚜껑이 달린 용기에 차를 담아 휴대하면 외출할 때나 직장에서도 양생 차를 즐길 수 있다.

중국에서 말하는 차에는 찻잎을 사용하는 것 외에도 꽃으로 풍미를 내거나 생약으로 약효를 더한 것이 있다. 그 밖에 찻잎을 사용하지 않는 '차'도 있다.

차는 식양생의 중요한 메뉴 중 하나다. 특히 '약차'에는 몸의 불쾌한 증상을 개선하는 효과가 있다. 여기서는 암을 치유하는 데 도움이 되고 마시기도 쉬운 몇 가지 차를 소개한다. 효능이 강한 생약은 들어 있지 않으므로 두루 맛을 보고 즐겨 본다. 한 번에 많이 만들어 둘 수 있는 차는 하루 동안 조금씩 물처럼 마신다. 마실 때는 따끈하게 데워 마시는 것이 좋다. 찻잎의 종류는 꼭 레시피에 나온 것이 아니더라도 평소 즐겨 마시던 것을 대신 써도 된다.

서양인삼차

'기·혈·수'가 부족한 듯하거나 항암제 치료를 받는 동안 갈증이 날 때, 가슴이 두근거리거나 숨이 찰 때, 자면서 식은땀을 흘리는 증상에 좋다.

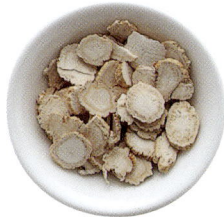

재료

서양인삼(생약, 278쪽 참조) 3g

이렇게 만드세요

냄비에 물 1ℓ와 서양인삼을 넣고 30분 정도 달인다. 서양인삼을 걸러낸다.

팔보차

체력이 떨어졌을 때, 위장이 차서 설사를 할 때, 식욕이 없을 때 마신다.

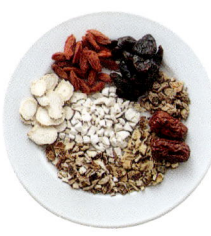

재료

구기자 5g, 용안육 10g, 대추 2개, 인삼 3g, 산약 5g, 진피·감초·건강(또는 생강 얇게 썬 것 2장) 2g씩(276~281쪽 참조)

이렇게 만드세요

냄비에 물 1ℓ와 재료를 넣고 20분 정도 달인다. 기호에 따라 꿀을 넣어 마셔도 좋다.

청열차

암이 발생한 부위에 관계없이 몸에 열감이 있을 때 마시면 열을 식혀 준다.

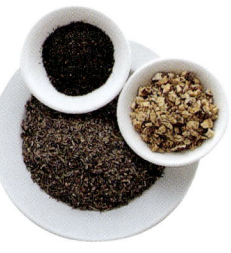

재료

A[백화사설초(생약, 279쪽 참조) 5g, 감초(생약, 276쪽 참조) 3g], 우롱차 10g

이렇게 만드세요

냄비에 물 1ℓ와 A를 넣고 20분 정도 달인다. A를 걸러내고 우롱차를 넣는다. 15분간 우린 후 찻잎을 걸러낸다.

용안육차

수술이나 방사선 치료를 받는 동안에 빈혈이 생기거나 혈액의 백혈구 수가 감소할 때 마신다.
'기'와 '혈'이 부족하여 잠을 잘 이루지 못하거나 가슴이 두근거릴 때 좋다.

재료

용안육(생약, 278쪽 참조) 10~15g, 녹차(품질이 좋은 것. 있으면 중국녹차를 사용) 3g

이렇게 만드세요

뚜껑이 있는 컵(용량 약 250㎖)에 용안육과 녹차를 넣고 뜨거운 물을 부어 15분 정도 우린다. 용안육과 녹차를 걸러낸다.

매실 녹차

대장암이나 자궁경암에 좋다.
몸에 열감이 있을 때 마신다.

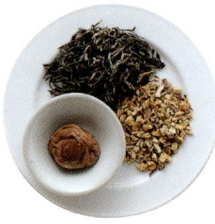

재료

매실장아찌 1개, 감초(생약, 276쪽 참조) 3g, 중국녹차 6g

이렇게 만드세요

매실장아찌, 감초, 물 1ℓ를 냄비에 넣고 5분 정도 달인다. 불을 끄고 중국녹차를 넣어 5분간 우린다. 생약과 찻잎을 걸러낸다.

금은화차

위암, 간암, 췌장암 등의 소화기계 암에 좋다.
항암제 치료를 받는 동안에 열이 나거나 입이 마르고 변비 등의 증상이 있을 때 마신다.

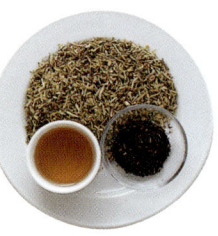

재료

금은화(생약, 277쪽 참조) 6g, 철관음차 2g, 꿀 조금

이렇게 만드세요

끓는 물 1ℓ에 금은화를 넣고 5분간 달인다. 불을 끄고 철관음차를 넣어 2~3분 정도 우린 후 찻잎을 걸러낸다. 마지막에 꿀을 조금 넣는다.

행인차

폐암이나 대장암에 좋다.
가래가 나오거나 변비가 있을 때 마신다.

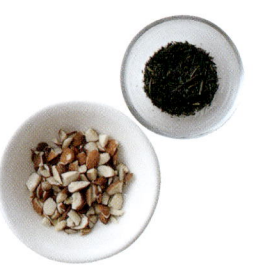

재료

행인(생약, 276쪽 참조) 3g, 녹차 1g

이렇게 만드세요

물 200㎖에 행인을 넣고 끓인다. 찻주전자나 컵에 녹차를 넣고 행인 끓인 물을 부어 5분 정도 우린 후 찻잎을 걸러낸다.

마늘차

위암, 대장암, 식도암 등 소화기계 암에 좋다.
수술이나 항암제 치료로 혈액의 백혈구 수가 감소할 때 마신다.

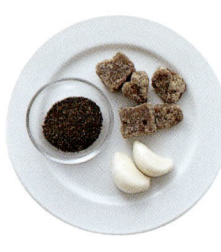

재료

마늘 2쪽(10g), 우롱차 3g, 흑설탕 25g

이렇게 만드세요

마늘은 칼 옆면으로 눌러 으깬 후 우롱차, 흑설탕, 물 500㎖와 함께 작은 냄비에 담아 10분 정도 달인다. 마늘과 찻잎을 걸러낸다.

울금차

간암, 위암, 식도암의 환부에 통증이 있을 때 마신다.

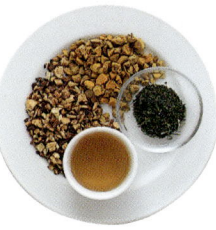

재료

울금(280쪽 참조) 5g, 감초(생약, 276쪽 참조) 3g, 꿀 25g, 녹차 2g

이렇게 만드세요

울금, 감초, 물 1ℓ를 냄비에 넣고 10분 정도 달인다. 불을 끄고 녹차를 넣어 5분간 우린다. 생약과 찻잎을 걸러내고 꿀을 넣는다.

산사차

대장암이나 간암에 좋다. 식욕이 없고 소화가 잘 되지 않을 때 마신다.

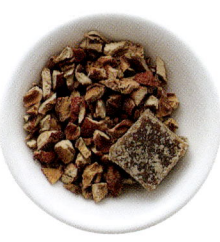

재료

산사(말린 것. 생약, 276쪽 참조) 6g, 흑설탕 적당량

이렇게 만드세요

냄비에 물 1ℓ와 산사를 넣고 5분 정도 달여서 걸러낸다. 기호에 따라 흑설탕을 넣어 마신다.

암 발생 부위별 식양생 레시피 1

위암

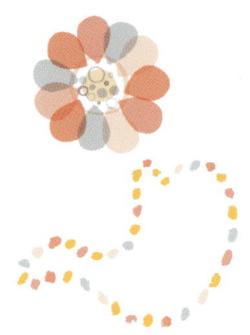

생약의 힘으로 부작용을 완화한다

　내시경 검사의 보급으로 위암을 조기에 발견하는 사례가 늘면서 내시경을 이용한 점막 절제술로 치료하는 축소 수술이 실시되고 있다. 그러나 위암은 특별한 증상 없이 진행되기 때문에 종양을 늦게 발견하여 결국 위 전체를 적출하는 사례도 여전히 많다. 부분 절제를 하건 전체 적출을 하건 지금까지와는 다른 식생활을 감수해야 하는 것은 마찬가지다. 더욱이 보조적으로 항암치료를 받는다면 부작용으로 구역질이 나서 음식을 먹는 것이 더 고통스러워진다.

　진행성 위암에서 나타나는 주요 증상에는 속이 거북함, 출혈로 인한 검은 변·빈혈, 체중 감소 등이 있다. 중의학에서는 위의 '기'를 보하고 소화 기능을 강화하여 이런 증상을 다스린다. 또한 '기'의 흐름을 순조롭게 하고 '기'를 아래로 내려 구역질 같은 '상역(上逆)' 증상을 가라앉힌다.

　인삼은 '기'를 보하는 대표적인 생약이고, 진피는 정체되어 막힌 '기'를 풀어 준다. 전칠 인삼은 상처를 복구하고 지혈 작용을 하여 궤양이나 미란에 의한 소량의 출혈에 탁월한 효과를 나타낸다. 이러한 생약은 죽이나 국에 넣어 식사로 섭취하는 것이 위에 부담이 적어 바람직하다. 생약과 식품의 효능을 충분히 이해하고 이를 다양하게 응용한 요리를 식탁에 올리도록 한다.

바람직한 food & life

- 위에 부담을 주지 않고 소화가 잘 되는 음식: 국, 조림, 죽, 달걀찜 등
- '비위'의 기운을 기르는 식품과 생약: 돼지 위, 콩, 콩제품, 복령(278쪽 참조), 백출(279쪽 참조), 인삼(277쪽 참조), 대추(281쪽 참조) 등
- '기'의 정체를 풀어주는 식품(59쪽 참조): 레몬이나 귤 등의 감귤류, 고수, 무, 국화, 민트, 파슬리, 울금, 흑초 등
- 수술로 생긴 상처나 궤양으로 인한 출혈에는 상처 수복과 지혈 효과가 있는 전칠인삼(278쪽 참조)이 좋다

삼가야 하는 food & life

- 자극이 강한 식품이나 향신료: 다량의 생강·마늘, 고추, 팔각, 산초 등
- 기름진 음식: 튀김, 지방이 많은 육류 등
- '한성·양성' 식품(61쪽 참조): 게, 굴 등
- 날것: 회, 생채소 샐러드 등
- 스트레스

금지 : 1. 맵고 짠 식품: 절임류, 생선 알이나 어패류의 염장품, 곰팡이가 핀 식품, 훈제품
       2. 흡연 및 간접흡연
       3. 과도한 음주
       4. 폭음, 폭식

자양분이 풍부한 국, 조림, 찜부터 시작한다

수술을 하면 위의 용적이 줄거나 없어지므로 한 번에 먹는 양이 감소한다. 이때는 소화와 흡수가 잘 되는 부드러운 음식을 조금씩 횟수를 늘려 섭취하는 것이 기본이다. 특히 자양분이 풍부한 국을 만들어 식사 사이에 차 대신 마시면 부족하기 쉬운 영양분을 보급할 수 있다.

달걀찜(맛국물을 섞은 묽은 달걀 물에 잘게 썬 흰 살 생선이나 새우, 닭고기, 버섯, 채소 등을 넣어 찐 음식)같이 소화와 흡수가 잘 되는 찜 요리는 위에 부담을 주지 않는다. 수술 후라면 상처 복구에 도움이 되는 생약인 전칠인삼을 가미해도 좋다. 닭곰탕 국물에 잘게 다진 고기와 채소를 조금 넣고 쑨 죽으로 원기를 북돋는 방법도 있다. 수술 후에는 흔히 단것을 찾게 되지만 단것은 섭취 방식에 따라 혈당 수치를 급격히 떨어뜨리는 덤핑 증후군을 일으킬 수 있으므로 주의해야 한다.

도움말 한마디

"수술 전에는 함부로 암을 자극해서 암이 강해지는 일이 없도록 해야 합니다. 채소를 중심으로 소화가 잘되는 것을 먹는 것이 좋겠지요. 수술 후에는 빨리 상처가 아물고 기력을 회복할 수 있도록 국이나 죽을 먹더라도 되도록 단백질과 비타민 등의 영양이 균형을 이룬 것을 섭취해야 합니다."

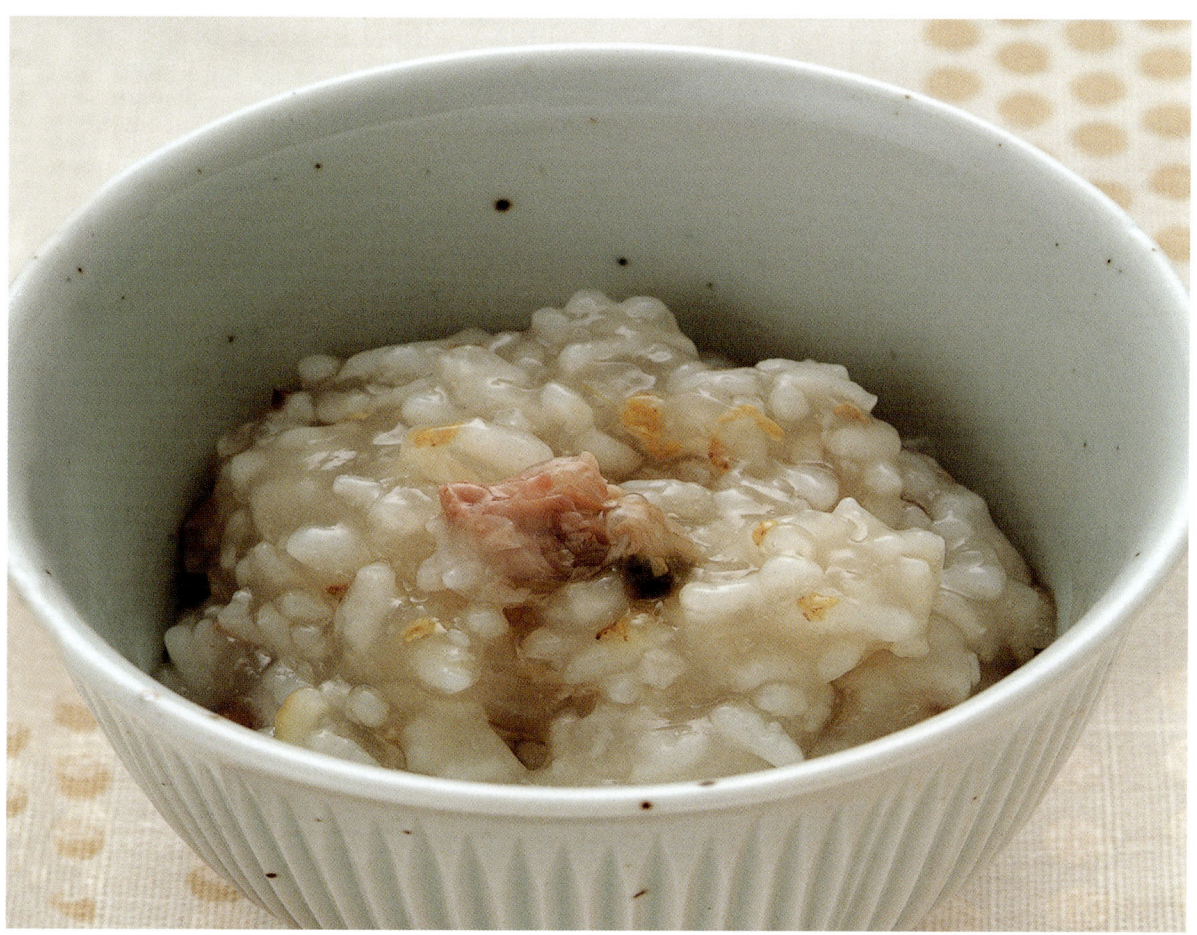

추천레시피
칡 죽

■ 효능: 통증을 멎게 하고 '기'의 흐름을 좋게 한다.

통증을 가라앉히는 작용을 한다. 수술 직후나 수술을 받지 않은 상태에서 위에 통증이 있거나 속이 답답할 때 좋다. 칡은 위의 점막을 보호하고, 해당화는 위의 '기'가 원활히 흐르도록 돕는다.

재료(2인분)

쌀 ⅓컵, A[계화(280쪽 참조) 1작은술(3g), 해당화*(282쪽 참조) 1g, 흑설탕 적당량], 칡가루 50g

*해당화 꽃잎은 먹을 때 꺼낸다.

이렇게 만드세요

① 쌀을 씻어 냄비에 담고 물을 2컵 조금 못 되게 부어 30분간 불린다. 뚜껑을 덮고 30~40분간 약한 불에서 끓인다.
② 칡가루를 물 ½컵에 잘 푼다.
③ ①에 A를 넣고 4~5분간 끓인다. ②를 넣어 칡가루가 투명해질 때까지 저어 주면서 끓인다.

그밖의 추천레시피

● 루콜라 진피 죽(231쪽 참조)

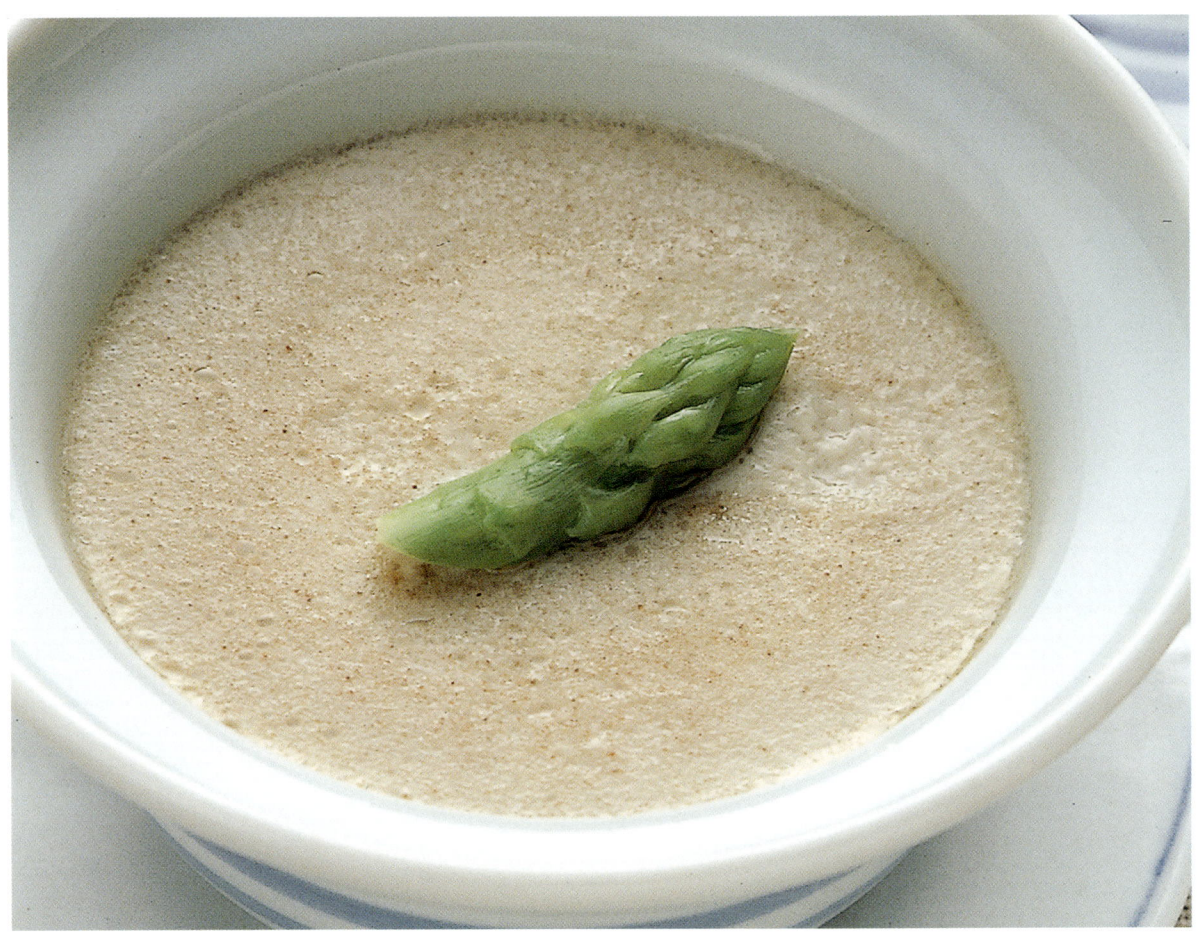

추천레시피

전칠인삼 달걀찜

■ **효능**: 지혈 작용을 하고 위 점막을 보호한다.

전칠인삼의 탁월한 지혈 및 '보혈' 작용에 연근의 '청열' 작용을 더했다. 수술 후나 출혈이 있을 때 좋다.

재료(2인분)

달걀 작은 것 2개, A[전칠인삼*(가루·생약, 278쪽 참조) ½작은술 조금 못 되게(2g), 연근즙 2큰술, 사오싱주**(또는 청주) 2작은술], 다시마 국물 1컵, 소금 조금, 참기름 조금, 그린아스파라거스(데친다) 적당량

이렇게 만드세요

① 달걀 푼 물에 다시마 국물과 A를 넣고 섞어서 체에 거른다.

② 소금으로 간을 맞추고 참기름을 넣어 그릇에 담는다.

③ 중탕으로 ②를 3~5분간 찐다. 데친 아스파라거스를 작게 썰어 위에 얹는다.

그밖의 추천레시피

● 간과 채소 스프 (227쪽 참조)

*전칠인삼은 쓴 맛이 강하다. 먹기 힘들면 걸쭉한 간장 소스를 만들어 끼얹어 먹어도 좋다.

**찹쌀을 발효시켜 만든 중국 사오싱 지방의 양조주.

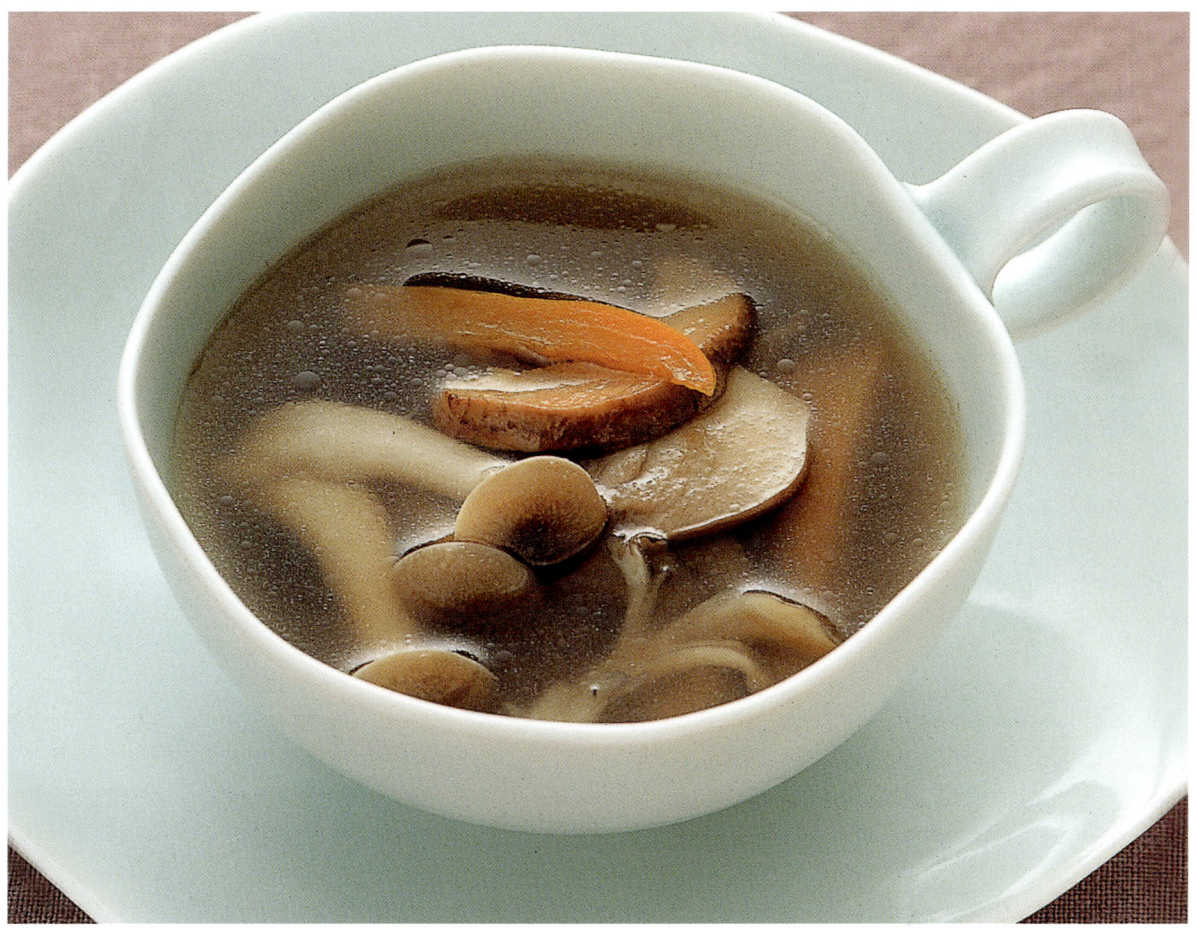

추천레시피

버섯 약선 스프

■ **효능: 위장을 튼튼하게 한다.**

닭곰탕 국물에 영지를 더해 면역력 증강 효과를 높였다. 진피는 위장의 기운을 북돋아 막힌 '기'를 풀어 준다.

재료(2인분)

A[영지*(생약, 279쪽 참조) 1큰술, 진피(생약, 277쪽 참조) ½작은술], **B**[마른 표고버섯 2장, 만가닥버섯 ¼팩, 양송이버섯 4개, 잎새버섯 30g], 파프리카(주황색) ¼개, 닭곰탕 국물(73쪽 참조) 2컵, 소금 조금

*영지는 쓴 맛이 강하므로 식사 때 국으로 먹기보다는 식사 사이에 차나 달여 먹는 약 대신 마시는 것이 좋다. 위장 기능을 회복하는 데 도움이 될 것이다. 버섯은 꼭 레시피에 나온 것이 아니더라도 평소 즐겨 먹는 것이면 된다.

이렇게 만드세요

❶ 마른 표고버섯은 물에 불리고 양송이버섯은 밑동을 잘라내고 얇게 썬다. 만가닥버섯과 잎새버섯은 밑동을 잘라내고 가닥을 나눈다. 파프리카는 가늘게 썬다.

❷ A를 약재 주머니에 넣는다.

❸ 냄비에 A와 B, 마른 표고버섯 불린 물, 닭곰탕 국물을 넣고 가열한다. 끓기 시작하면 약한 불로 줄여서 1시간 동안 끓인다.

❹ A를 꺼내고 파프리카를 넣어 한소끔 끓인 후 소금으로 간을 한다.

그밖의 추천레시피

● 참마 스프 (216쪽 참조)

암 발생 부위별 식양생 레시피 2 — 폐암

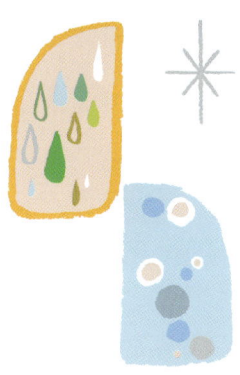

폐 기능을 강화한다

폐에 암이 생기면 당연히 폐 기능이 저하된다. 게다가 수술이나 방사선 치료, 화학요법을 받으면 폐 기능이 더욱 떨어져 조금만 몸을 움직여도 숨이 찰 때가 많다. 식양생에서는 폐 기능을 높이고, 항암치료로 약해진 부분을 보하고, 염증을 억제하는 것을 기본으로 식단을 구성한다.

동충하초(278쪽 참조)는 암 중에서 특히 폐암에 탁월한 효능이 있다. 값이 비싸다는 점 때문에 선뜻 권하지는 못하지만 조금씩이라도 매일 먹으면 좋은 생약이다. 동충하초는 특유의 냄새가 있기는 하지만 대신 쓴맛이 없어 동충하초 달인 물을 이용한 국이나 전골은 먹기 힘들지 않다. 조리한 동충하초는 남기지 말고 다 먹도록 한다. 대합이나 전복 같은 조개류와 함께 먹으면 염증을 가라앉히는 효과도 얻을 수 있다.

방사선 치료 후에는 목에 염증이 생기거나 가래를 뱉기 어려운 증상들이 나타날 수 있다. 이럴 때는 염증을 억제하는 작용을 하는 연근을 적극적으로 이용한다. 연근을 생것 그대로 갈아서 즙을 마시면 목이 개운해진다. 이때 오렌지나 사과의 즙과 섞으면 쉽게 마실 수 있다. 이런 효능은 연근을 가열해도 달라지지 않으므로 조림이나 국물 요리에 이용해도 좋다.

바람직한 food & life

- 신체에 진액을 생성하는 식품: 연근, 배, 백합 뿌리, 흰 목이버섯 등
- '기'를 보하는 식품: 참마, 달걀, 돼지고기 등
- 변비를 치료하는 식품: 감자류, 콩류, 잣, 깨, 사과 등
- 화학요법을 받는 동안에는 신선한 채소를 충분히 먹는다
- 구할 수 있으면 동충하초를 구해서 먹는다
- 수분을 충분히 섭취한다
- 산책 같은 가벼운 운동을 하고 신선한 공기를 마신다

삼가야 하는 food & life

- 자극이 강한 식품이나 향신료: 다량의 생강, 마늘, 고추, 팔각, 산초 등
- 기름진 음식: 튀김 등
- 쇠고기, 오리고기
- 추위
- 스트레스

금지 : 1. 흡연 및 간접흡연
　　　 2. 과도한 음주
　　　 3. 과격한 운동

화학요법을 견뎌낼 체력을 키운다

폐암 치료에서는 항암제로 화학요법을 병행하는 경우가 많다. 이럴 때는 체력을 회복할 수 있는 식사가 필요하므로 평소보다 더 적극적으로 신선한 채소와 어패류를 먹도록 한다.

화학요법을 마치면 '폐' 기능을 강화하는 식사로 바꾼다. 여기서는 '폐'와 '장'에 효과가 있는 행인을 이용한 죽을 소개한다. 흰 목이버섯이 들어가 자양 효과가 높고 단맛이 있어 후식으로 먹어도 좋다. 치료로 지친 몸을 추스르는 데는 돼지고기를 곤 국물도 좋다. '폐'를 윤택하게 하는 백합 뿌리가 들어 있어 호흡이 편해질 것이다. 식사량이 너무 많으면 위가 가로막을 압박해서 호흡이 힘들어지므로 주의해야 한다. 적당한 양의 운동도 폐 기능을 회복하는 데 효과적이다.

도움말 한마디

"폐는 '기'를 주관하는 장기입니다. 폐에 암이 생기면 호흡 기능이 떨어지고 그 때문에 전신을 방어하는 '기'가 약해져서 자주 감기에 걸리게 됩니다. 감기가 악화되어 사망에 이르는 사례가 적지 않을 정도입니다. 기공 같은 호흡법을 익히면 지금 남아 있는 폐 기능을 끌어올리는 데 도움이 될 겁니다."

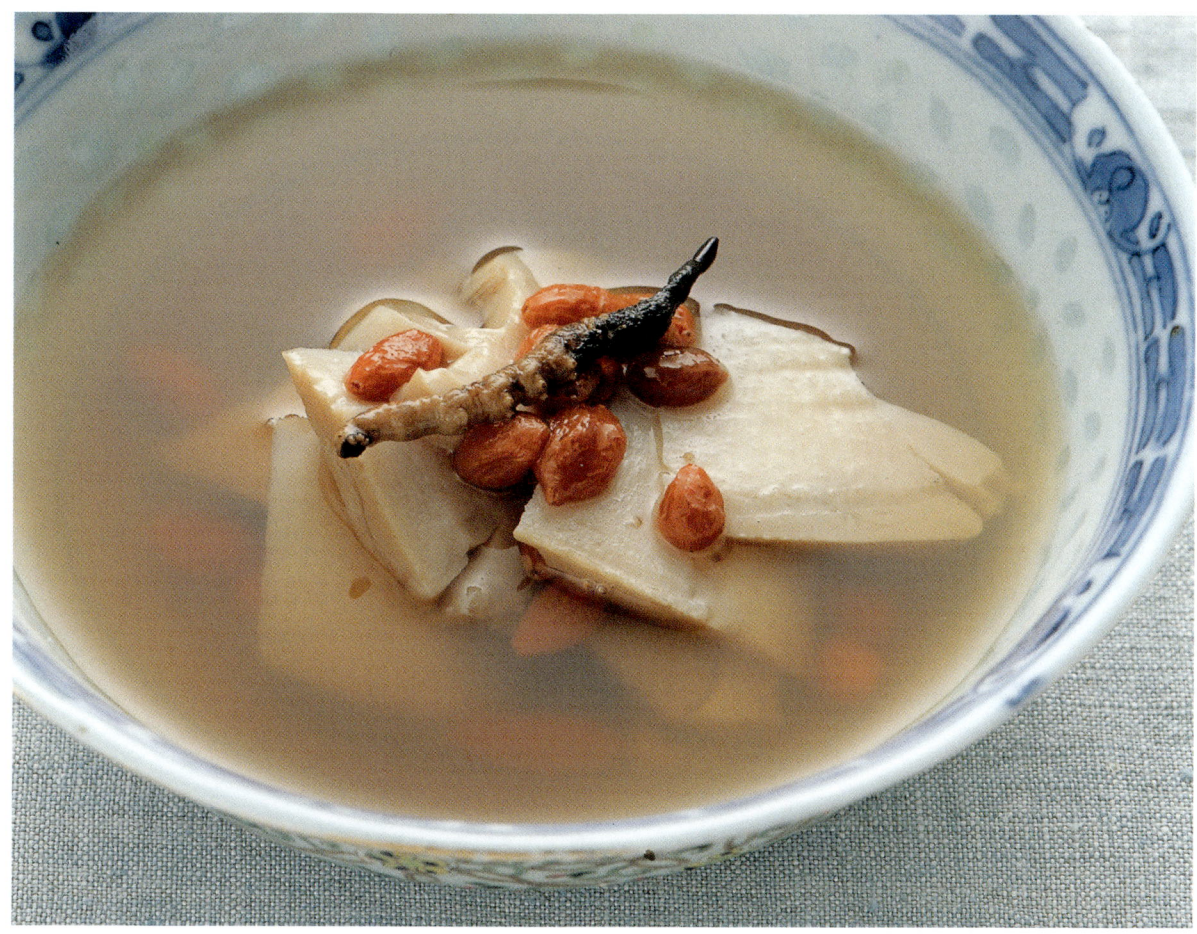

추천레시피

동충하초 전복찜

■ 효능: '폐'를 윤택하게 하고, '폐'의 '기'를 보한다.

동충하초는 구하기가 쉽지 않지만 '폐'의 '기'와 '수'를 보하는 효능이 있어 특히 폐암에 좋다고 알려져 있다.

재료(2인분)

전복(물에 담근 통조림) 1개(60g), 동충하초(생약, 278쪽 참조) 6g, 구기자(280쪽 참조) 15g, 금화햄 또는 로스햄 30g, 소금 조금

이렇게 만드세요

① 동충하초와 구기자는 물로 씻는다.

② 사기로 된 냄비나 뚜껑 있는 그릇에 ①과 전복, 다진 금화햄 또는 로스햄을 넣는다. 여기에 물 3컵(전복 통조림 국물에 물을 더한 것)을 붓고 30분~1시간 동안 찌듯이 익힌다.

③ 소금으로 간을 맞추고 전복을 얇게 썰어 국물과 함께 그릇에 담는다.

그밖의 추천레시피

● 오즙밀 주스(193쪽 참조)

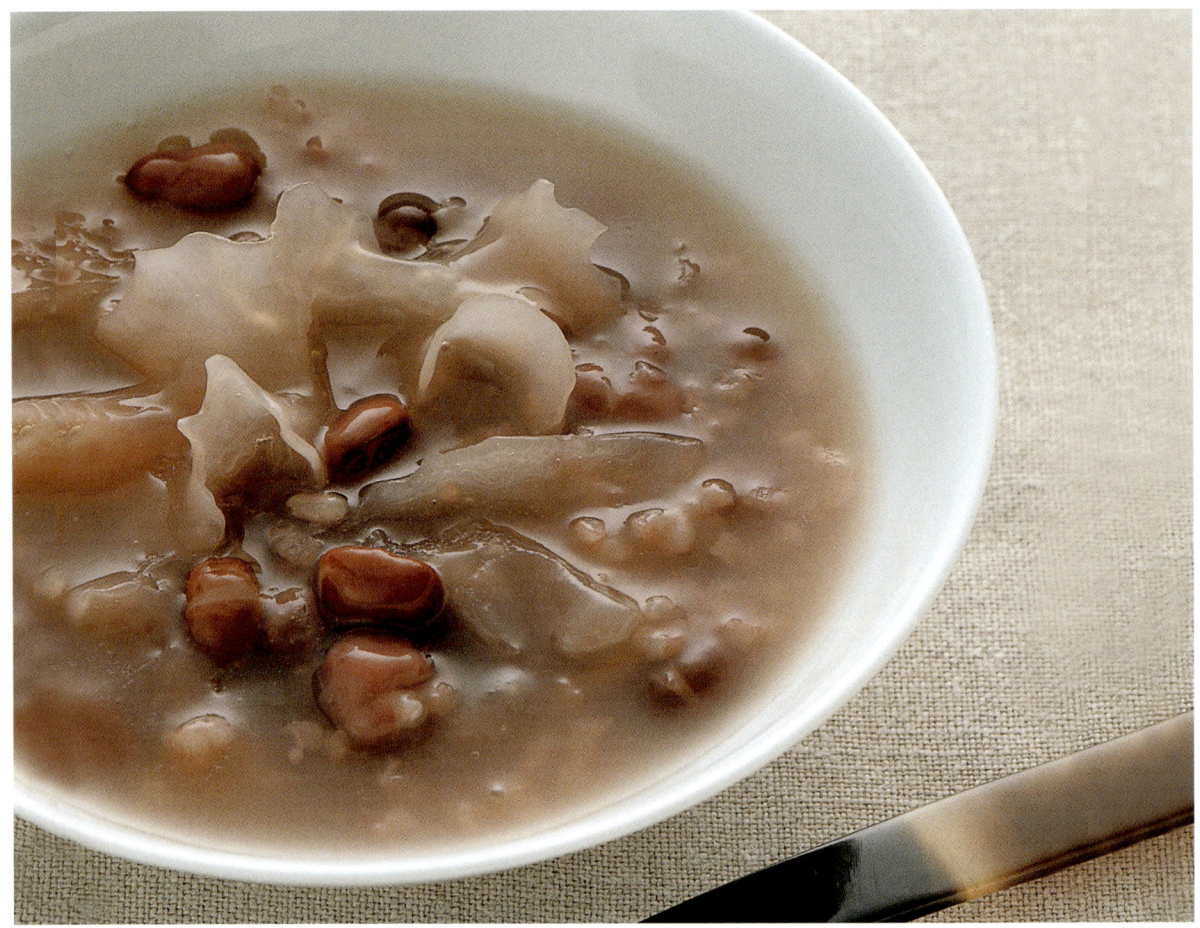

추천레시피

행인 은이 죽

■ **효능: '수'를 보하고, 신체의 과도한 열을 제거한다**

폐의 상처 난 조직을 치유하고 가래를 삭이는 데 도움이 되는 단맛 나는 죽이다. 은이란 흰 목이버섯을 말하는 것으로 폐의 '음(陰)'을 보한다.

재료(2인분)

쌀 ⅓컵, 행인(생약, 276쪽 참조) 15g, 흰 목이버섯 30g, 팥 25g, 얼음설탕(기호에 따라) 30g

이렇게 만드세요

① 행인은 온수에 15분 정도 담가서 껍질을 벗기고 잘게 다진다.

② 흰 목이버섯은 온수에 씻어 물에 담가 불린다. 쌀은 씻어 체에 밭쳐 둔다.

③ 사기로 된 냄비에 쌀과 팥, 물 3컵을 넣고 뚜껑을 덮어 부드럽게 익을 때까지 약한 불에서 40~50분간 끓인다.

④ ❸에 흰 목이버섯과 얼음설탕을 넣고 15분간 끓인다.

그밖의 추천레시피

● 가리비 패주와 두부 조림 (232쪽 참조)

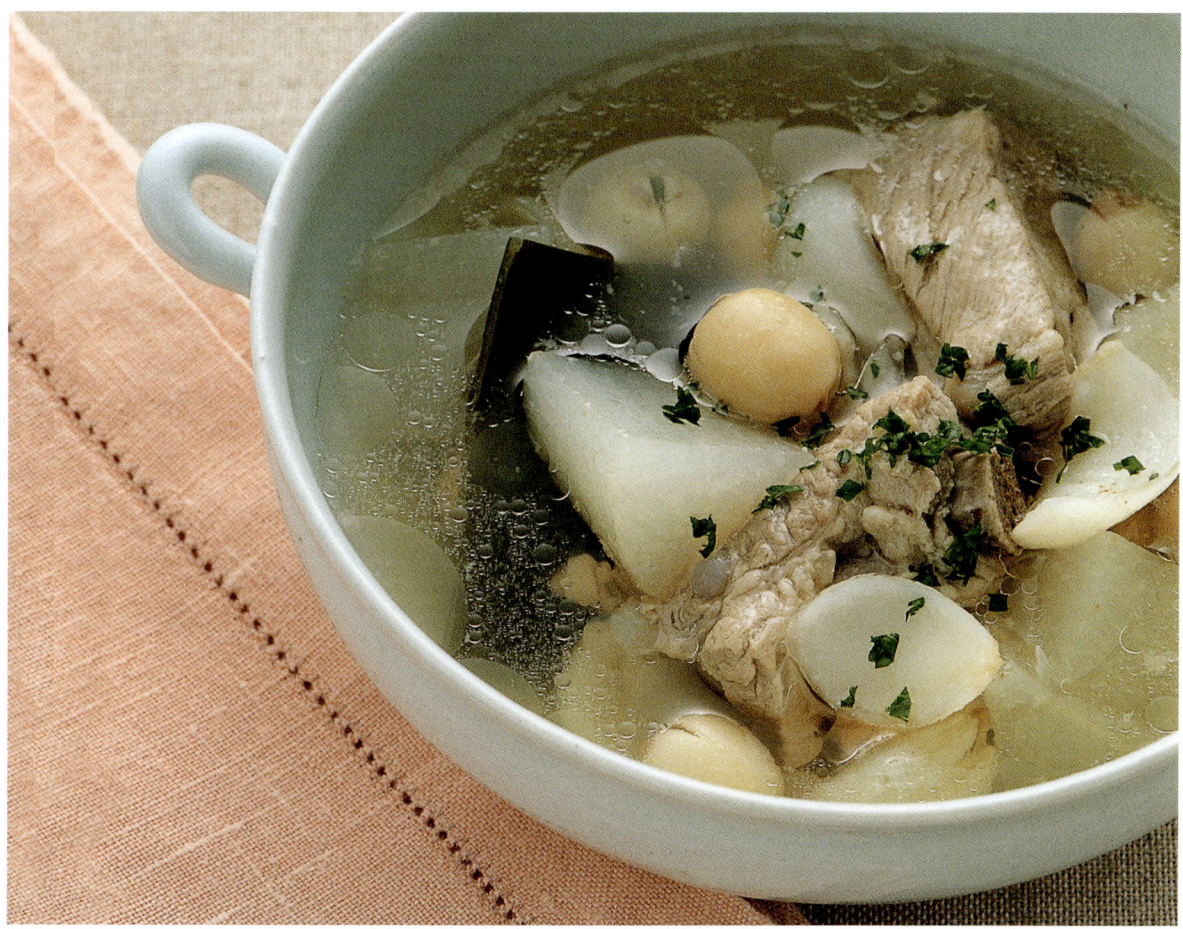

추천레시피

스페어립 양생 스프

■ **효능**: '기'와 '혈'을 보하고, '폐'를 윤택하게 하여 가래를 삭인다.

항암치료로 지친 몸에 기운을 돋우고 가래를 삭여서 호흡이 편해지도록 돕는다. 백합 뿌리는 '음'을 보하고, 연자육은 '심(心)'을 안정시킨다.

재료(2인분)

스페어립(토막 낸 것) 150g, 무 200g, 연자육(282쪽 참조) 20알, 백합 뿌리 1개, 다시마(4cm×5cm) 2장, **A**[청주 2큰술, 간장 1큰술, 삼온당* 1작은술, 소금 ½작은술], 파슬리(다진 것) 조금

*정제하지 않은 흑설탕

이렇게 만드세요

① 스페어립은 살짝 데친다.

② 무는 껍질을 벗기고 3cm 두께로 썰어 6등분한다.

③ 백합 뿌리는 뿌리를 둥글게 파내고 비늘줄기를 한 장씩 벗긴다.

④ 냄비에 ①, ②, 연자육, 다시마, 물 4컵을 넣고 끓인다. 끓기 시작하면 위에 떠오르는 거품을 걷어내고 뚜껑을 덮어 약한 불에서 1시간 동안 끓인다.

⑤ A로 간을 하고 ③을 넣어 약 15분간 끓인다. 위에 파슬리 다진 것을 뿌린다.

그밖의 추천레시피

● 당삼윤폐탕 (248쪽 참조)

대장암

암 발생 부위별 식양생 레시피 3

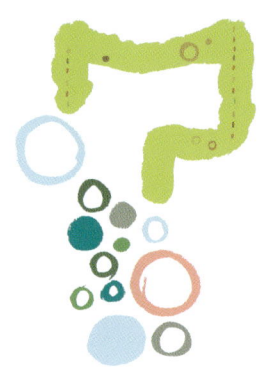

식약(食藥)으로 장의 원기를 회복한다

대장암은 외과 수술로 병소를 절제하면 완치되는 것으로 알려져 있다. 그러나 병소의 위치에 따라 수술 후에 생활의 질이 달라질 수 있다. 직장이나 항문에 가까운 부분을 절제하면 인공항문을 달아야 한다. 최근에는 장치가 많이 좋아졌다고 하지만 생활에서 여러 가지 불편을 감수해야 한다. 그러나 암이 소장 가까이에 생긴 경우라면 수술 후에 기능적으로 거의 문제가 없을 수도 있다.

중의학에서는 대장을 '전도(傳導)의 관'이라고 부르는데, 대장은 조박(糟粕, 소화되고 남은 찌꺼기)을 배출하는 기관이므로 늘 흐름이 순조로워야 한다고 말한다. 장이 제대로 연동운동을 하려면 장의 '기'가 아래로 막힘없이 흘러야 하며, 이러한 장의 '전도' 기능을 정상으로 유지하는 것은 대장암을 예방하고 치료하고 재발을 막는 모든 단계에서 중요하다. 암 조직을 제거한 후 장의 원기를 되찾고자 할 때는 생약의 힘을 빌린다. '보기(補氣)' 약으로 대장의 근력을 기르고, '이기(理氣)' 약으로 장의 움직임을 정상으로 회복시킨다. 그러나 무엇보다 중요한 것은 식생활을 바꾸는 일이다.

'고기나 생선 같은 동물성 단백질은 적게, 채소는 충분히' 먹는 것이 기본이다. 배변이 항상 원활하도록 장내에 유익한 균이 자랄 수 있게 요구르트, 유산균 등을 적극적으로 섭취한다. 수술 직후에는 장폐색의 위험이 있으므로 반드시 복부를 따뜻하게 하고, 우엉같이 섬유질이 질긴 식품은 피한다.

바람직한 food & life
- 장을 튼튼하게 하는 식품과 생약: 대추(281쪽 참조), 인삼(277쪽 참조), 닭고기, 참마, 현미, 매실장아찌, 요구르트, 깨, 흑초 등
- 식이섬유가 많은 식품과 생약: 감자류, 우엉, 버섯류, 해조류 등
- '기'의 흐름을 좋게 하는 식품과 생약(59쪽 참조): 진피(277쪽 참조), 초과(277쪽 참조), 칼더먼(280쪽 참조), 울금(280쪽 참조), 파드득나물, 쑥갓, 셀러리, 파슬리 등
- 수분을 충분히 섭취한다

삼가야 하는 food & life
- 자극이 강한 식품이나 향신료: 다량의 생강, 마늘, 고추, 팔각, 산초 등
- 스트레스
- 과다한 살코기 섭취

금지 : 1. 흡연 및 간접흡연
2. 과도한 음주
3. 폭음, 폭식

원활한 배변이 목표다

변비가 심하면 설사약을 처방받기도 하는데 되도록 약에 의존하지 말고 식사를 이용해서 배변 활동을 촉진하는 것이 좋다. 변비가 있을 때는 감자류를 충분히 먹고, 여기에 녹차나 말차를 곁들이면 변비로 인한 복통을 줄일 수 있다. 수분을 적당히 섭취하는 것도 변비를 예방하는 데 중요하다.

소량의 육류는 체력을 키우는 데 좋지만 살코기는 너무 많이 먹지 않도록 한다. 기름기가 조금 있는 부위를 골라 오래 끓여 푹 익힌 요리가 좋다. 적당한 기름기는 '장'을 윤택하게 하여 변비를 해소하는 데 도움이 된다. 이때 정장 효과가 있는 채소를 함께 먹으면 영양의 균형을 이룰 수 있다.

> **도움말 한마디**
>
> "대장암은 비교적 쉽게 완치되지만 가끔 다른 장기로 전이되기도 합니다. 수술을 받은 경우 장의 어느 부분을 절제했느냐에 따라 식생활에서 주의할 점이 달라집니다. 일반적으로 수술 후 3개월간은 장폐색의 위험이 높기 때문에 우엉같이 식이섬유가 많고 질긴 식품은 조심해야 합니다. 식이섬유가 적고 영양가가 높으면서 소화가 잘 되는 음식을 드시는 게 좋습니다."

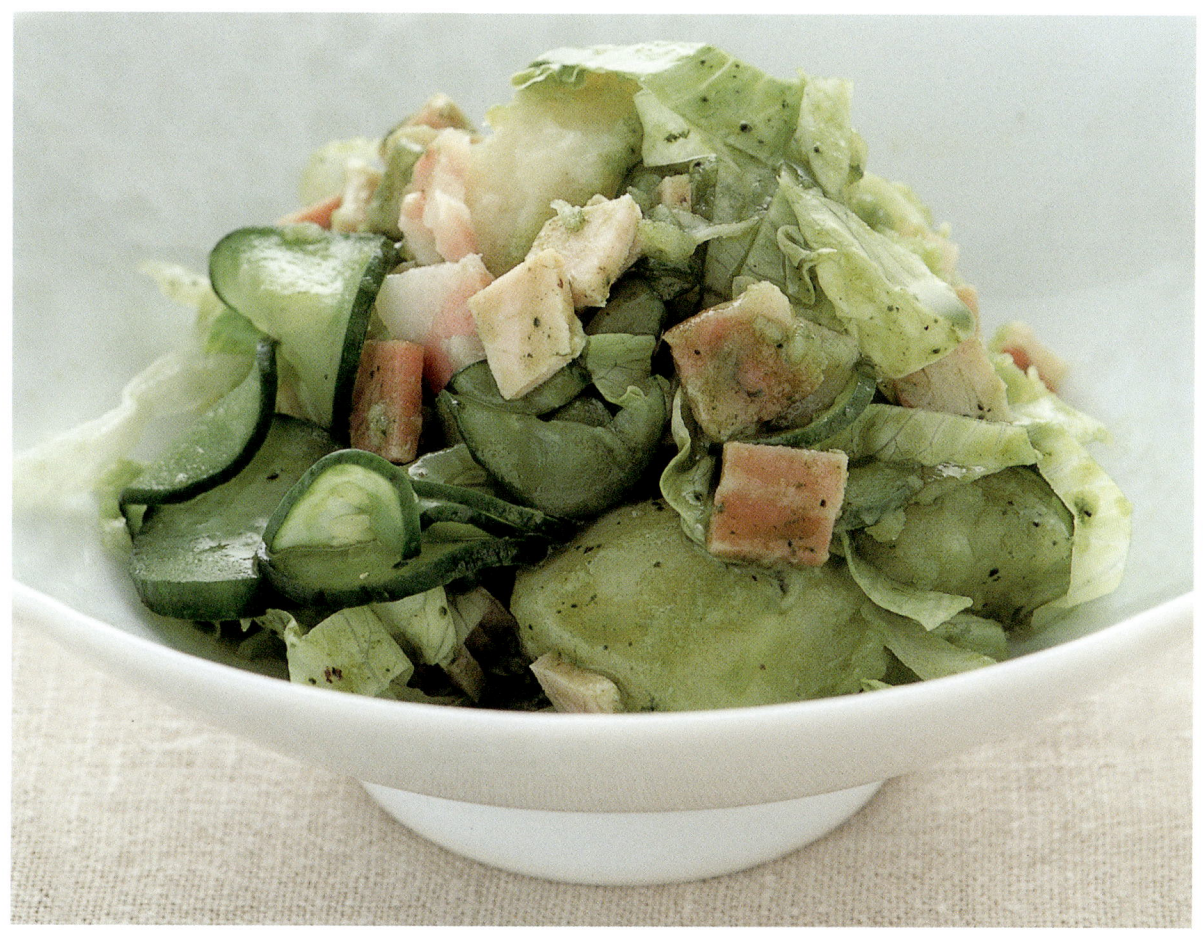

추천레시피

녹차 감자 샐러드

■ **효능: 위장 기능의 회복을 돕고, 변비를 낫게 한다.**

순하고 부드러운 맛의 감자 샐러드에 녹차를 넣어 통증을 가라앉히는 효과를 더했다.

재료(2인분)

감자 250g, 양상추 100g, 오이 ½개, 햄 50g, **A**[녹차가루(또는 말차 1큰술) 1큰술(6g), 레몬즙 1큰술, 올리브유 2큰술, 소금·후추 조금씩]

이렇게 만드세요

1. 감자는 껍질을 벗기고 4등분한 후 1cm 두께로 썰어 부드럽게 삶는다.
2. 오이는 둥글게 썰어 소금물(분량 외)에 담갔다가 물기를 짠다. 양상추는 손으로 뜯어 놓는다. 햄은 주사위 모양으로 작게 썬다.
3. 볼에 A를 넣고 잘 섞어 드레싱을 만든 후 ①과 ②를 버무린다.

그밖의 추천레시피

- 참마와 오이 초무침 (187쪽 참조)

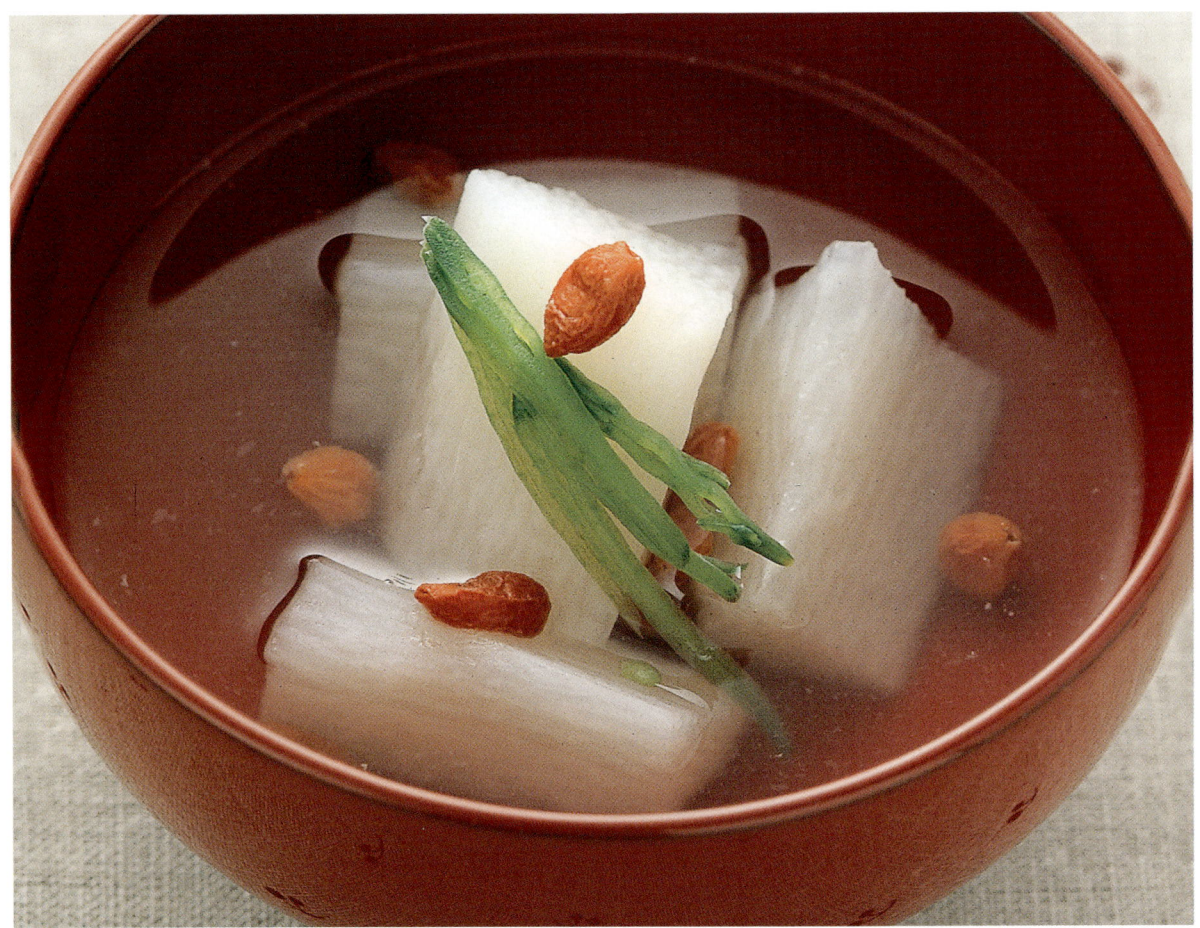

추천레시피

참마 스프

■**효능: 정장 및 지사 작용**

장의 상태가 좋지 않을 때 먹으면 효과가 있다. 참마는 몸에 기운을 돋우고 '비'의 상태를 조절하는 약선 효과가 뛰어나다.

재료(2인분)

참마 300g, 구기자(280쪽 참조) 1큰술, 닭곰탕 국물(73쪽 참조) 2컵, 소금·후추 조금씩, 꼬투리완두콩 적당량

이렇게 만드세요

❶ 참마는 껍질을 벗겨서 3~4cm 두께로 둥글게 썰고 다시 길이로 3~4등분한다.
❷ 냄비에 닭곰탕 국물과 ❶을 넣고 끓인다.
❸ 참마가 부드럽게 익으면 구기자를 넣고 소금과 후추로 간을 맞춘다.
❹ ❸을 그릇에 담고 꼬투리완두콩 데친 것을 가늘게 썰어 위에 얹어 낸다.

그밖의 추천레시피

● 참마 메밀국수 (238쪽 참조)

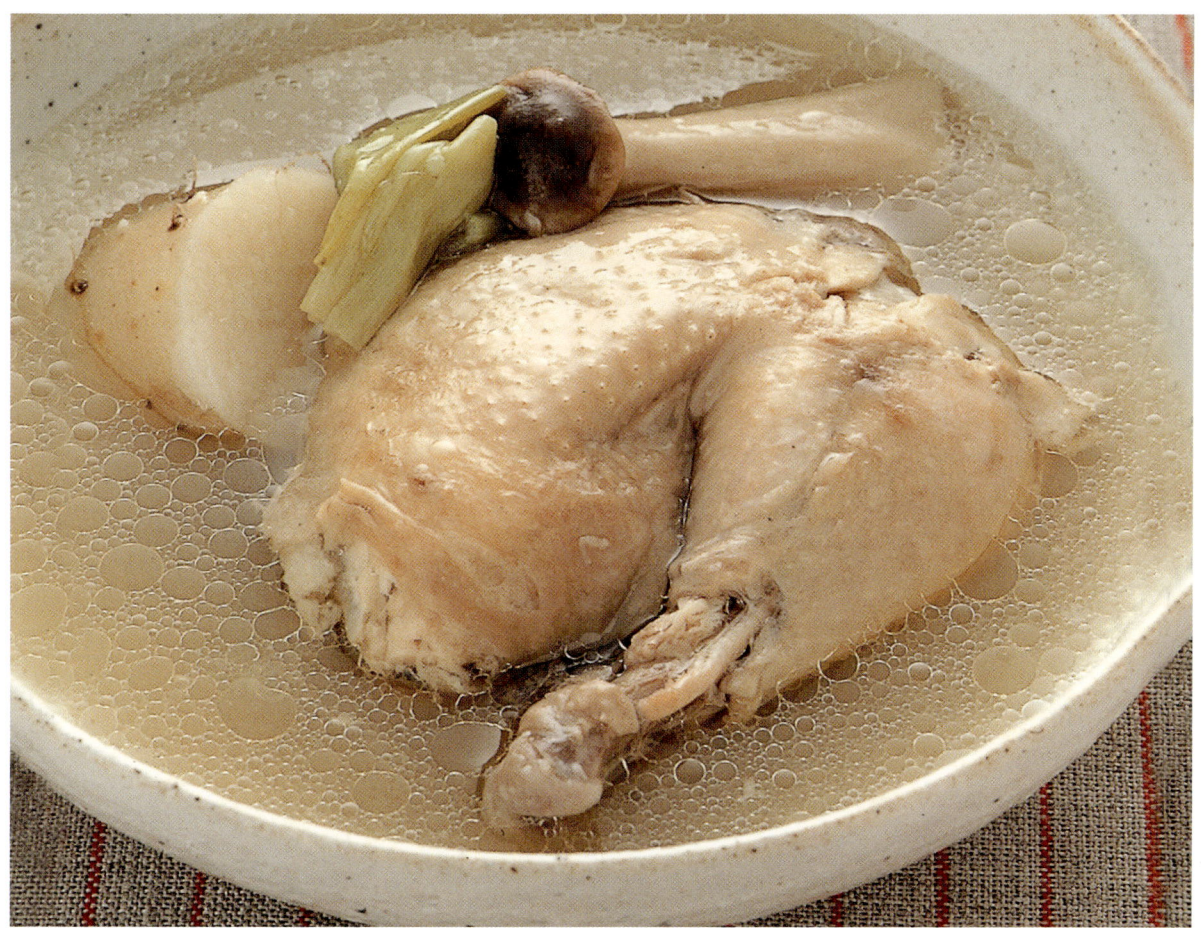

추천레시피
약선 닭곰탕

■ **효능: 정장 및 자양 작용**

고기 요리에는 정장 작용을 하는 생약을 가미하여 장에 부담이 가지 않도록 한다. 칼더먼과 초과는 주로 위장의 '기'의 흐름을 좋게 하는 생약이다.

재료(3~4인분)

영계 1마리, 새송이버섯(또는 좋아하는 버섯) 작은 것 4개, 참마 15cm, 칼더먼(280쪽 참조) 10g, 초과(생약, 277쪽 참조) 10g, 소금 적당량, A[청주 2큰술, 생강(얇게 썬 것) 3~4장, 대파(큼직하게 썬다) 10cm, 닭곰탕 국물(73쪽 참조) 5컵]

이렇게 만드세요

1. 프라이팬을 달구어 기름을 두르지 않고 초과를 살짝 볶아 칼더먼과 함께 약재 주머니에 담는다.
2. 참마는 씻어서 껍질째 4cm 두께로 둥글게 썬다.
3. 닭의 배 속에 ①을 넣고 빠져나오지 않게 꼬치를 끼운 후 A와 함께 냄비에 넣고 가열한다. 끓기 시작하면 약한 중간 불로 줄여서 약 1시간 동안 끓인다.
4. ③에 ②의 참마와 새송이버섯을 넣고 다시 30분간 끓인 후 소금으로 간을 맞춘다.

그밖의 추천레시피
● 참마와 오이 초무침 (187쪽 참조)

암 발생 부위별 식양생 레시피 4 — 간암

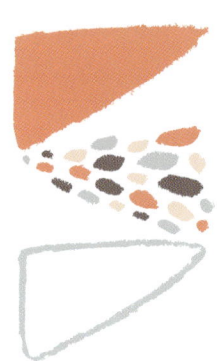

단백질이 풍부한 식사를 한다

인체의 화학공장이라고 불리는 간은 소화와 해독, 혈액순환 등의 중요한 역할을 맡고 있다. 암으로 간 기능이 약화되면 쉬 피로해지고 복수, 출혈, 식욕부진, 황달 같은 전신 증상이 나타난다.

간암을 치유하기 위한 식사의 기본 원칙은 '고단백질·고비타민·탄수화물을 충분히 섭취'하는 것이다. 암 증상이 완화되도록 영양의 균형을 이룬 식사를 한다.

맛이 진하거나 향신료같이 자극이 강한 식품은 약해진 간에 부담을 주므로 피한다. 물론 알코올류는 절대 금지다. 간암 환자에게는 합병증으로 정맥류가 나타날 수 있다. 섬유질이 질긴 것을 먹으면 정맥류가 파열될 수도 있으므로 주의해야 한다.

식양생으로 복수를 완화한다

식욕이 없고 윗배가 더부룩할 때는 소화가 잘 되는 식품을 기본으로 하여 향이 좋고 '기'의 흐름을 순조롭게 하는 진피(277쪽 참조), 산사(276쪽 참조), 금귤 등을 먹는다. 보리를 발아시킨 맥아(279쪽 참조)를 이용한 '맥아 죽'은 식욕을 증진하는 묘약이라 일컬어지며 환부인 간의 통증을 가라앉히는 효능도 있다.

바람직한 food & life
- '기'의 흐름을 좋게 하는 식품(59쪽 참조): 감귤류, 셀러리, 파슬리, 국화 등
- 고단백질 식사
- 신선한 채소와 과일
- 맛이 순하고 연한 음식
- 소화와 흡수가 잘 되는 음식
- 충분한 휴식으로 몸을 쉬게 한다

삼가야 하는 food & life
- 맛이 진한 것
- 자극이 강한 식품이나 향신료: 다량의 생강·마늘, 고추, 팔각, 산초 등
- 섬유질이 질긴 식품: 우엉, 죽순 등
- 간성 뇌증이 있는 사람은 단백질을 삼간다
- 스트레스

금지 : 1. 흡연 및 간접흡연
       2. 과도한 음주

쉬 피로하고 설사가 잦을 때는 소화기의 기능을 강화하는 율무, 팥, 토란 등이 좋다. 열이 있을 때는 열을 제거하는 작용을 하는 수박이 매우 효과가 있다. 수박 외에도 여름 채소, 오이나 토마토, 동아 등을 적극적으로 먹는다.

복수가 찰 때는 '잉어 팥탕'을 먹어 본다. 잉어 팥탕은 약선에서도 부종을 해소하는 특효약으로 알려져 있다. 이뇨 효과가 있는 수박 등도 복수를 완화하고 부종을 가라앉히는 효과가 있다.

수술을 받은 후에는 굴도 좋다. 굴은 '혈'을 보하고 '간'의 기운을 길러 준다. 미네랄이 풍부한 데다 알코올을 비롯한 유해 물질의 분해를 돕기도 한다.

> **도움말 한마디**
>
> "간암은 악액질을 유발하기 쉬운 암이므로 최대한 다양한 식품을 균형 있게 섭취하여 체력이 떨어지지 않도록 애써야 합니다. 혈액 속에 단백질이 부족하면 복수가 심해지기 때문에 등 푸른 생선이나 콩류를 충분히 먹는 것이 좋습니다. 이뇨 효과가 있는 잉어를 이용한 탕도 효과가 있으니 꼭 한번 드셔 보세요."

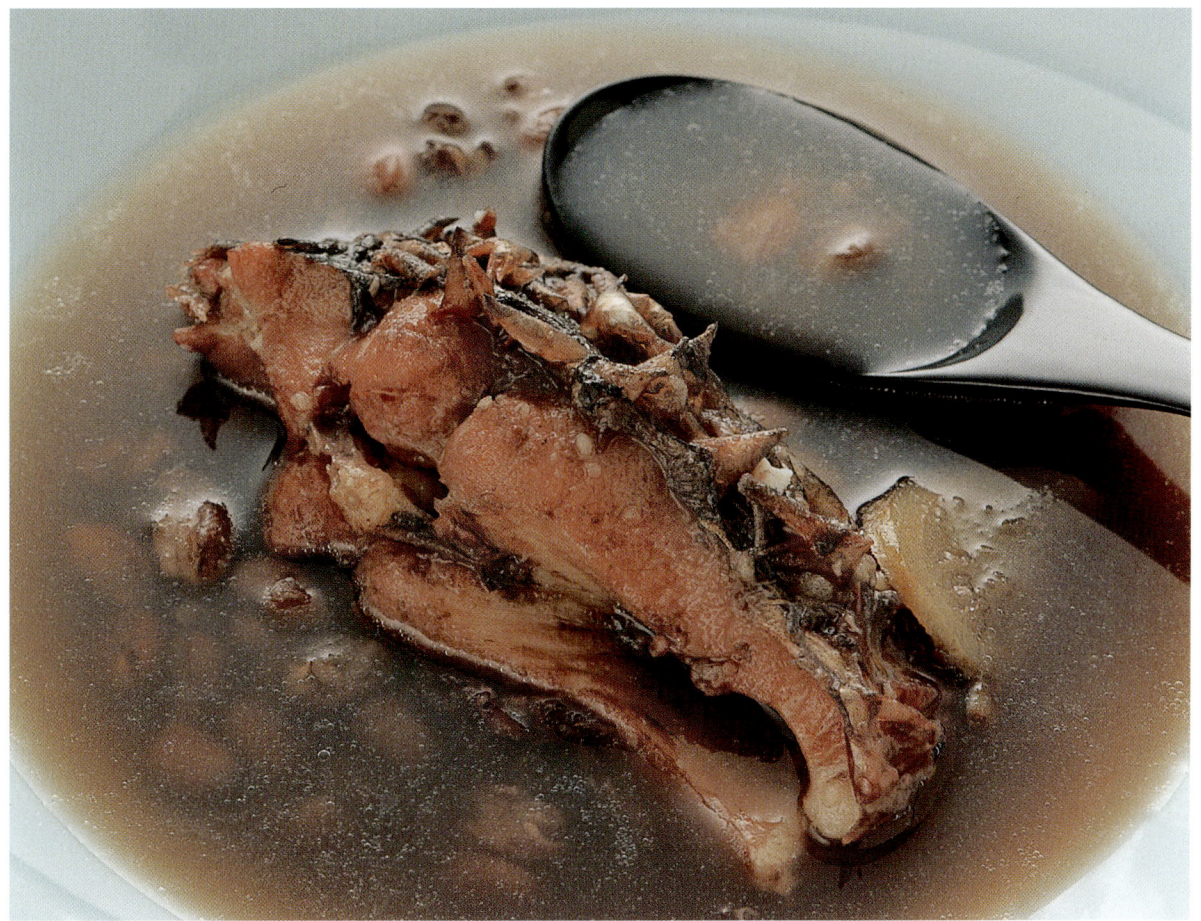

추천레시피
잉어 팥탕

■ **효능: 이뇨 작용으로 부종을 가라앉힌다.**

복수와 부종을 가라앉히는 효과가 있다. 입맛이 없을 때는 국물만 마셔도 된다.

재료(7~8인분)

잉어(281쪽 참조) 1마리(약 800g), 팥 200g, **A**[생강(얇게 썬다) ½쪽, 대파(큼직하게 썬다) 10cm, 소주 3큰술], 소금 적당량

이렇게 만드세요

① 잉어는 구입하는 곳에서 아가미, 내장, 쓸개를 제거해 달라고 부탁한다. 물로 씻어 토막 낸다.

② 냄비에 ①과 팥, A를 넣고 잠길 만큼 물을 부어 강한 불에서 가열한다.

③ 끓기 시작하면 위에 떠오르는 거품을 걷어내고 팥이 부드럽게 익을 때까지 중간 불에서 약 1시간 동안 끓인다. 중간에 적당히 물을 더한다.

④ 알맞게 익으면 소금으로 간을 맞춘다.

그밖의 추천레시피
● 전복 산사 조림(243쪽 참조)

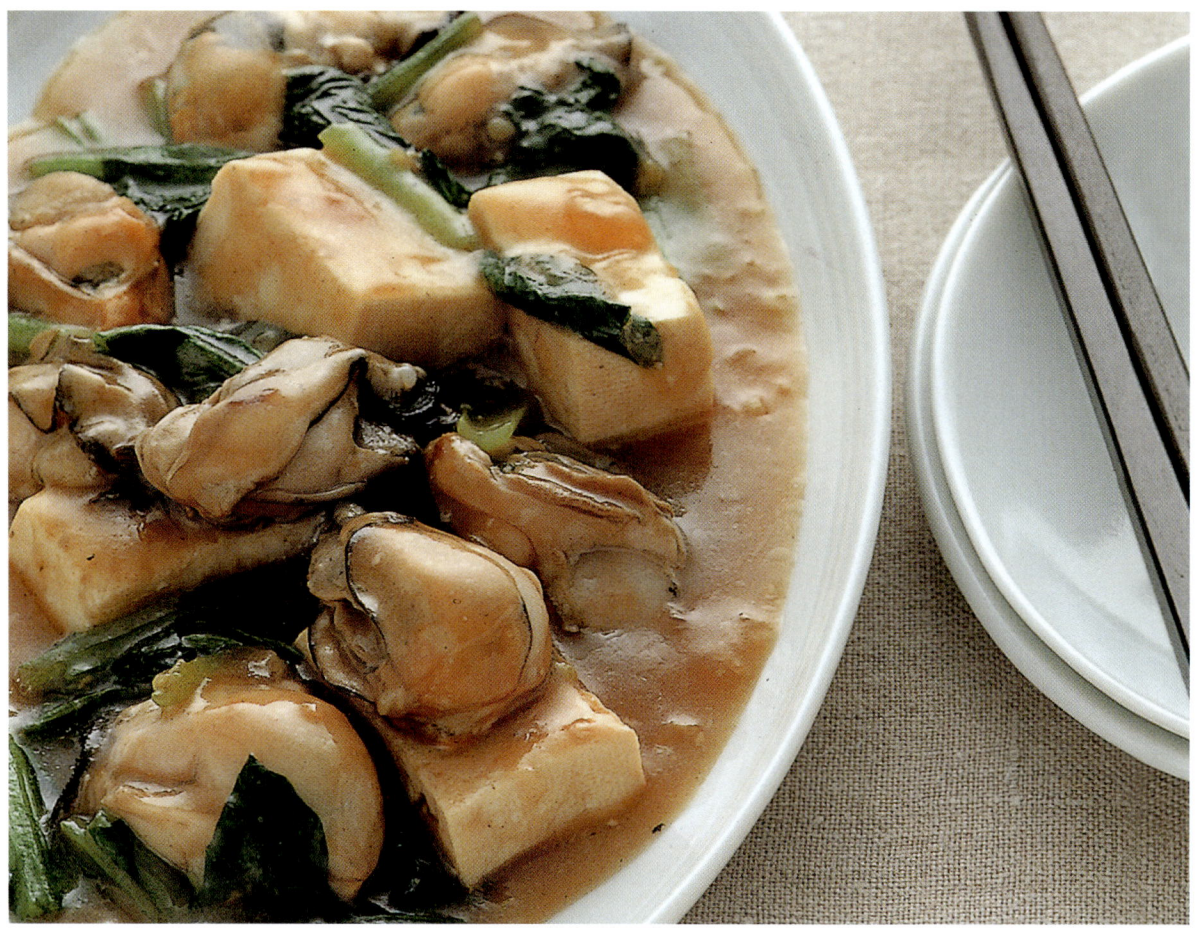

추천레시피
굴과 두부 맛조림

■ 효능: '혈'을 보하여 '간'의 기운을 기른다. 자양 작용도 한다.

양질의 단백질을 충실히 섭취할 수 있고 간에 부담을 주지 않는다. 굴은 상처를 빨리 낫게 하고 해독 작용도 하므로 수술 후에 먹으면 특히 좋다.

재료(1인분)

굴 60g, 두부 60g, 소송채 50g, 대파(다진 것) 1큰술, 닭곰탕 국물(73쪽 참조) ⅔컵, 굴소스 2작은술 조금 못 되게, 녹말물 적당량

이렇게 만드세요

❶ 굴은 소금물에 흔들어 씻는다. 두부는 주사위 모양으로 썰고, 소송채는 큼직하게 썬다.
❷ 냄비에 닭곰탕 국물을 붓고 끓이다가 ❶과 대파, 굴소스를 넣고 2~3분간 끓인다.
❸ 녹말물을 넣어 농도를 맞춘다.

그밖의 추천레시피

● 전칠인삼 달걀찜(204쪽 참조)

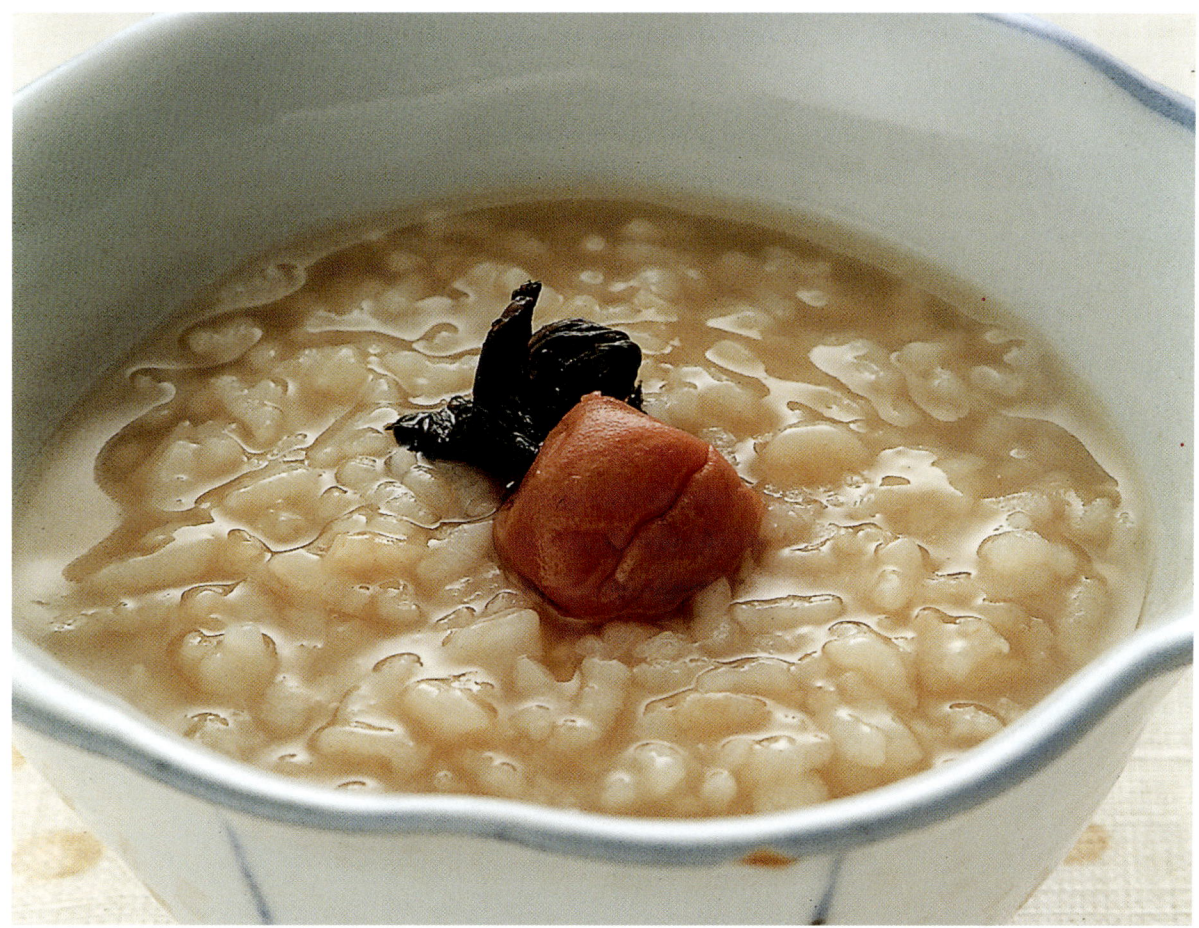

추천레시피
맥아 죽

■효능: '비위'의 '기'의 흐름을 좋게 한다.

식욕이 없을 때는 '비위'를 튼튼하게 하는 맥아를 이용한다. 특유의 냄새가 싫으면 조금 식혀서 먹거나 고명을 곁들여 먹는다.

재료(2인분)

맥아(생약, 279쪽 참조) 60g, 계내금*(생약, 276쪽 참조) 6g, 쌀 100g, 매실장아찌 적당량

*냄새가 싫을 때는 유자후추나 차조기 열매 소금절임, 산초 열매 조림 같이 향이 강한 고명을 곁들이면 쉽게 먹을 수 있다. 계내금이 없으면 소량의 닭 모래주머니를 잘게 다져서 쓴다.

이렇게 만드세요

① 맥아는 물로 씻어 약재 주머니에 담아 물 4컵을 붓고 30분~1시간 동안 달인다.

② ①에서 약재 주머니를 건져내고 계내금과 씻은 쌀을 넣어 1시간 동안 끓인다. 먹을 때 매실장아찌를 곁들여 낸다.

그밖의 추천레시피

● 미네스트로네(239쪽 참조)

암 발생 부위별 식양생 레시피 5 — 췌장암

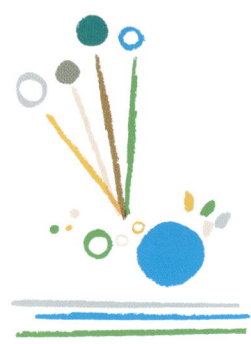

혹독한 치료를 견딜 체력을 키운다

화상 진단이 눈부시게 발전한 지금도 췌장암은 절제가 불가능한 상태로 진단되는 사례가 여전히 많다. 절제를 해도 수술 후 조기에 재발하는 경우가 많아 예후도 좋지 않은 편이다. 췌장은 인슐린 등의 호르몬과 소화액을 분비하는 장기다. 암 때문에 그런 물질들이 제대로 분비되지 못하면 식욕을 잃어 식사를 거의 못하게 되는 심각한 상태에 이른다.

항암제 투여나 방사선 치료를 받더라도 복통, 황달, 요배부통(어깨 및 등에서 허리에 걸쳐 일어나는 동통), 식욕부진, 체중감소, 전신 권태 등의 증상이 나타난다. 더구나 식사를 못하면 곧바로 체력이 떨어져서 악액질(65쪽 참조)이 되기 쉽다. 따라서 췌장암 환자에게는 조금이라도 음식을 먹어서 체력을 지키는 것이 무엇보다 중요하다.

여기서는 '경수채와 두부 맑은국'같이 담백하고 먹기 좋은 요리들을 소개한다. 콩 제품은 항암 효과가 있으므로 적극적으로 섭취하는 것이 좋다. 생약으로는 암을 억제하는 작용을 하는 복령(278쪽 참조)을 이용한다. 두부나 푸른 잎채소를 먹을 수 없을 때는 식품과 생약 성분이 녹아 있는 국물이라도 마시도록 한다.

간을 이용해서 항암치료를 극복한다

항암제 치료를 받는 동안에는 백혈구 수가 줄어들어 빈혈 등이 자주 일어난다. 이러한 증상이 있을 때는 간을 이용한 음식이 좋다. 그러나 간이 싫다면 굳이 무리해서 먹지 않아도 된다. 기본적으로 동물성 단백질이나 지질이 많은 것은 좋지 않으므로 대신 두부나 콩류로 단백질을 보충하여 악액질이 되지 않도록 해야 한다.

도움말 한마디

"췌장에서 분비되는 소화액에는 단백질과 탄수화물, 지방의 소화효소가 들어 있습니다. 그렇기 때문에 췌장에 암이 생기면 소화불량이 심해지고 그로 인해 악액질이 일찍이 나타나게 되지요. 조금이라도 맛있게 식사를 하려면 체력을 유지하는 것이 무엇보다 중요합니다. 정성이 담긴 음식으로 암에 맞설 체력을 키우기 바랍니다."

바람직한 food & life
- 신선한 채소와 과일, 특히 토마토가 좋다. 비타민 C · E가 풍부한 것을 적극적으로 섭취한다.
- 두부 같은 식물성 단백질
- 생강이 들어간 음식
- 담백한 음식

삼가야 하는 food & life
- 향이나 냄새가 강한 음식
- 자극이 강한 음식

금지 : 1. 흡연 및 간접흡연
　　　 2. 음주

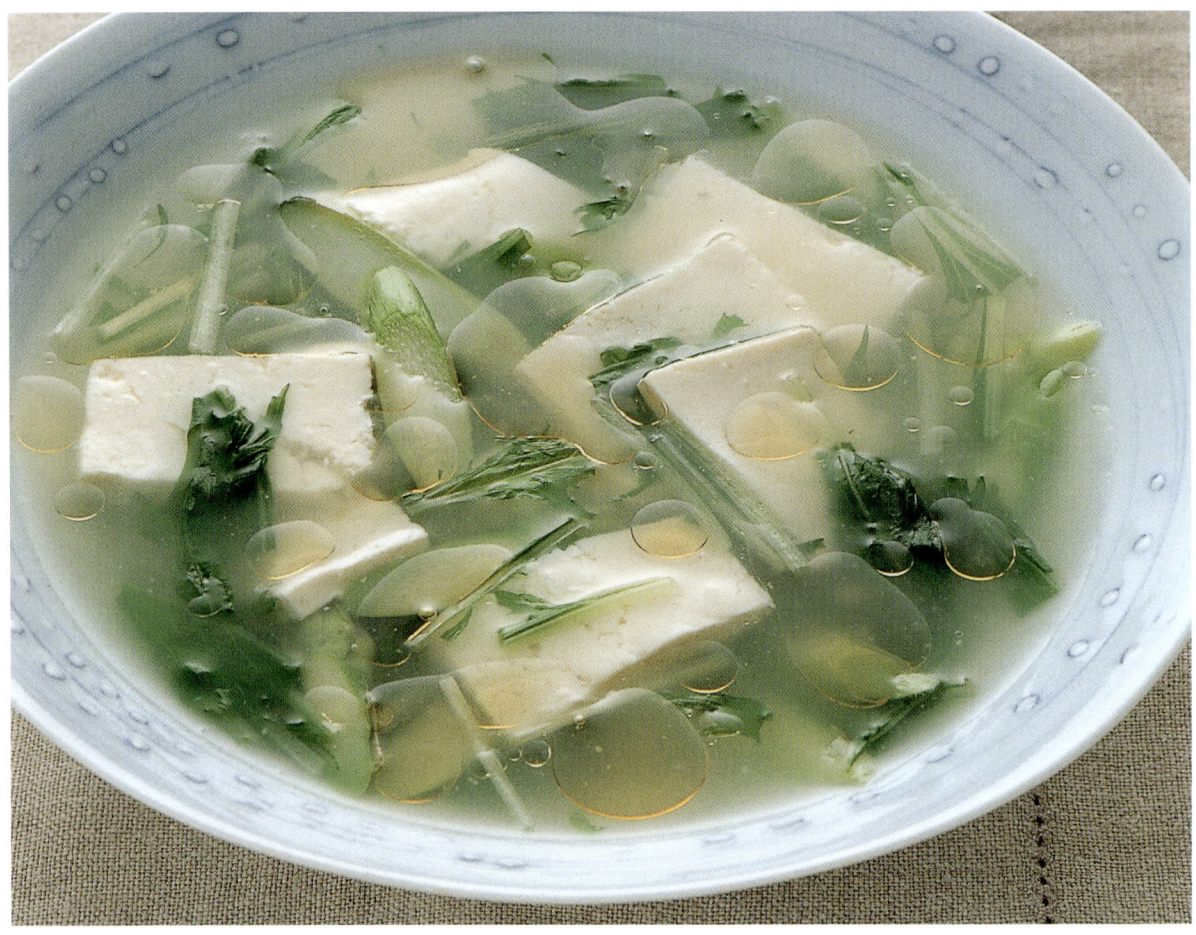

추천레시피

경수채와 두부 맑은국

■ **효능: 신체의 과도한 열을 제거하고 배뇨를 촉진한다.**

'수'의 순환을 원활하게 하는 복령을 넣었다. 몸에 열감이 있을 때 먹으면 개운해진다. 맛도 담백해서 먹기에 좋다.

재료(2인분)

두부 200g, 경수채 180g, 복령(생약, 278쪽 참조) 20g, 그린아스파라거스 30g, 숙주 1봉지, 참기름 2작은술, 소금 조금, 녹말물 적당량

이렇게 만드세요

① 물 3컵에 숙주를 넣고 15분간 삶아서 국물을 걸러낸다.

② 복령은 약재 주머니에 넣고 물 2컵을 부어 20분 정도 우려낸다.

③ 두부는 얇게 썰고, 그린아스파라거스는 얇게 어슷썰기 한다.

④ ①의 숙주 삶은 국물과 ②의 복령 우린 물을 합한 것에 ③을 넣고 4~5분간 끓인다.

⑤ ④에 경수채를 큼직하게 썰어 넣고 소금으로 간을 맞춘다. 다른 냄비에 참기름을 뜨겁게 달구어 국물에 둘러준다. 삶은 숙주는 나물 등으로 이용한다.

그밖의 추천레시피   ● 채소와 두부 조림(259쪽 참조)

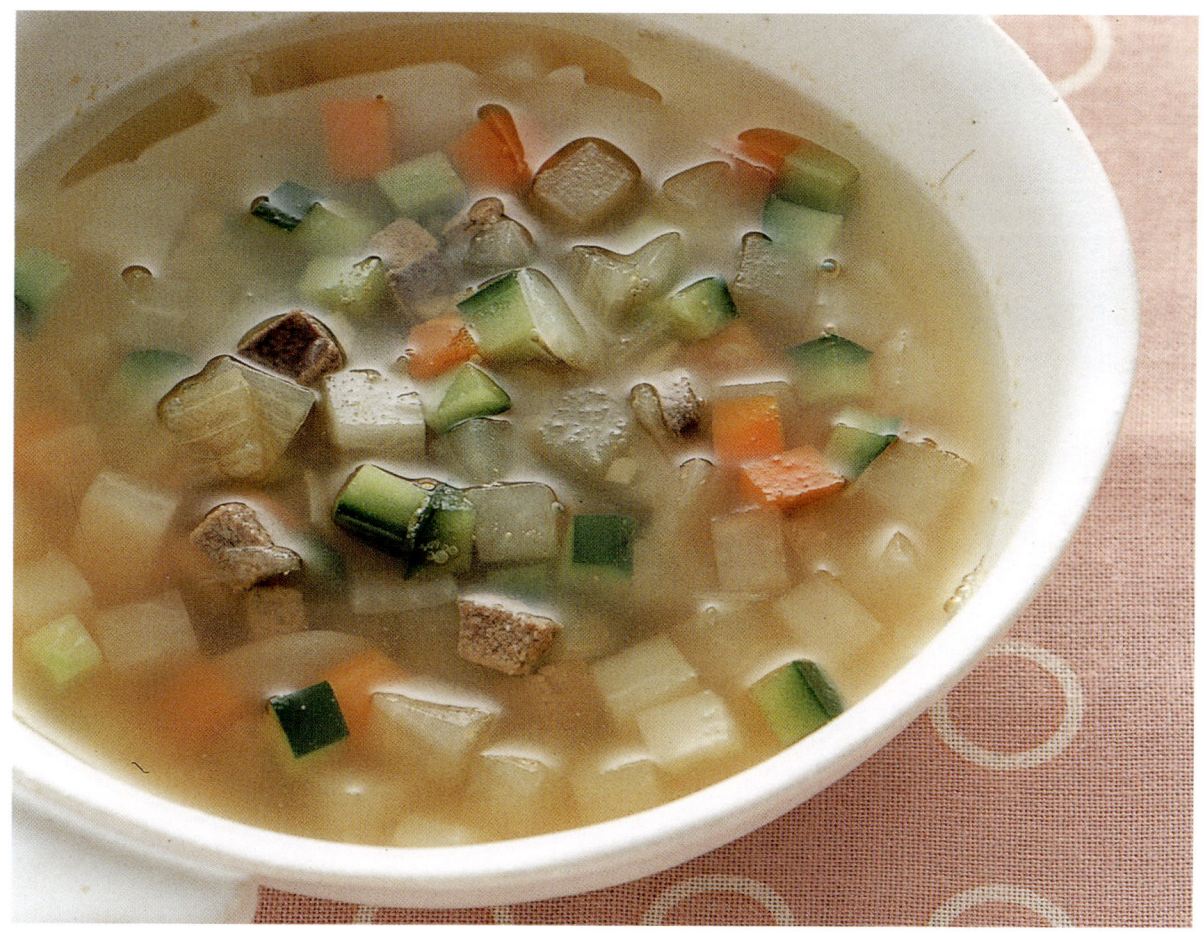

추천레시피

간과 채소 스프

■ 효능: '혈'을 보한다.

간은 '혈'을 보하여 면역력을 강화한다. 스프에 듬뿍 들어간 채소들이 제각기 효능을 발휘하면서 담백하고 깔끔한 맛을 낸다.

재료(2인분)

돼지 간 60g, **A**[무 80g, 당근 40g, 양파 50g, 오이 20g, 생강 5g], 소금·후추 조금씩, 닭곰탕 국물(73쪽 참조) 500㎖

이렇게 만드세요

① 간은 끓는 물에 살짝 데쳐서 사방 5~6mm 크기의 주사위 모양으로 썬다.

② A에서 생강은 잘게 다지고, 나머지는 모두 사방 7~8mm 크기의 주사위 모양으로 썬다.

③ 냄비에 ①과 ②, 닭곰탕 국물을 넣고 끓인다.

④ 재료가 모두 부드럽게 익으면 소금과 후추로 간을 맞춘다.

그밖의 추천레시피

● 가리비 패주와 두부 조림(232쪽 참조)

암 발생 부위별 식양생 레시피 6 — 유방암

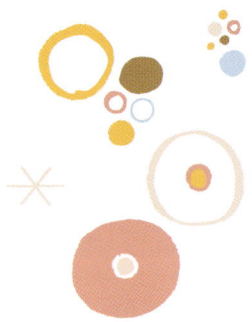

비만을 예방하는 식생활을 한다

건강검진이나 유방 X선 촬영(맘모그래피)이 보급되면서 유방암을 조기에 발견하는 사례가 늘고 있다. 수술 방법도 유방 전체를 절제하는 수술에 비해 유방을 보존하는 시술이 확대되어 수술 후 합병증도 크게 줄었다. 유방암을 일으키는 위험인자로는 연령, 가족력, 이른 초경, 늦은 폐경, 저출산, 호르몬 보충요법, 비만, 알코올 섭취 등이 거론되고 있다. 여성호르몬인 에스트로겐은 유방암 발생과 밀접한 관련이 있기 때문에 폐경으로 에스트로겐 농도가 떨어지면 유방암 발생 위험이 줄어드는 것으로 밝혀졌다. 그러나 에스트로겐은 지방에 함유되어 있기 때문에 비만인 경우에는 폐경 이후에도 호르몬 수치가 높은 상태로 유지되어 유방암 발생 위험이 커지는 것으로 알려졌다.

중의학에서는 유방으로 '비위'와 '간'의 경락(기가 흐르는 통로)이 지난다고 하여 식습관과 스트레스가 많은 영향을 미치는 부위라고 말한다. 유방암이 재발하지 않도록 하려면 평소 식습관을 고치고 기분 전환에도 적극적이어야 한다. 특히 고지방 식사는 '수'와 '혈'을 끈적이게 하고 정체를 일으켜 암의 온상이 되게 하므로 영양의 균형을 이룬 식사로 꾸준히 건강관리에 힘쓰도록 한다.

림프 부종을 가라앉힌다

유방암 환자는 전이를 막기 위해 림프관이나 림프절을 절제하는 수술을 받는 경우가 많기 때문에 수술 후 합병증의 하나로 부종이 흔히 나타난다. 이럴 때는 마사지를 하거나 이수·이뇨 효과가 있는 율무(282쪽 참조)나 팥을 이용하면 효과가 있다. 또한 복령, 택사, 차전자(278쪽 참조) 등의 생약을 쓰는 것도 좋다. 부종을 막으려면 식물성 단백질을 섭취하고 염분을 제한해야 한다.

바람직한 food & life
- '기'의 흐름을 좋게 하는 식품(59쪽 참조): 감귤류, 셀러리, 파슬리 등
- 두부 같은 식물성 단백질
- 신선한 채소와 과일

삼가야 하는 food & life
- 고지방·동물성 고단백질 식사
- 다량의 유제품: 치즈, 우유, 요구르트 등
- 고열량 식사: 기름진 음식, 단것 등
- 스트레스

금지 : 1. 흡연 및 간접흡연
　　　 2. 과도한 음주

콩류 섭취로 호르몬 요법의 부작용을 완화한다

호르몬 요법은 유방암을 치료할 때 자주 실시하는 치료법이지만 여성호르몬의 기능을 억제하기 때문에 갱년기장애와 유사한 증상이 나타날 수 있다. 우울증, 열감·홍조, 골다공증, 비만 등이 주된 증상이다. 이런 증상을 완화하는 데 좋은 식품으로 콩을 꼽는다. 이소플라본 성분으로 주목받고 있는 대두와 대두를 가공한 제품(두부, 두유, 낫토 등), 잠두(누에콩)나 강낭콩 같은 여러 종류의 콩이 효과가 있다.

'기'나 '수'가 정체되면 가슴이 당기거나 아픈 증상이 나타날 수 있다. 이럴 때는 진피(277쪽 참조) 같은 이기약(理氣藥)이나 율무 같은 이수약(利水藥)을 이용한 요리가 좋다.

> **도움말 한마디**
>
> "유방암이 재발하지 않게 하려면 평소에 비만을 예방하도록 노력해야 합니다. 지금부터라도 식물성 단백질을 충분히 섭취하는 채소 중심의 식생활로 바꾸는 것이 좋습니다."

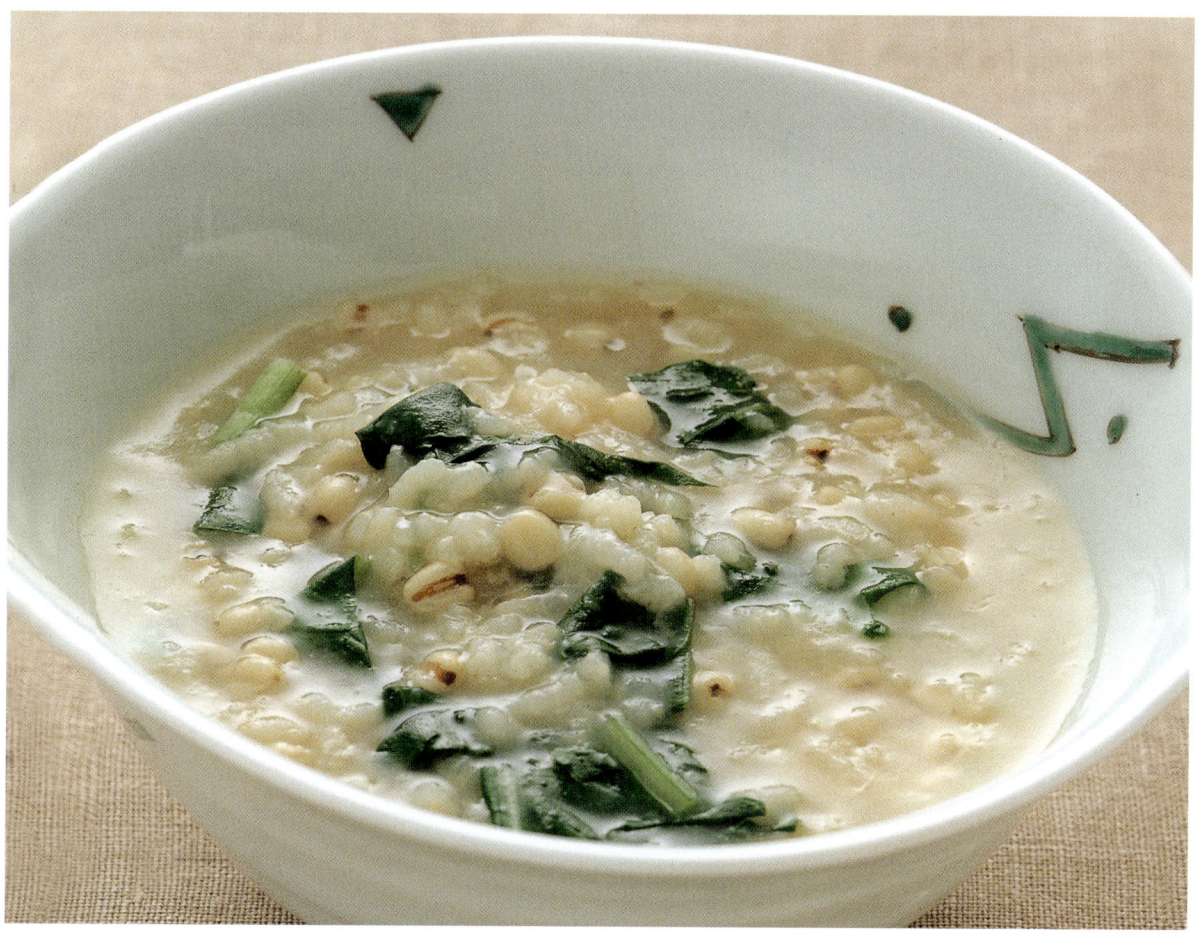

추천레시피

루콜라 진피 죽

■ **효능: '기'의 흐름을 좋게 한다.**

루콜라와 진피가 종양으로 인한 통증이나 가슴이 당기는 증상을 가볍게 해 줄 것이다. 죽 외에 국물 요리에 이용해도 좋다.

재료(2인분)

쌀 ½컵, 루콜라*(야생 민들레 잎이 있으면 더욱 좋다) 50g, A[진피(생약, 277쪽 참조) 1작은술(덜 익은 파란 온주밀감의 생껍질 10g이 있으면 더욱 좋다), 귤씨(있으면 사용한다. 먹고 남은 것이라도 상관없다) 10g], 율무 50g, 소금 조금

*지중해 연안이 원산지인 한해살이풀로 허브의 일종이며 로켓으로도 불린다

이렇게 만드세요

① 쌀은 씻어 체에 밭치고, 율무는 가볍게 씻는다. 루콜라는 큼직하게 썬다.
② A를 약재 주머니에 담아 냄비에 넣고 물 3컵을 부어 30분간 달인다.
③ ②에 쌀과 율무를 넣고 30~40분간 끓여서 죽을 쑨다.
④ 소금으로 간을 맞추고 마지막에 루콜라를 넣는다.

그밖의 추천레시피

● 율무와 김 스프 (189쪽 참조)

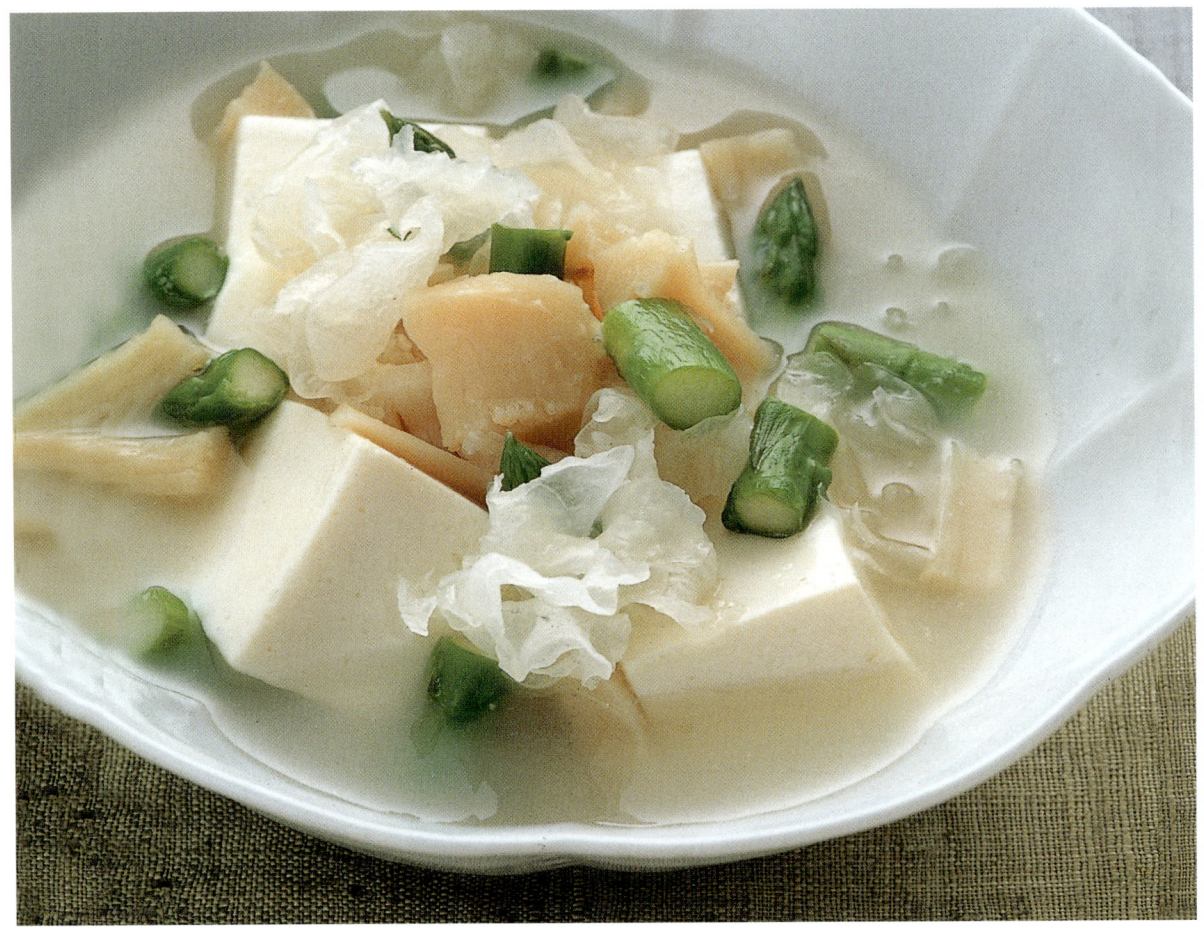

추천레시피

가리비 패주와 두부 조림

■ 효능: '혈'과 '수'를 보하고, '음허'를 개선한다.

마른 가리비 패주와 흰 목이버섯, 두부는 모두 '혈·수'를 보하는 식품이다. 몸이 달아오르거나 갈증, 안면홍조, 식은땀 등의 증상이 있을 때 좋다.

재료(2인분)

마른 가리비 패주 50g, 흰 목이버섯 10g, 두부 1모, 그린아스파라거스 30g, 닭곰탕 국물(73쪽 참조) 2½컵, 소금·후추 각 적당량

이렇게 만드세요

① 마른 가리비 패주는 물 1컵에 담가 불린다. 흰 목이버섯도 물에 담가 불린다.

② 두부는 적당한 크기로 주사위 모양으로 썬다. 그린아스파라거스는 2cm 길이로 썬다.

③ 냄비에 가리비 패주와 불린 물, 닭곰탕 국물을 넣고 가열한다. 끓기 시작하면 흰 목이버섯과 ②를 넣고 1~2분간 끓인다.

④ 재료가 모두 익으면 소금과 후추로 간을 한다.

그밖의 추천레시피

● 경수채와 두부 맑은국 (226쪽 참조)

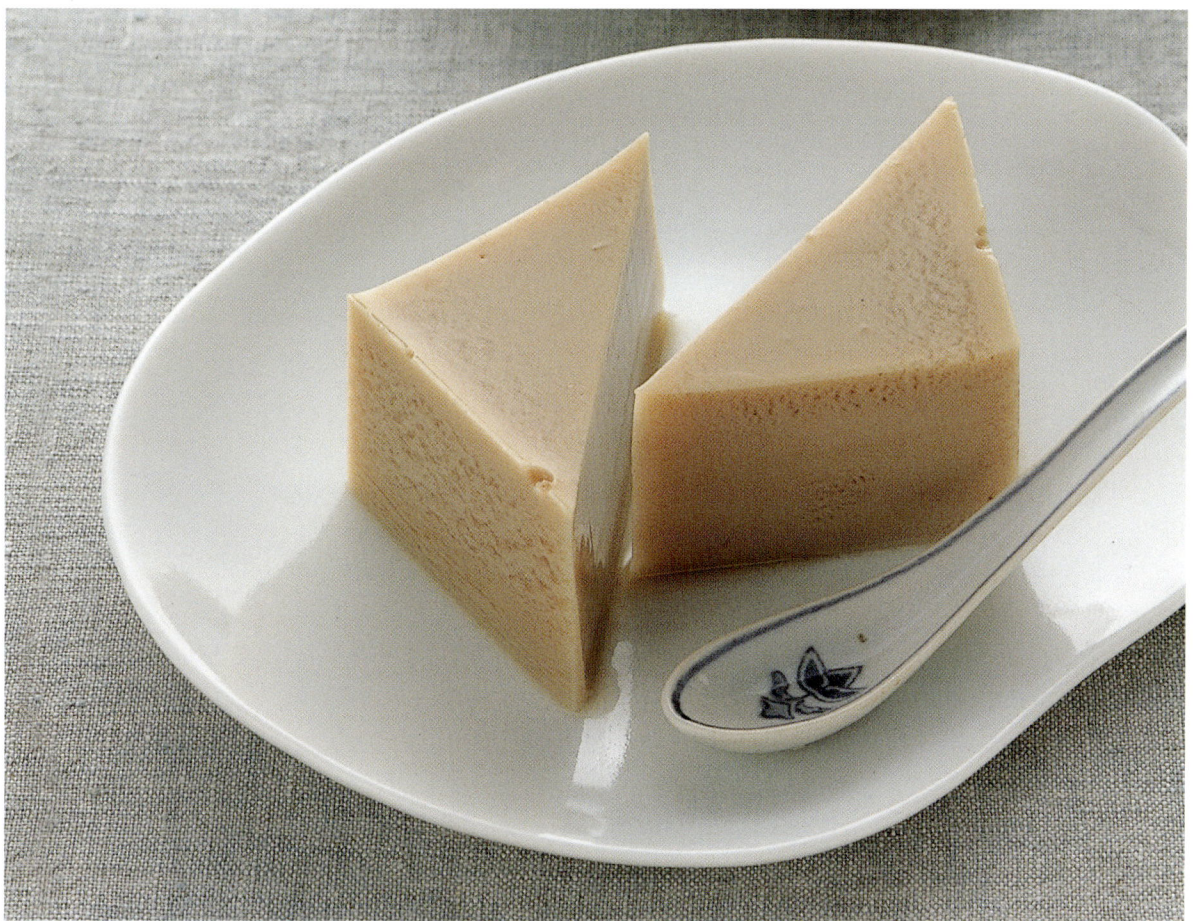

추천레시피

두유 양갱

■ **효능:** 신체의 과도한 열을 제거하고, '수'의 흐름을 좋게 한다.

한천이 지닌 '이수(利水)'와 '청열(淸熱)' 효과를 이용한다. 이소플라본이 풍부한 두유에 흑설탕을 조금 넣고 몸에 좋은 디저트를 만들었다. 맛이 순해서 투병 중에도 먹기 좋다.

재료(2인분)

두유 ½컵, 한천(막대 한천) 2g, 흑설탕 30g

이렇게 만드세요

① 한천은 20분간 물에 담가 불린 후 물기를 짠다. 여기에 물 ⅔컵을 붓고 한천이 다 녹을 때까지 끓인다.

② ①에 흑설탕을 넣어 녹인 후 두유를 넣는다.

③ 틀에 붓고 식혀서 굳힌다.

그밖의 추천레시피

● 행인 은이 죽 (210쪽 참조)

자궁암

암 발생 부위별 식양생 레시피 7

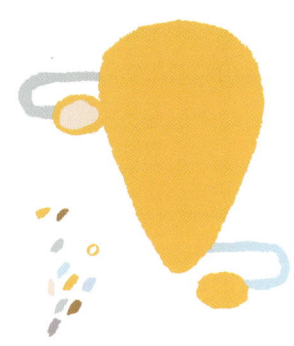

여성을 위한 생약으로 체력을 기른다

자궁암에는 자궁체암과 자궁경암이 있다. 어떤 경우라도 자궁을 절제하는 등의 수술은 여성에게 큰 충격이 아닐 수 없다. 게다가 전신의 부작용을 감수해야 하는 호르몬 요법이나 방사선 치료를 받는 경우도 많다. 그러므로 가정에서도 식사요법으로 그러한 신체적 손상을 극복하려는 노력을 기울여야 한다.

자궁암을 치유하기 위한 식사의 기본 원칙은 채소를 충분히 먹고 동물성 식품을 피하고 지방을 과다 섭취하지 않는 것이다. 중의학에서는 자궁에 질병이 생기면 꿀풀과에 속하는 익모초(益母草, 279쪽 참조)라는 생약을 쓴다. 익모초는 조금 쓰고 맵지만 이름 그대로 '어머니에게 이로운 풀'로 여겨져 부인병에 자주 쓰인다. 이뇨 작용과 함께 어혈을 풀어 주는(정체된 '혈'을 푼다) 효능이 있는 약으로 유명하다.

여기서는 익모초와 함께 지혈 효과가 있는 연잎을 넣어 달걀조림을 만드는 레시피를 소개한다. 보통 삶은 달걀처럼 그대로 먹어도 되고, 면 요리나 샌드위치에 넣어 하루에 한 개 정도 먹으면 좋다. 동물성 단백질은 절제해야 하지만 소량을 섭취하는 것은 괜찮다. 단백질을 섭취할 때는 단백가가 높으면서 이같이 약효가 있는 것을 먹도록 한다.

식약(食藥)으로 자궁암의 후유증과 부작용을 줄인다

자궁암 수술에서는 자궁과 함께 림프절을 절제하는 경우가 많다. 이 때문에 림프액이 빠져나갈 경로가 자연적으로 생성될 때까지는 부종이 큰 문젯거리다. 이럴 때 율무 같은 이뇨 효과가 있는 식품을 이용하면 부종을 가라앉히는 데 도움이 된다.

바람직한 food & life
- '기'의 흐름을 좋게 하는 식품(59쪽 참조): 감귤류, 셀러리, 파슬리 등
- 두부 같은 식물성 단백질
- 신선한 채소와 과일

삼가야 하는 food & life
- 고지방·동물성 고단백질 식사
- 다량의 유제품: 치즈, 우유, 요구르트 등
- 고열량 식사: 기름진 음식, 단것 등
- 스트레스

금지: 1. 흡연 및 간접흡연
2. 과도한 음주

음양곽은 강장약으로 유명하지만 몸을 따뜻하게 하여 '수'의 흐름을 좋게 하므로 수술 후 냉증과 부종을 해소하는 데도 탁월한 효과가 있다. 참마는 변비와 설사 모두에 좋고 자양강장 작용도 하는 우수한 식품이다. 날로 먹거나 익혀 먹어도 효과에 차이가 없고 매일같이 먹어도 신체에 나쁜 영향을 주지 않으므로 식양생에 여러모로 유용하다.

> **도움말 한마디**
>
> "자궁암이 재발하지 않도록 하려면 우선 '기'와 '혈'의 흐름을 정상으로 회복시켜야 합니다. 59쪽을 참고하여 과일이나 향이 있는 채소, 등 푸른 생선 등을 적극적으로 섭취하는 것이 좋습니다. 생활 면에서도 스트레스 때문에 '기'가 정체되지 않도록 산책이나 심호흡 등으로 기분 전환을 하는 것이 좋습니다."

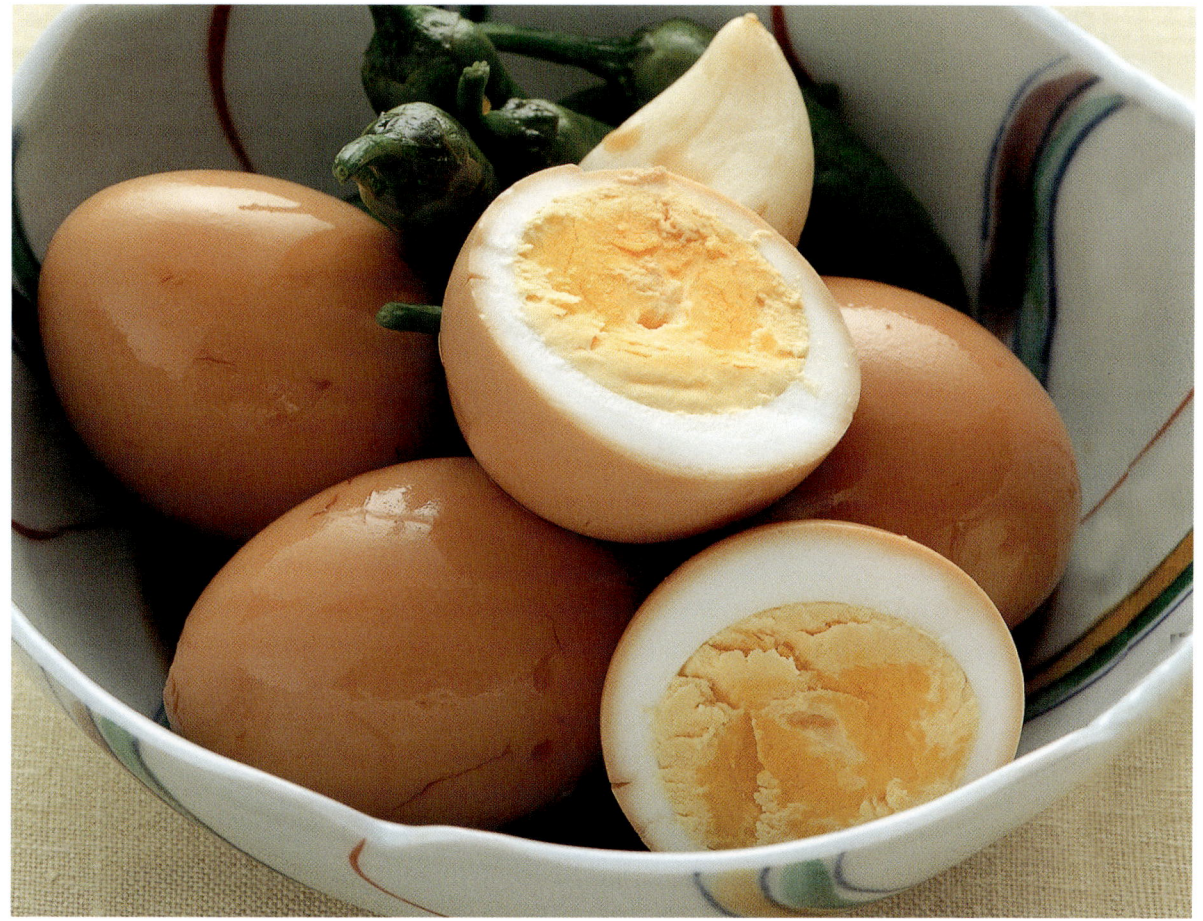

추천레시피

익모초 달걀조림

■ **효능: 정체된 '혈'을 풀어 준다**

달걀에 생약의 유효 성분이 흡수되도록 은근히 조린다. 변비에도 효과가 있다.

재료

달걀 5개, 익모초(생약, 279쪽 참조) 30g, 당귀(생약, 277쪽 참조) 5g, 신선한 연잎 250g(말린 것은 50g), 통마늘 1개, 꽈리고추 2~3개, A[간장 4큰술, 청주 2큰술]

이렇게 만드세요

❶ 연잎을 큼직하게 썬다.

❷ 냄비에 물 3컵과 익모초, 당귀, 통마늘, ❶의 연잎을 넣고 약한 불에서 30분 정도 끓인다.

❸ ❷에 달걀을 넣고 15분간 삶는다. 달걀은 건져내어 껍질을 벗기고 국물은 걸러서 다시 냄비에 붓는다.

❹ ❸의 냄비에 A와 달걀을 넣고 30분간 조린다. 꽈리고추를 넣어 살짝 익힌 후 그대로 두어 식힌다.

그밖의 추천레시피

● 두유 양갱 (233쪽 참조)

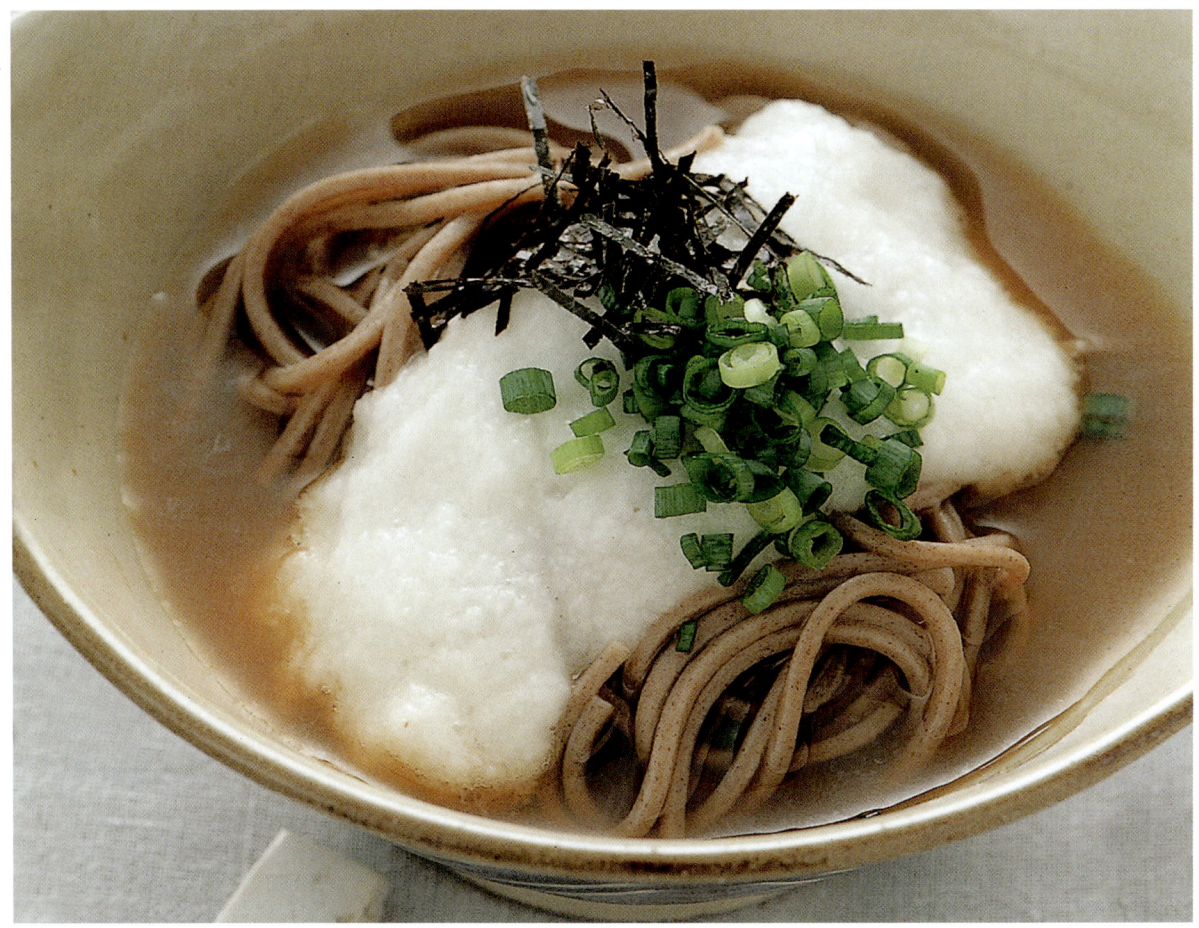

추천레시피

참마 메밀국수

■ **효능: 자양 작용을 하고, 정신을 안정시킨다.**

음양곽은 자양강장 및 '이수(利水)' 효과가 있는 생약이다. 특유의 쓴맛이 있으므로 기호에 맞게 양을 조절해서 사용한다. 용안육은 '기·혈'을 보하고 마음을 편안하게 하는 효능이 있다.

재료(2인분)

삶은 메밀국수 2사리, 참마 150g, 음양곽(생약, 277쪽 참조) 15g, 용안육(생약, 278쪽 참조) 100g, A[닭곰탕 국물(73쪽 참조) 3컵, 간장 3큰술, 조미술 3큰술, 사오싱주 2큰술], 참기름 적당량, 김(가늘게 자른 것) 적당량, 파(송송 썬 것) 적당량

이렇게 만드세요

① 냄비에 물 3컵과 음양곽을 넣고 약한 불에서 양이 ⅓로 줄 때까지 끓인다.

② ①의 국물과 A를 합한 것에 용안육을 넣어 끓인다.

③ 참마는 껍질을 벗기고 강판에 간다.

④ ②를 걸러 그 국물에 메밀국수를 넣고 한소끔 끓인 후 그릇에 담는다. ③의 참마를 위에 붓는다. 다른 냄비에 참기름을 뜨겁게 달구어 국물에 두르고 김과 파를 얹어 낸다.

그밖의 추천레시피

● 참마 스프 (216쪽 참조)

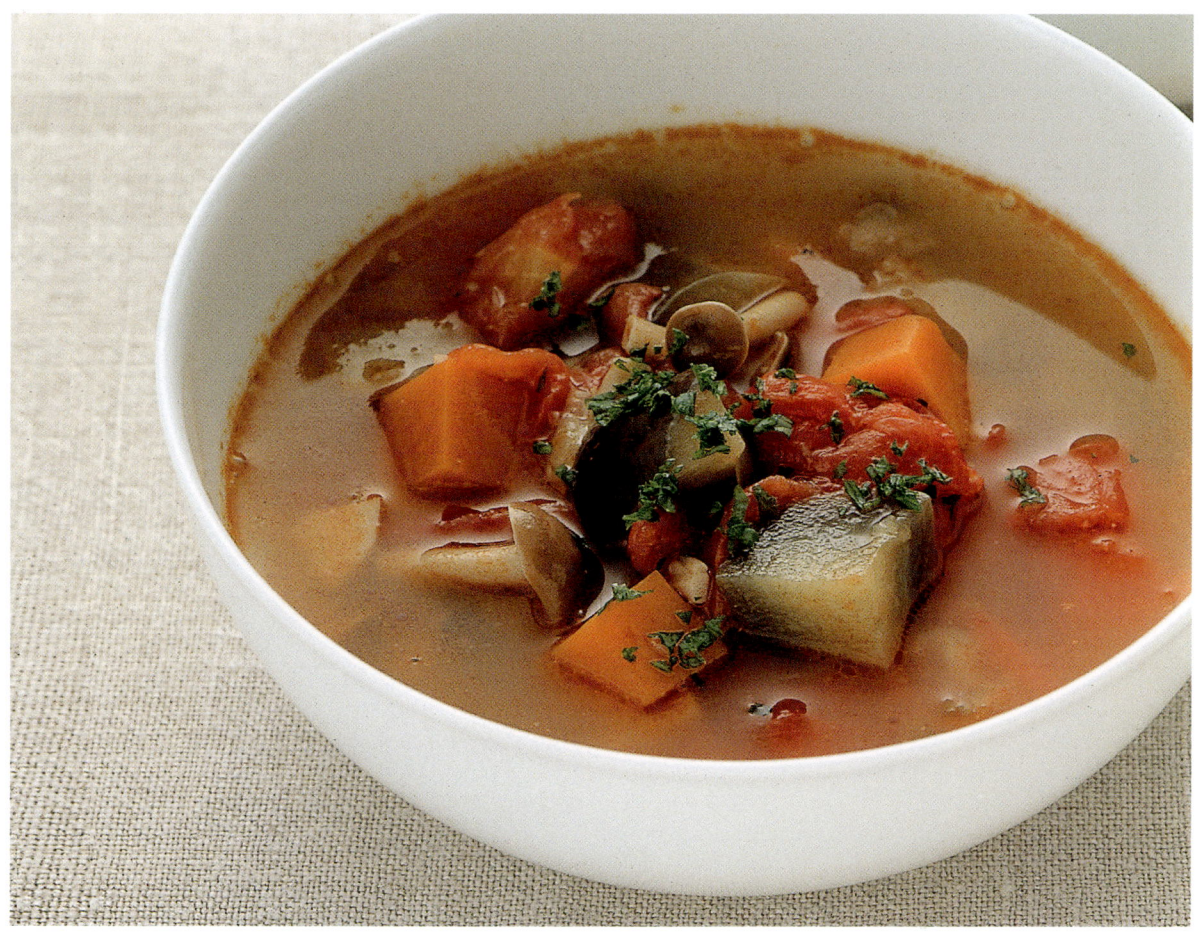

추천레시피

미네스트로네

■ **효능: '기'의 흐름을 좋게 한다.**

토마토의 붉은 색소 성분인 리코펜은 항암치료에서 방사선 조사로 발생하는 활성산소를 제거하는 것으로 알려져 있다.

재료(2인분)

토마토 1개, 가지 ½개, 당근 5cm, 양파 ½개, 만가닥버섯 ½팩, 닭곰탕 국물(73쪽 참조) 2½컵, 파슬리(다진 것) 적당량, 소금·후추 조금씩, 올리브유 ½큰술

이렇게 만드세요

1. 토마토, 가지, 당근, 양파는 주사위 모양으로 썬다. 만가닥버섯은 가닥을 작게 나눈다.
2. 냄비에 올리브유를 두르고 ①을 볶다가 닭곰탕 국물을 부어 끓인다.
3. 채소가 모두 익으면 소금과 후추로 간을 하고 파슬리를 뿌린다.

그밖의 추천레시피

● 채소 카레 스프 (185쪽 참조)

난소암

암 발생 부위별 식양생 레시피 8

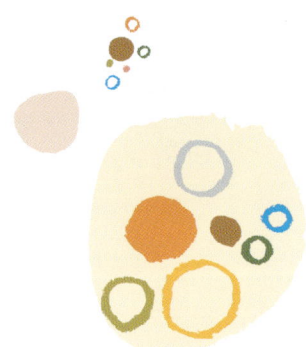

오징어 뼈를 이용하여 암 치유를 돕는다

난소암은 원래 서구 여성들에게 많지만 최근에는 우리나라에서도 증가 추세에 있다. 원인은 뚜렷하게 밝혀지지 않았지만 서구화된 식생활로 인해 월경 기간이 길어진 것과 관련이 있는 것으로 여겨지고 있다. 또한 체지방이 여성호르몬 분비에 영향을 미친다는 점에서 지방을 암 발생의 환경적 인자로 보는 견해도 있다.

난소암은 전이될 가능성이 높기 때문에 수술 후 식양생은 전이와 재발 방지를 최우선 목표로 해야 한다. 쇠고기나 돼지고기 등을 먹을 때는 지방이 많은 부위를 피하고 단백질은 어패류나 콩 제품을 중심으로 섭취한다. 또한 '저체중'만 아니라면 체지방을 줄이는 식생활을 기본으로 삼는다.

이 책에서 권하는 요리는 오징어 조림이다. 오징어나 전복 같은 고단백 저지방 식품은 난소암 환자에게 특히 좋다. 오징어를 손질할 때 연골은 보통 버리는데 중의학에서는 특히 갑오징어의 연골을 오적골(烏賊骨, 해표초라고도 한다)이라 하여 뛰어난 한방약으로 여긴다. 오적골은 효과가 뛰어난 제산제이며 수렴·지혈 작용을 하므로 위궤양에도 좋다. 또한 난소암 같은 복부 종양으로 인한 통증을 가라앉히는 효과도 있다. 식양생 레시피에서는 오징어를 손질할 때 제거한 연골을 함께 넣고 끓여서 유효 성분을 국물로 추출하기 때문에 굳이 연골만 따로 준비하지 않아도 된다.

전복은 역사적으로 유명한 중의학서를 보면 부인과 종양을 치료하는 데 자주 쓰인 것으로 되어 있다. 신체의 '음분(陰分)'을 보양하는 효능이 있어 열감·홍조, 식은땀, 갈증 같은 '음허' 증상이 있을 때 사용한다. 전복 외에 고단백 식품으로는 흰 살 생선, 문어, 새우, 조개류 등이 있다.

> **도움말 한마디**
>
> "서구화된 식생활이나 저출산, 폐경 이후의 비만 등은 난소암의 발생률을 높이는 원인으로 알려져 있습니다. 그러므로 되도록 고지방 식품을 피하고 영양의 균형을 이룬 식사를 해야 합니다"

바람직한 food & life
- '기'의 흐름을 좋게 하는 식품(59쪽 참조): 감귤류, 셀러리, 파슬리 등
- 두부 같은 식물성 단백질
- 신선한 채소와 과일

삼가야 하는 food & life
- 고지방 식사
- 유제품이나 육류의 과다 섭취
- 고열량 식사: 기름진 음식, 단것 등
- 스트레스

금지 : 1. 흡연
2. 과도한 음주

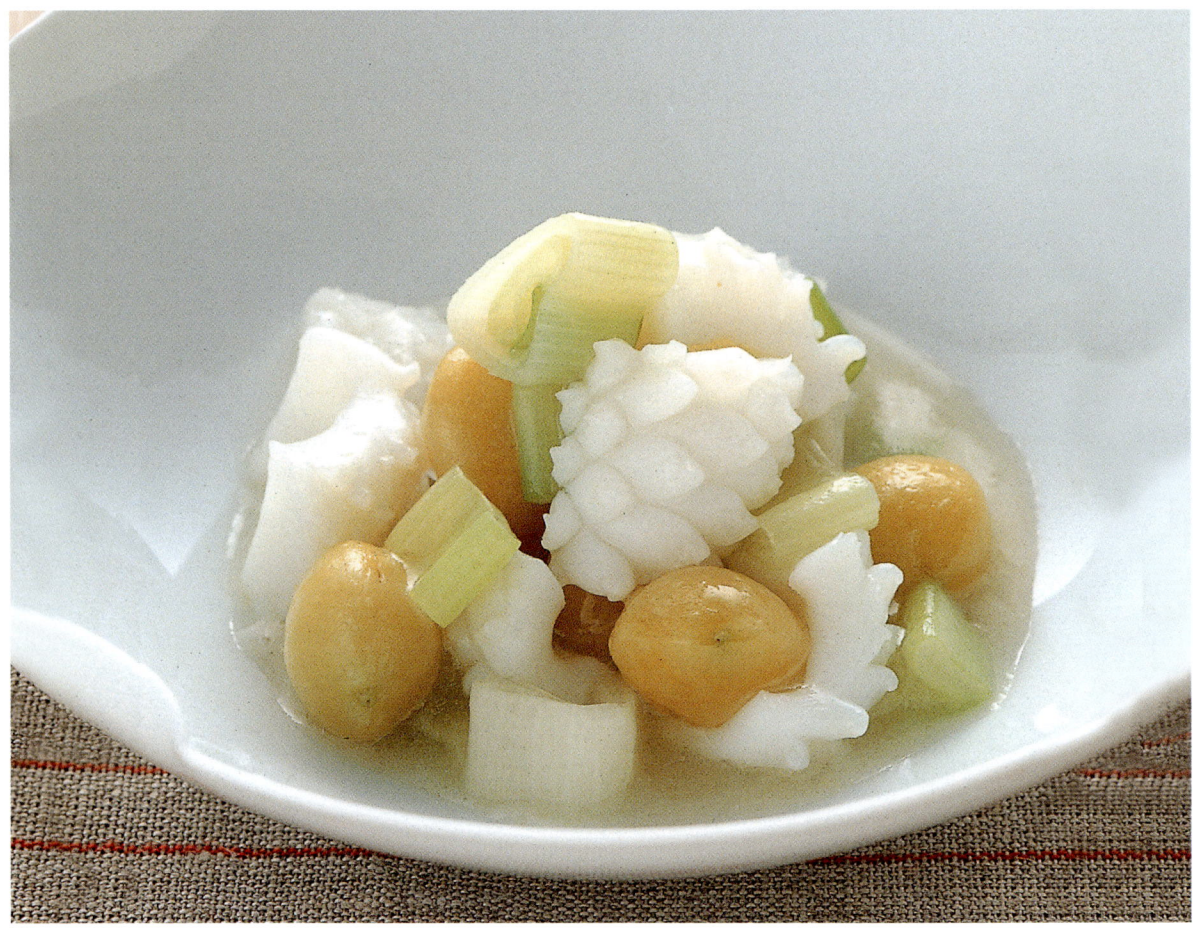

추천레시피
오징어 향미 조림

■ 효능: '혈'과 '수'를 보하고 '기'의 흐름을 좋게 한다.

오징어는 신체의 '음분'을 보양한다. 여기에 '기'의 순환을 돕는 계화와 셀러리, '수'의 정체를 풀어 주는 은행을 더하여 균형을 이루었다.

재료(2인분)

오징어 1마리, 계화(280쪽 참조) 3g, 은행 10알, 셀러리 1대, 대파 ½대, 소금 조금, 녹말물 적당량, 참기름 1작은술

이렇게 만드세요

1. 오징어는 배를 갈라 내장을 제거하고 연골은 빼서 그대로 둔다. 몸통에 잘게 칼집을 넣은 후 한 입 크기로 썬다.
2. 은행은 속껍질을 벗긴다. 셀러리는 주사위 모양으로 작게 썬다. 대파는 1cm 길이로 썬다.
3. 냄비에 오징어와 연골, 은행, 약재 주머니에 담은 계화를 넣고 물 1½컵을 부어 15~20분간 끓인다.
4. 셀러리를 넣어 살짝 익힌 후 소금으로 간을 하고 녹말물을 넣어 농도를 맞춘다. 위에 참기름을 두른다.

그밖의 추천레시피

- 루콜라 진피 죽(231쪽 참조)

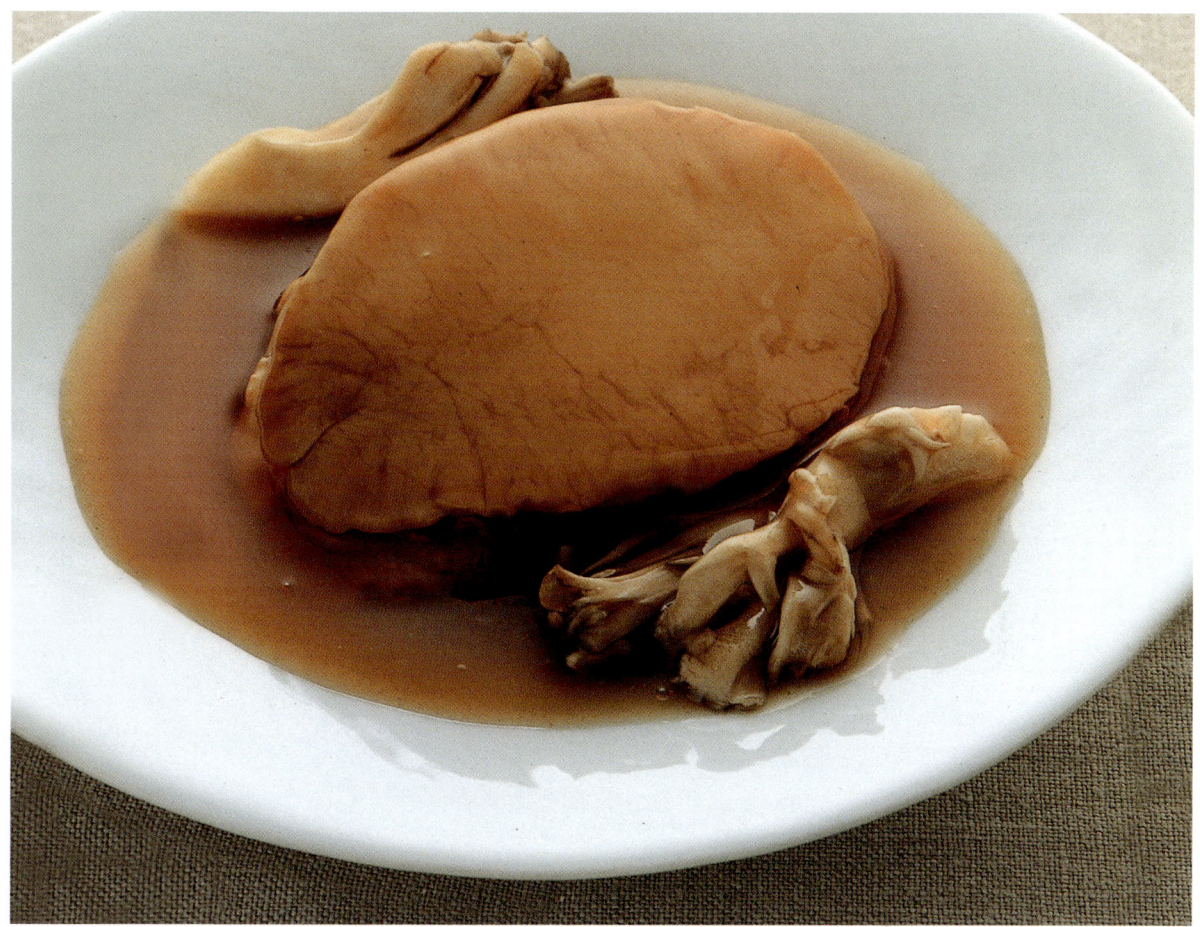

추천레시피

전복 산사 조림

■ **효능**: '혈'과 '수'를 보하고, 신체의 과도한 열을 제거한다.

부인과 종양에 쓰이는 전통적인 약선 재료인 전복으로 '음분'을 보양한다. '혈'을 정화하는 산사도 들어 있어 '음허' 증상에 좋다.

재료(2인분)

전복(물에 담근 통조림) 1개, 산사(생약, 276쪽 참조) 40g, 잎새버섯 적당량, 소금 조금

이렇게 만드세요

① 산사에 물 2컵을 붓고 20분 정도 달여서 거른다. 잎새버섯은 밑동을 잘라내고 송이를 작게 나눈다.

② 냄비에 전복과 통조림 국물의 ½분량, ①의 산사 달인 물, 잎새버섯을 넣고 10분 정도 끓인다.

③ 잎새버섯이 익으면 소금으로 간을 맞춘다.

그밖의 추천레시피

● 잉어 팥탕 (221쪽 참조)

암 발생 부위별 식양생 레시피 9

구강암·인두암·식도암

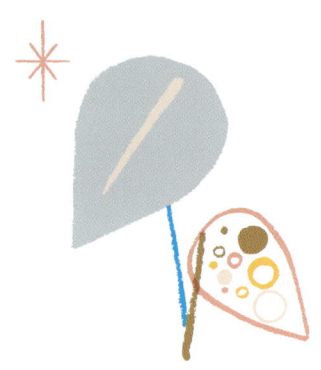

시원한 음료로 목에 생긴 염증을 가라앉힌다

    구강암·인두암·식도암과 같이 입에서 목에 걸친 부위에 암이 생긴 경우에 수술로 병소를 절제하면 생활에서 많은 불편을 감수해야 한다. 이 점을 고려하여 수술을 하기보다 방사선으로 치료하는 사례가 많아졌다. 그러나 방사선을 쏘여 암세포를 죽이거나 분열을 늦추는 치료를 받으면 일시적으로 화상과 유사한 염증이 생긴다. 그 통증 때문에 음식을 잘 삼키지 못해 한동안은 식사를 하는 것이 고통스러워진다.

    먹는 것 자체가 괴로울 때는 어쩔 도리가 없지만 조금이라도 음식을 먹을 수 있다면 우선 촉감이 부드럽고 시원한 것부터 조금씩 먹기 시작한다. 염증을 가라앉히려면 화상을 치료할 때와 마찬가지로 염증 부위를 식혀야 하므로 시원한 음료를 마시거나 신체의 열과 염증을 가라앉히는 '양성' 식품을 먹는다. 그러나 몸 전체를 차게 해서는 안 된다.

식약으로 섭생을 돕는다

환부가 건조해서 또는 방사선 치료의 부작용으로 기침이 나올 때는 이를 가라앉히는 효과가 있는 식품과 생약을 이용한다. 국이나 스프를 먹을 때는 온도에도 신경을 써야 한다. 염증이 있을 때 뜨거운 국을 마시면 잘 삼키지도 못할뿐더러 환부에도 좋지 않은 자극을 줄 수 있다. 뜨거운 음식을 자주 먹는 것도 식도암을 일으키는 원인 중 하나이므로 평소에 조금 식혀서 먹는 습관을 들이도록 한다.

바람직한 food & life
- 신선한 채소와 과일
- 흰 살 생선
- 진액을 생성하는 식품: 연근, 배, 백합 뿌리, 흰 목이버섯 등
- 양성 식품(61쪽 참조): 셀러리, 시금치, 두유 등

삼가야 하는 food & life
- 자극이 강한 식품이나 향신료: 다량의 생강·마늘, 고추, 팔각, 산초 등
- 뜨거운 음식이나 음료
- 스트레스

금지 : 1. 곰팡이가 핀 식품
2. 흡연 및 간접흡연
3. 과도한 음주

식양생 재료로는 신체의 과도한 열을 제거하고 진액을 생성하며 점막을 보호하는 효과가 있는 백합 뿌리, 흰 목이버섯, 배, 오이, 바나나 등이 좋다.

입에서 식도에 걸친 부위에 발생하는 암의 원인에는 흡연이나 알코올 도수가 높은 술, 뜨거운 음식 등이 있다. 재발을 막기 위해서도 평소에 목이나 입, 식도에 과도한 자극을 주지 않도록 주의해야 한다.

> **도움말 한마디**
>
> "음식물이 지나는 부위에 생긴 암이므로 식사할 때 통증을 줄이는 것이 중요합니다. 목을 부드럽게 넘어가는 주스나 스프 같이 소량으로 쉽게 영양을 섭취할 수 있는 음식을 준비하세요. 마시기 좋게 칡가루나 젤라틴 등으로 걸쭉하게 만드는 방법도 있습니다."

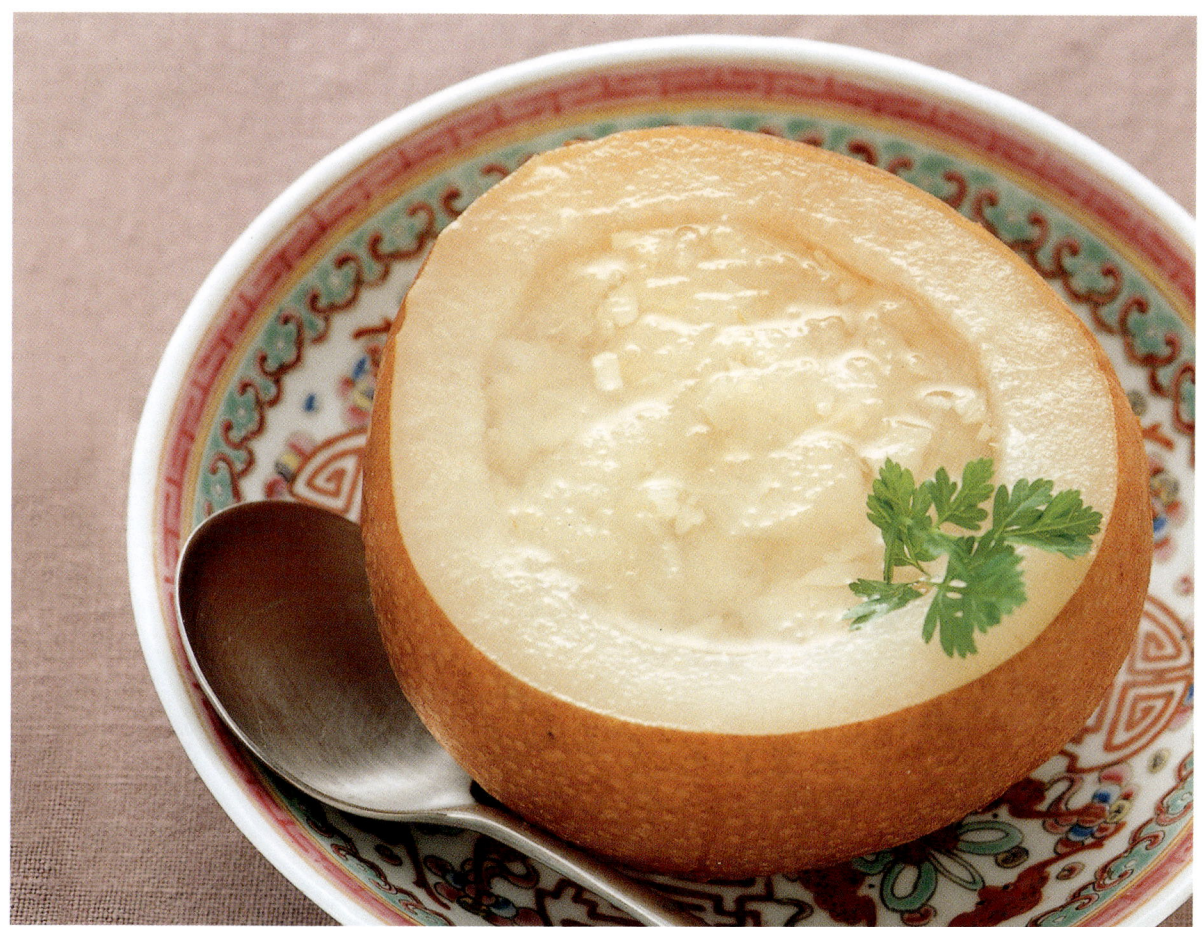

추천레시피

배 패모찜

■ **효능: '폐'를 윤택하게 하고, 기침을 멎게 한다.**

기침을 가라앉히는 효과가 있는 전통 요리로, 목에 염증이 생겼거나 기침, 소량의 진한 가래가 있을 때 특히 좋다. 배는 청량감을 주고 진액을 생성하며, 생약인 패모는 가래를 삭이고 '폐'를 윤택하게 한다. 얼음설탕은 진액을 생성한다. 부드럽고 걸쭉해질 때까지 쪄서 후식으로 먹는다.

재료(2인분)

배 2개, 패모(생약, 279쪽 참조) 10g, 얼음설탕 20g, 좋아하는 허브(있으면) 조금

이렇게 만드세요

① 배 윗부분을 잘라내고 주위를 8mm 정도 남기고 과육을 파내어 그릇 모양으로 만든다.

② 파낸 과육을 굵게 다진 후 패모와 얼음설탕을 섞어 ①의 배에 채워 넣는다.

③ 김이 오른 찜기에 넣고 과육이 걸쭉해질 때까지 1시간 정도 중간 불에서 찐다. 좋아하는 허브를 곁들인다.

그밖의 추천레시피

● 배 샐러드 (191쪽 참조)

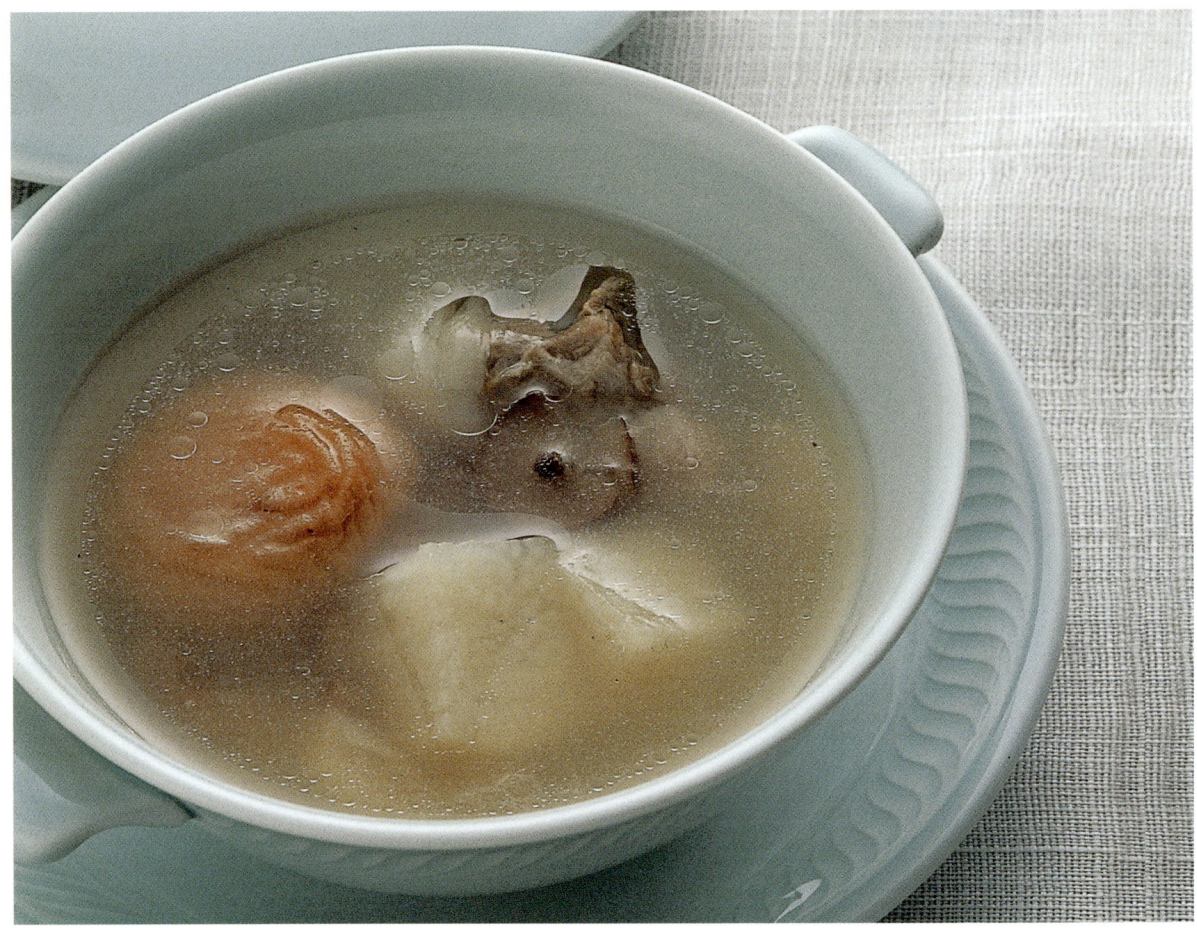

추천레시피

당삼윤폐탕

■ **효능: '폐'와 목을 윤택하게 하고, '기'를 보한다.**

갈증, 체력 저하, 몸에 열감이 있을 때 좋다. 인삼은 면역력을 높이고 백합 뿌리는 '폐'와 목을 윤택하게 하며 대추와 참마는 위장 기능을 회복시킨다.

재료(2인분)

스페어립 300g, 인삼(생약, 277쪽 참조) 14g, 참마 20g, 백합 뿌리 20g, 말린 살구 3개, 대추(281쪽 참조) 4개, 얼음설탕 조금

이렇게 만드세요

1. 스페어립은 끓는 물에 가볍게 데친다. 참마는 껍질을 벗기고 주사위 모양으로 썬다. 백합 뿌리는 비늘줄기를 한 장씩 벗긴다.
2. 냄비에 1의 스페어립과 인삼, 말린 살구, 대추와 물 5컵을 넣고 약한 불에서 1시간 동안 은근하게 끓인다.
3. 참마와 백합 뿌리를 넣어 20분 정도 더 끓인다.

그밖의 추천레시피

● 스페어립 양생 스프 (211쪽 참조)

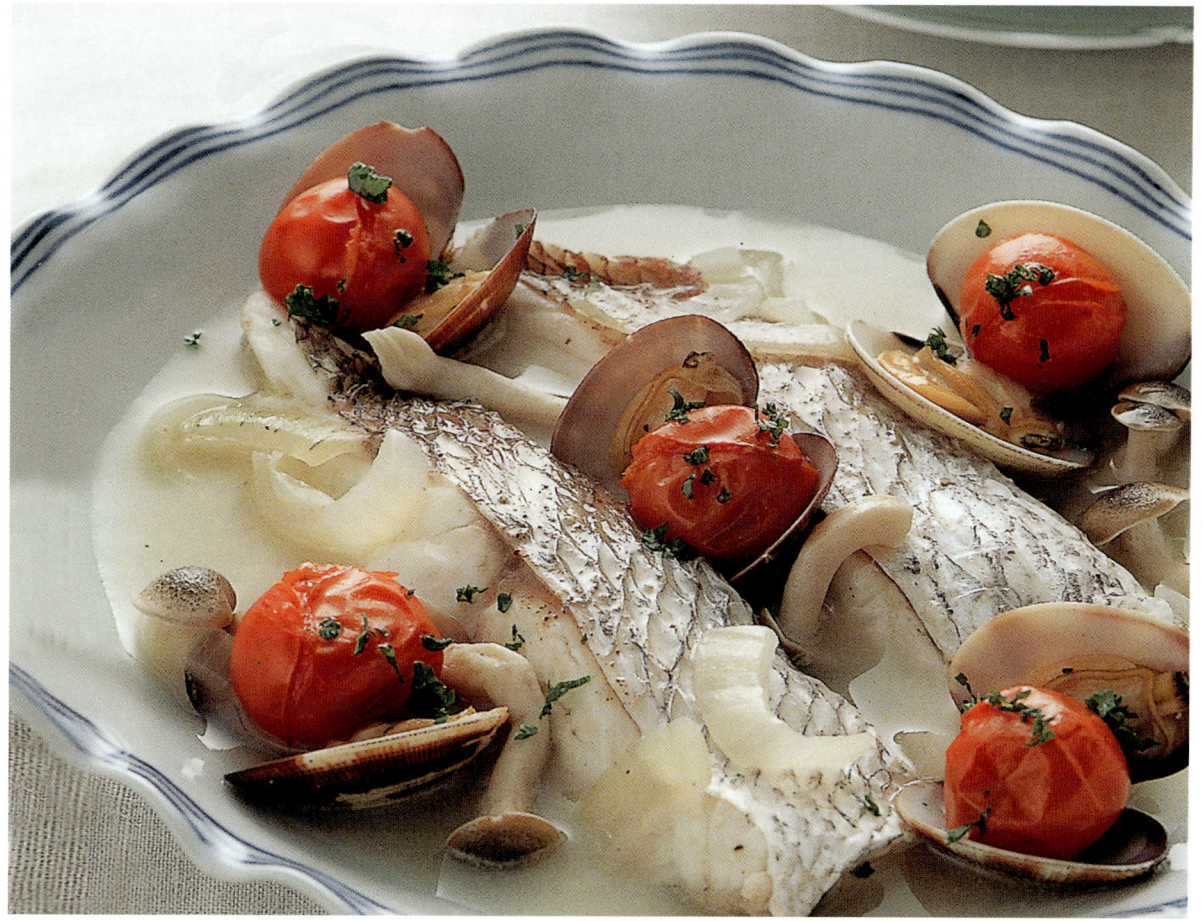

추천레시피
흰 살 생선 스프 찜

■ **효능:** '기'와 '혈'을 보하는 작용이 온화하다.

부드럽게 찐 흰 살 생선이라면 목이 아플 때도 쉽게 먹을 수 있다. 향신료를 쓰지 않아 맛이 순하다.

재료(2인분)

도미 2토막, 모시조개(껍질째) 8~10개, 양파 작은 것 ½개, 방울토마토 5~6개, 만가닥버섯 ½팩, **A**[소금 1큰술, 청주 조금], 파슬리(잘게 다진 것) 조금

이렇게 만드세요

① 도미에 소금과 청주(분량 외)를 뿌린다. 모시조개는 껍데기를 서로 비벼서 깨끗이 씻는다. 양파는 얇게 썬다. 만가닥버섯은 밑동을 잘라내고 가닥을 작게 나눈다.

② 그릇에 양파를 깔고 도미와 모시조개, 채소를 올린다. 위에 A와 물 2큰술을 끼얹고 찜기에서 12~13분간 찐다. 마지막에 파슬리를 뿌린다.

그밖의 추천레시피
● 회복기에 먹는 양생 스프 (195쪽 참조)

암 발생 부위별
식양생 레시피 10

전립선암

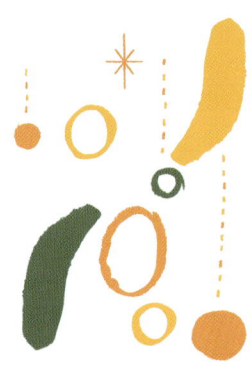

나이가 들면서 약해지는 면역력을 강화한다

전립선암은 고연령층에서 많이 발생하기 때문에 체력이 약해서 수술을 할 수 없는 경우도 있다. 그러나 호르몬 요법과 함께 중의학을 바탕으로 한 식양생을 병행한다면 암의 성장을 억제하여 암을 지닌 상태로 천수를 누릴 수도 있다.

중의학에서는 암이 지금보다 더 커지지 않도록 하는 생약을 처방한다. 식양생은 호르몬 요법의 부작용과 후유증을 가라앉히고 전이가 일어나지 않도록 돕는다. 식사로 '기'의 양을 늘리고 흐름을 원활하게 하여 면역력을 높이는 것이 핵심이다. 이를 위해서는 신선한 채소를 충분히 먹어야 한다. 특히 가짓과 채소나 십자화과 채소, 버섯류는 서양의학에서도 항암 효과를 인정하고 있다. 그 밖에 셀러리와 같이 향이 있는 채소도 정체된 '기'의 흐름을 순조롭게 하는 효능이 있다.

전립선암은 남성호르몬과 관련된 암이므로 나이가 들면서 감퇴하는 호르몬의 흐름에 순응하는 것이 암의 위험을 줄이는 방법이다. 치료에서는 남성호르몬에 길항적으로 작용하는 여성호르몬을 투여하는 경우가 많기 때문에 여성의 갱년기장애와 유사한 증상(구역질, 열감·홍조 등)이 나타나기 쉽다. 이럴 때는 신체의 과도한 열을 제거하는 여주 같은 식품이 좋다. 유방암과 난소암 환자를 위한 레시피 중에도 '혈'과 '수'를 보하고 과도한 열을 제거하는 효과를 가진 요리가 있으므로 참고한다.

충분한 영양 섭취로 수술에 대비한다

수술을 앞두었다면 고기, 생선, 채소 등을 충분히 섭취하여 체력을 길러 두어야 한다. 체력이 떨어지면 수술을 못할 수도 있다. 수술 직후에는 이전 체력을 회복하기 위해 식사를 충실히 해야 한다.

바람직한 food & life
- '기'의 흐름을 좋게 하는 식품(59쪽 참조): 감귤류, 셀러리, 파슬리 등
- 두부 같은 식물성 단백질
- 신선한 채소와 과일

삼가야 하는 food & life
- 고지방·동물성 고단백질 식사
- 다량의 유제품: 치즈, 우유, 요구르트 등
- 고열량 식사: 기름진 음식, 단것 등
- 스트레스

금지 : 1. 정력을 강화하는 강정제 등
        2. 흡연 및 간접흡연
        3. 과도한 음주

수술에서는 전립선 주위의 림프절을 절제하므로 수술 후에 다리에 부종이 와서 괴로워하는 사람이 많다.

배뇨 신경을 절단한 경우에는 수술 후에 부종이나 배뇨 장애가 일어날 수 있다. 이럴 때 이뇨 효과가 있는 여주 같은 채소나 율무, 녹두, 미역 등을 먹으면 배뇨 장애를 완화할 수 있고 부종에도 효과가 있다.

> **도움말 한마디**
>
> "중년이나 노년 남성에게서 많이 발생하는 전립선암은 서서히 진행되는 편이지만 뼈로 전이되는 경우도 있습니다. 식생활은 채식 중심으로 바꾸는 것이 좋습니다. 특히 수술을 받지 않고 투병하려면 체력과 면역력을 유지해야 합니다. 전립선은 '간'과 관련된 부위이므로 스트레스가 쌓이지 않게 적극적으로 기분 전환을 하는 것도 중요합니다."

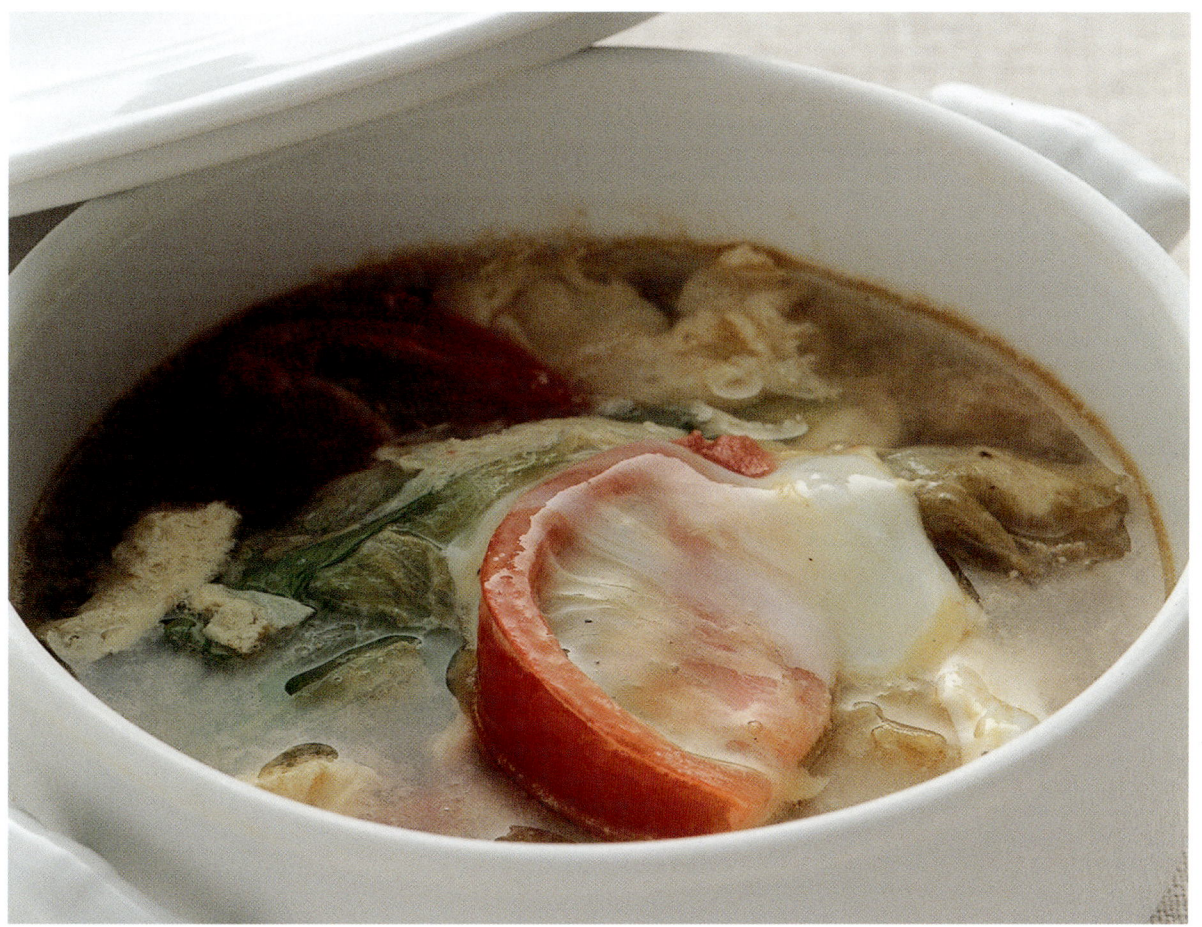

추천레시피
토마토와 양상추 스프

■ 효능: '혈'과 '수'를 보한다.

토마토에 함유된 리코펜은 암을 예방하고 치료하는 효과가 있다고 알려져 있다. 색이 붉은 것일수록 함유량이 많고 가열해서 먹으면 흡수율이 높아진다.

재료(2인분)

토마토 1개, 양상추 ¼통, 셀러리 10㎝, 양송이버섯 4개, 달걀 1개, 닭곰탕 국물(73쪽 참조) 2½컵, 소금 조금, 올리브유 1작은술

이렇게 만드세요

❶ 토마토는 적당한 크기로 썰고 양상추는 큼직하게 썬다. 셀러리와 양송이버섯은 얇게 썬다.

❷ 중화팬을 달구어 올리브유를 두르고 ❶을 가볍게 볶는다.

❸ ❷에 닭곰탕 국물을 붓고 2~3분간 끓인다. 재료가 익으면 소금으로 간을 하고 달걀 푼 물을 흘려 넣어 한소끔 끓인다.

그밖의 추천레시피

● 가리비 패주와 두부 조림 (232쪽 참조)

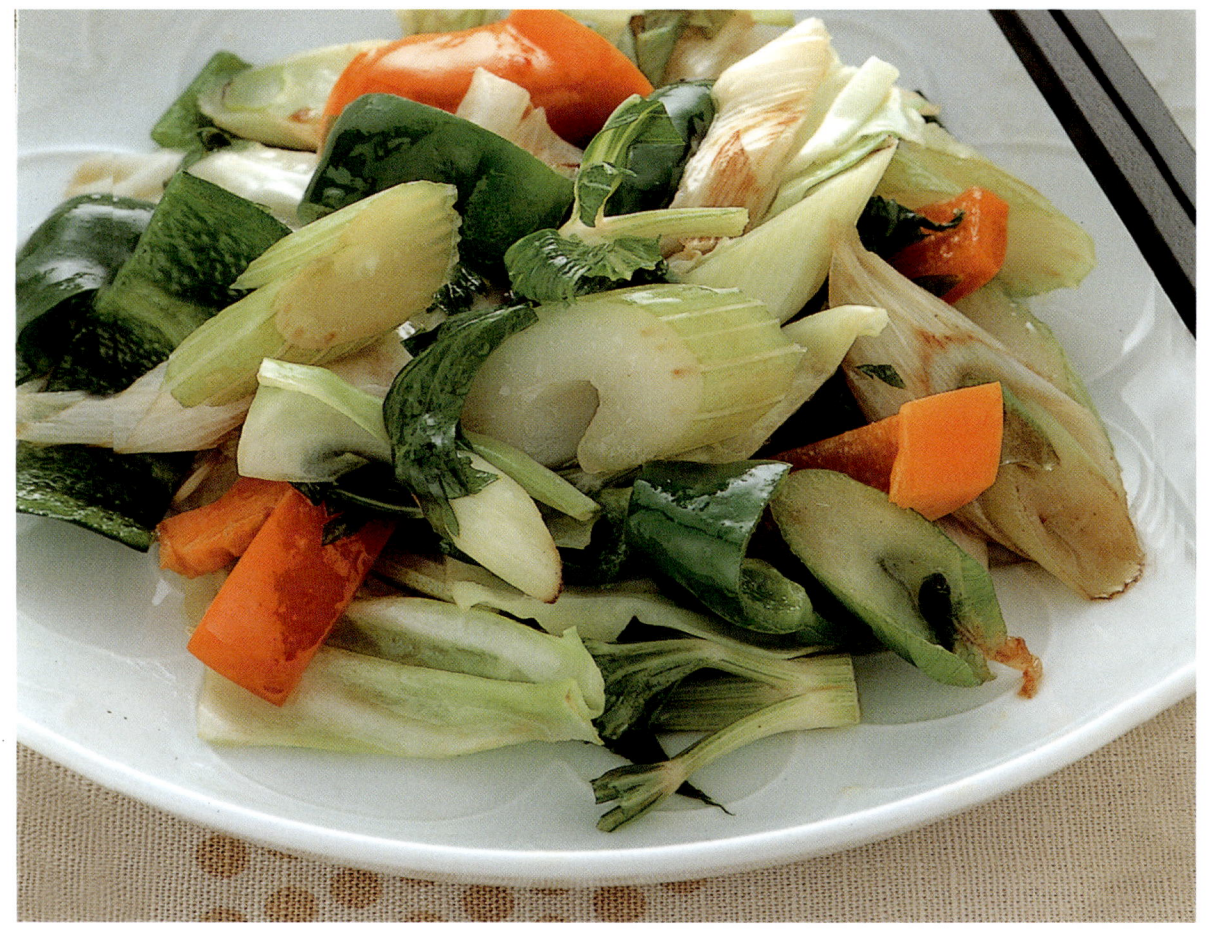

추천레시피
채소 볶음

■ 효능: '기'의 흐름을 좋게 한다.

신선한 제철 채소에는 '기'가 풍부하다. 고운 색깔의 채소들을 큼직하게 썰면 더 푸짐하게 보인다.

재료(2인분)

양배추 2장, 파프리카 ½개, 청피망 2개, 셀러리 10㎝, 대파 1대, 참기름 2작은술, 소금·후추 조금씩

이렇게 만드세요

❶ 양배추, 피망, 파프리카, 셀러리, 대파를 먹기 좋은 크기로 썬다.
❷ 중화팬을 달구어 참기름을 두르고 ❶의 채소를 볶아 소금과 후추로 간을 한다.

그밖의 추천레시피

● 미네스트로네(239쪽 참조)

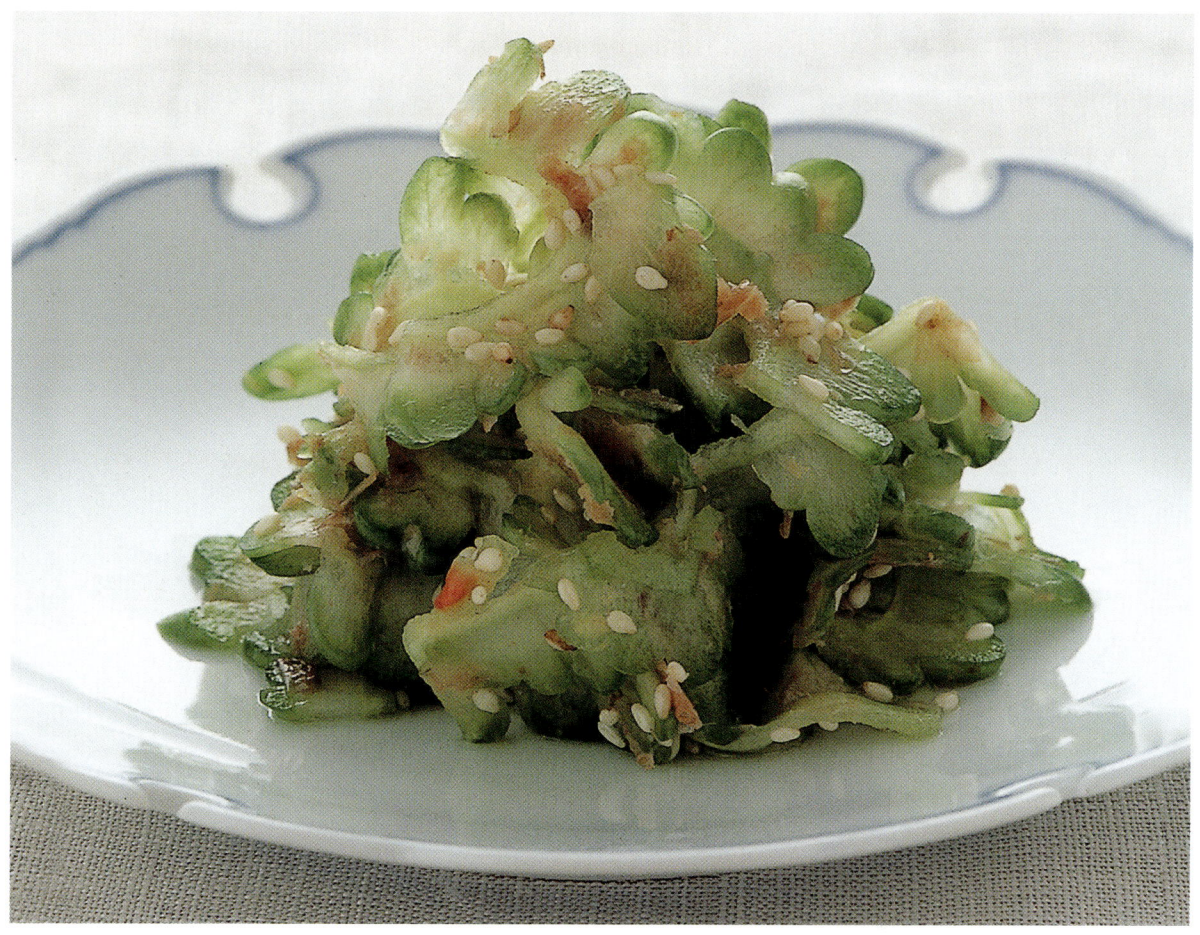

추천레시피

여주 가다랑어포 무침

■ **효능**: 신체의 과도한 열을 제거하고, '수'의 흐름을 좋게 한다.

여주는 쓴맛을 없애기 위해 미리 데쳐서 쓰기도 하는데, 이때 유효 성분이 물로 빠져나가지 않도록 주의한다.

재료(2인분)

여주 ½개, 가다랑어포 적당량, 흰깨 적당량, 소금 조금, 간장 적당량

이렇게 만드세요

❶ 여주는 길이로 반 갈라 속과 씨를 파내고 얇게 썰어 소금에 버무린다.

❷ ❶의 물기를 짜서 가다랑어포와 흰깨를 뿌려 버무린다. 맛을 보고 간장으로 간을 한다.

그밖의 추천레시피

● 참마 스프 (216쪽 참조)

> 암 발생 부위별
> 식양생 레시피 11

담낭암·담관암

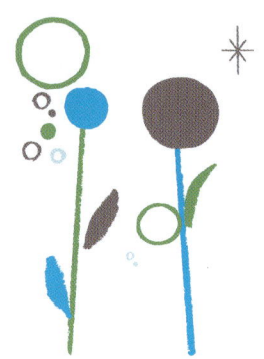

지금 남아 있는 기능을 강화한다

담낭(쓸개)은 간에서 만들어진 담즙을 저장하고 농축하여 십이지장으로 분비하는 장기다. 담낭이나 담관에 암이 생기면 담즙이 제대로 분비되지 못하여 그 작용이 약해진다. 담즙은 지방의 소화와 흡수를 촉진하는 작용을 하기 때문에 분비량이 줄면 설사나 식욕부진이 일어난다. 또한 담즙에는 황갈색 색소 성분이 들어 있어 만약 담즙이 담관으로 배출되지 못하면 전신에 황달이 나타날 수 있다.

담낭암이나 담관암은 보통 수술로 치료하지만 진행 정도에 따라 항암제를 투여하거나 방사선 치료를 하기도 한다. 식양생으로 면역력을 높여서 암의 전이와 재발을 막고 동시에 현재 남아 있는 담낭의 기능을 높여서 황달 등의 증상을 완화하고 식욕을 북돋는다. 인진호(276쪽 참조)는 황달에 쓰이는 대표적인 생약이므로 황달이 나타나면 죽이나 국에 넣어 먹도록 한다. 담낭의 기능을 강화하는 데는 팥 조림도 좋다. 면역력을 높이는 요리는 2, 3장의 레시피 중에서 입맛에 맞는 것을 고른다.

식욕을 돋우는 주스로 원기를 회복한다

항암제 치료로 입맛이 없을 때는 레몬의 신맛과 향을 살린 음료가 좋다. '비위'를 튼튼하게 하여 위의 소화기능을 좋게 하고 식욕을 돋우는 효과가 있다. '기'를 증강하려면 신선한 채소를 익혀서 자주 먹고 고지방 식품이나 튀김같이 기름을 많이 쓰는 요리는 피하는 것이 좋다.

> **도움말 한마디**
>
> "담낭암이나 담관암은 남성보다 여성에게서 많이 발생합니다. 담낭에 주는 부담을 줄이려면 담백한 채소 요리를 중심으로 먹는 것이 좋습니다."

바람직한 food & life
- '기'의 흐름을 좋게 하는 식품(59쪽 참조): 감귤류, 셀러리, 파슬리 등
- '수'의 흐름을 좋게 하는 식품: 박과 채소, 율무 등

삼가야 하는 food & life
- 자극이 강한 식품이나 향신료: 고추, 산초 등
- 고지방·고콜레스테롤 식품
- 기름진 음식: 튀김, 지방이 많은 육류 등
- 스트레스

금지: 1. 흡연
2. 과도한 음주

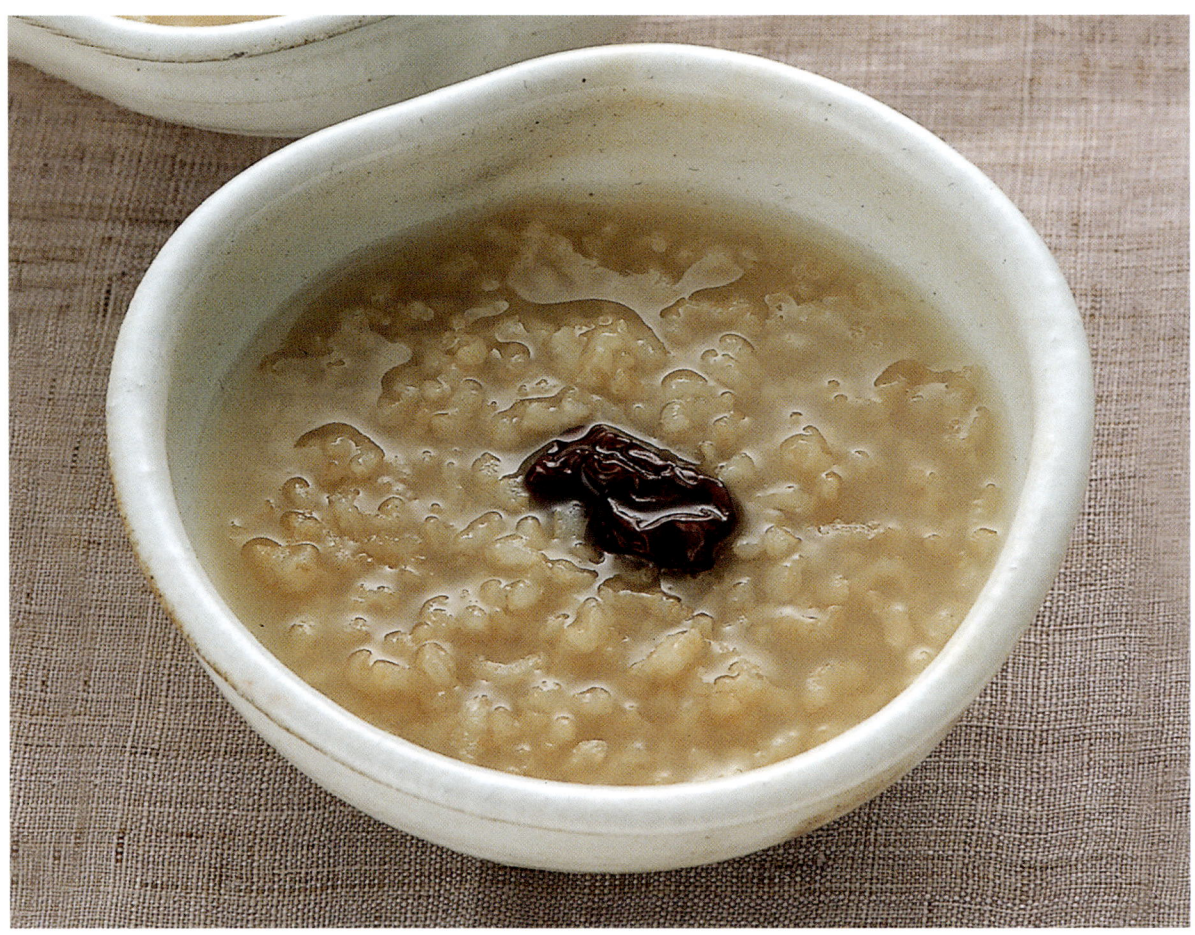

추천레시피

인진 죽

■ **효능**: '수'의 흐름을 좋게 하고, 황달을 낫게 한다.

인진호의 성분이 고스란히 흡수되도록 죽으로 만들어 먹는다. 황달이 있을 때 좋다.

재료(2인분)

쌀 100g, 인진호(생약, 276쪽 참조) 10g, 대추(281쪽 참조) 5~10개, 흑설탕 적당량

이렇게 만드세요

❶ 인진호를 약재 주머니에 담아 물 3컵을 붓고 끓인다.

❷ ❶의 약재 주머니를 꺼내고 쌀과 대추를 넣어 죽을 쑨다.

❸ 쌀이 부드럽게 익으면 흑설탕을 넣고 한소끔 끓인다.

그밖의 추천레시피

● 루콜라 진피 죽 (231쪽 참조)

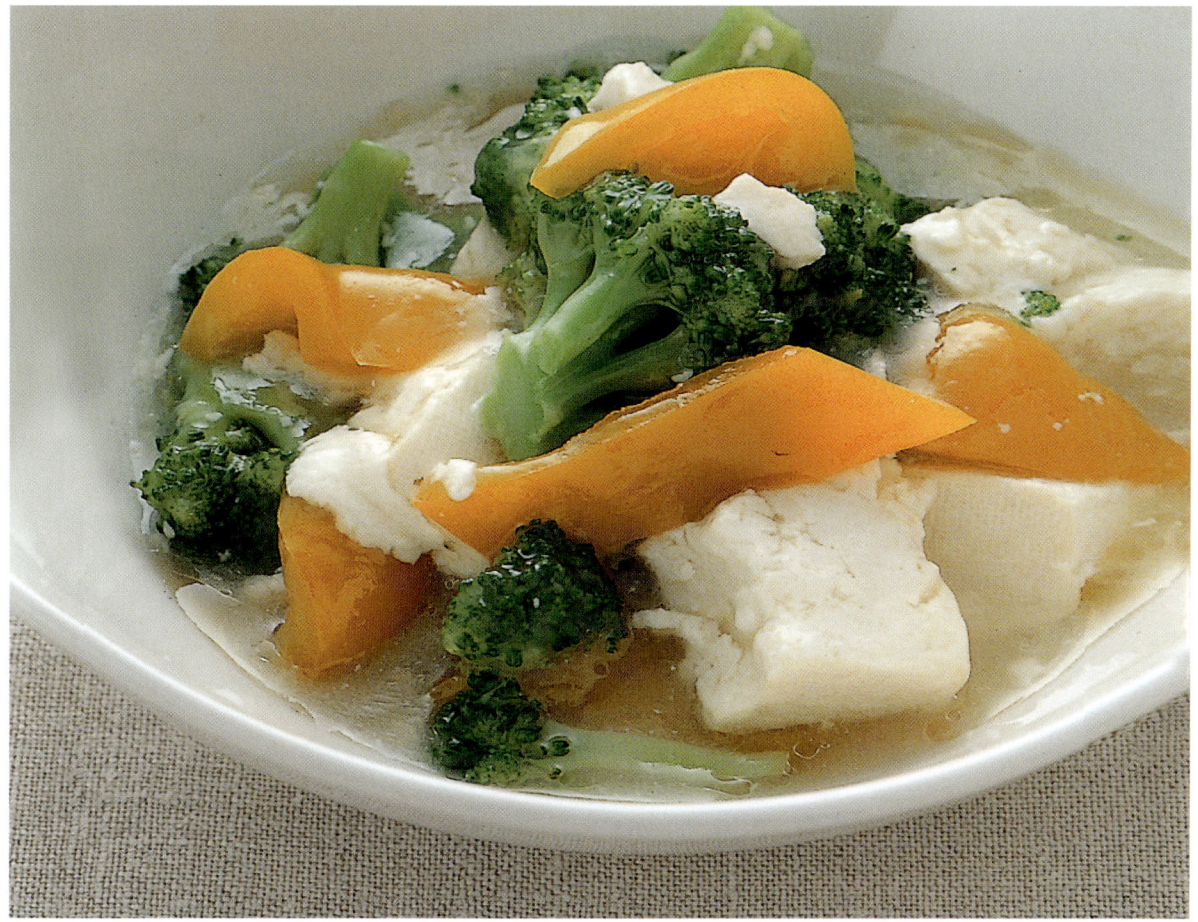

추천레시피
채소와 두부 조림

■ **효능**: '기'와 '수'의 흐름을 좋게 한다.

수술 전이나 항암치료 중에 먹을 수 있는 부드러운 식감에 색깔도 고운 조림 요리이다.

재료(2인분)

브로콜리 ½단, 파프리카 ½개, 두부 ½모, 닭곰탕 국물(73쪽 참조) ⅔컵, 참기름 2작은술, 소금 조금

이렇게 만드세요

① 브로콜리는 송이를 작게 나눈다. 파프리카는 한 입 크기로 썬다.

② 중화팬을 달구어 참기름을 두르고 ①을 넣어 가볍게 볶는다.

③ 닭곰탕 국물을 붓고 소금으로 간을 한 후 1~2분간 끓인다.

그밖의 추천레시피

● 가리비 패주와 두부 조림 (232쪽 참조)

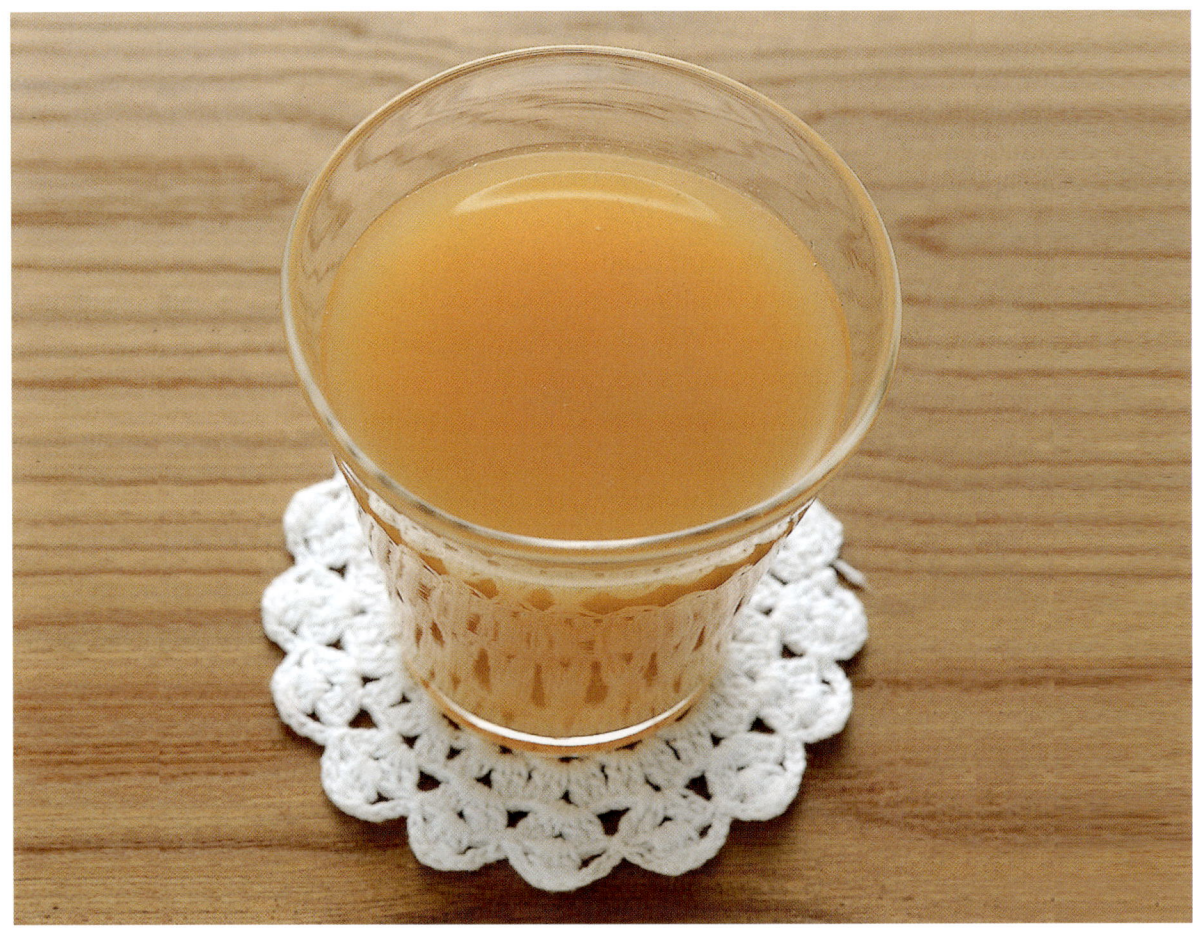

추천레시피

귤즙차

■ **효능: 신체에 진액을 생성하여 열을 식힌다.**

레몬의 또렷한 신맛을 살려 만든다.

재료(2인분)

오렌지 큰 것 1개, 우롱차 ½컵, 레몬(즙) 1큰술

이렇게 만드세요

❶ 오렌지를 짜서 즙을 낸다.

❷ 우롱차에 ❶과 레몬즙을 넣어 섞는다. 신맛을 좋아하지 않으면 설탕을 조금 넣어도 된다.

그밖의 추천레시피

● 당삼윤폐탕 (248쪽 참조)

암 발생 부위별 식양생 레시피 12

백혈병

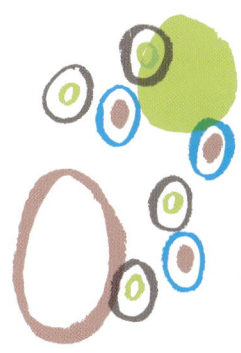

동물성 단백질로 '기'를 증강한다

백혈병의 80%는 급성골수성 백혈병이다. 과거에는 불치병으로 여겼으나 최근에는 항암제나 골수이식 같은 치료법이 개발되어 완치하는 사례가 늘고 있다. 백혈병에 걸리면 정상 세포는 줄어들고 대신 백혈병 세포만 과도하게 늘어나므로 산소를 운반하는 기능이나 외부에서 침입한 이물질을 공격하는 면역력이 떨어진다.

이 상태에서 항암제를 투여하면 면역력은 또다시 손상을 받는다. 백혈병 환자를 위한 식사요법에서는 최대한 면역력을 강화하여 항암제의 부작용을 줄이는 것이 목적이다. 면역력을 높이려면 '기'를 증강하는 식품을 적극적으로 먹어야 한다. 대표적인 것으로 육류, 달걀, 장어, 새우 등이 있다. 다른 암 환자들은 동물성 식품을 절제해야 하지만 백혈병 환자들만은 양질의 동물성 단백질을 풍부하게 섭취하는 것이 좋다.

버섯·콩류로 면역력을 높인다

동물성 식품 외에 '기'를 증강하는 식품으로 잠두(누에콩)나 대두 같은 콩류, 만가닥버섯이나 표고버섯 같은 버섯류가 있다. 영지(279쪽 참조)는 항암 효과가 있는 생약으로 널리 알려져 있다. 쓴맛이 있지만 식양생에서 적극 이용하는 것이 좋다. 백혈병 치료 중에는 쉬 피로해지고 몸이 자주 나른해진다. 이는 '허증' 상태이므로 인삼(277쪽 참조)같이 '기'를 보하는 약이 필요하다. 자양강장 효과가 있는 자라나 오골계, 참마 등도 좋다. 이러한 식품으로 피로를 풀고 '기'를 보하면 치료를 받을 기력이 생길 것이다. '기'를 늘리는 데는 몸을 따뜻하게 하는 것도 중요하다. 생강 같은 '온성' 식품을 먹어 몸을 덥히면 간접적으로 '기'를 늘리는 효과를 낼 수 있다. 항암제 투여 중에는 부작용으로 식욕이 떨어진다. 음식에 향을 내거나 보기 좋게 장식하여 식욕을 돋우는 것도 백혈병 치유를 돕는 방법의 하나다.

> **도움말 한마디**
>
> "다량의 항암제를 투여하는 치료는 견딜 수 없을 만큼 고통스럽습니다. 그러나 주위 사람들의 따뜻한 보살핌과 격려가 있으면 치료의 고통을 극복하는 데 큰 힘이 됩니다. 식욕이 없을 때는 73쪽의 닭곰탕같이 자양분이 풍부한 국물을 마시는 것이 좋습니다."

바람직한 food & life
- "기·혈·수"를 보하는 식품(59쪽 참조): 쇠고기, 장어, 새우, 참마 등
- 신선한 채소와 과일

삼가야 하는 food & life
- 자극이 강한 식품이나 향신료: 다량의 생강·마늘, 고추, 팔각, 산초 등
- 스트레스

금지: 1. 흡연 및 간접흡연 2. 알코올 도수가 높은 술

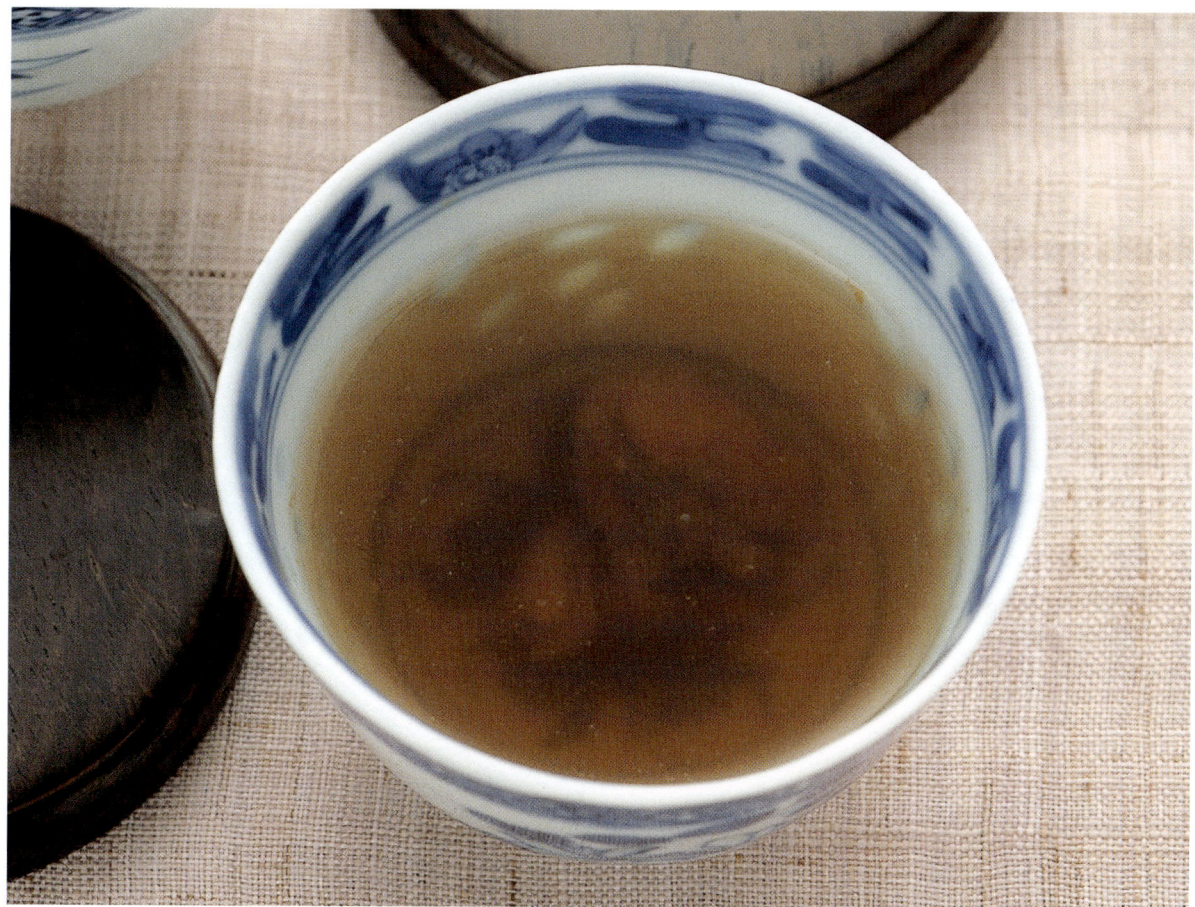

추천레시피

영지 자라탕

■ **효능: '혈'과 '수'를 보하고, 신체의 과도한 열을 제거한다.**

자라는 '수'와 '혈'을 자양하여 보한다. 영지는 예부터 불로장수의 영약으로 귀하게 여겨져 왔다. 생약으로 쓰는 말린 영지는 쓴맛이 있지만 이 '쓴맛'이 우리 몸의 열감이나 나른함을 개선하고 피로를 풀어주며 기운을 돋운다.

재료(2인분)

영지(생약, 279쪽 참조) 30g, 자라(손질된 것. 282쪽 참조) 1마리, 대추(281쪽 참조) 15개, 소금 조금, 청주 3큰술

이렇게 만드세요

① 토막 낸 자라는 물로 깨끗이 씻어 끓는 물에 데친다.
② 영지는 약재 주머니에 담아 물 3컵과 청주를 붓고 1시간 정도 달인다.
③ ❷의 영지를 꺼내고 ❶의 자라와 대추를 넣어 다시 1시간 정도 끓인다. 마지막에 소금으로 간을 맞춘다.

그밖의 추천레시피

● 회복기에 먹는 양생 스프(195쪽 참조)

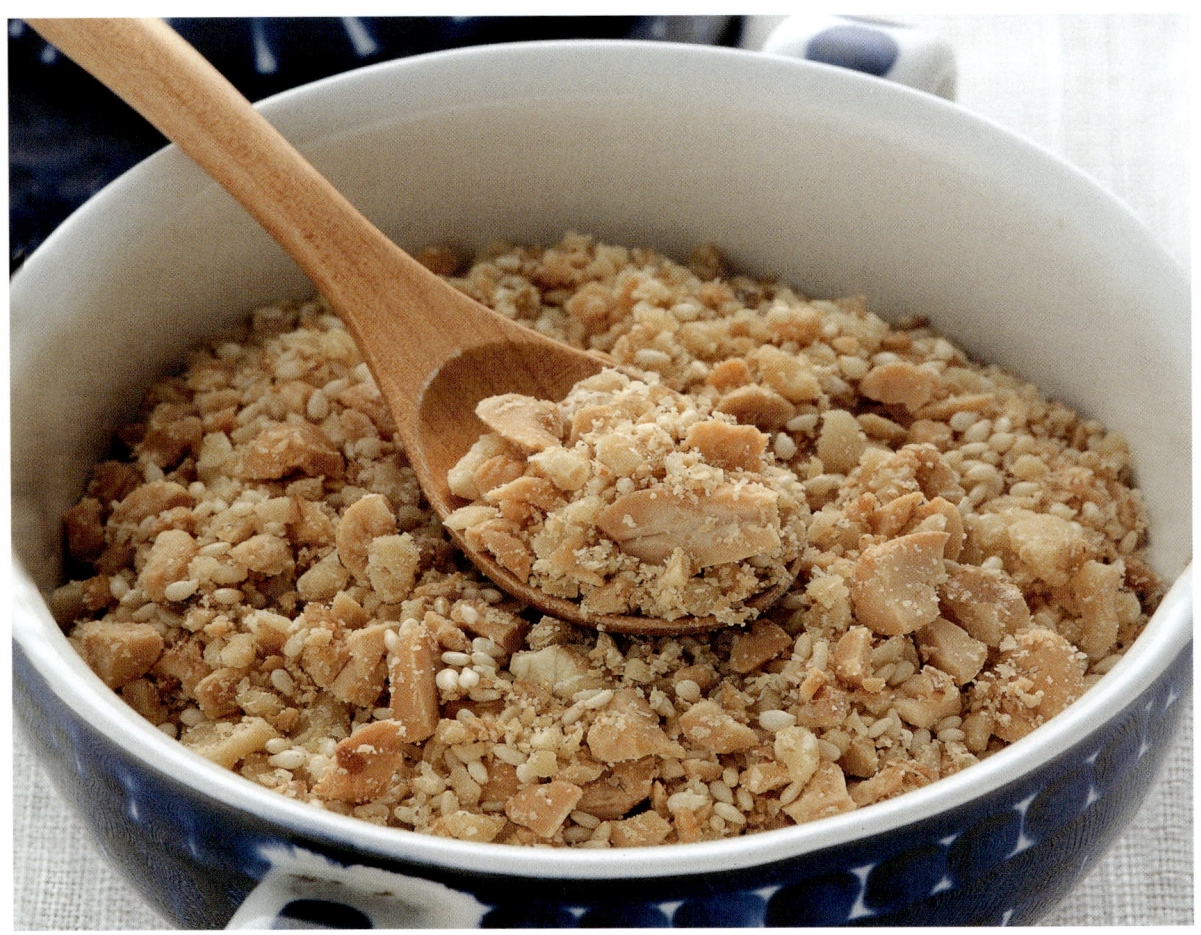

추천레시피

뿌려 먹는 땅콩과 깨

■ **효능: '기'와 '혈'을 보한다.**

땅콩, 호두, 깨는 모두 '기'를 보하는 작용을 한다. 다양한 요리에 이용하면 건강한 기운을 기를 수 있다.

재료(2인분)

땅콩 50g, 호두 50g, 흰깨 2큰술, 소금 조금

이렇게 만드세요

❶ 땅콩과 호두를 믹서에 넣고 굵게 간다.
❷ 갈아 놓은 땅콩과 호두에 흰깨와 소금을 섞는다.

그밖의 추천레시피

● 간과 채소 스프 (227쪽 참조)

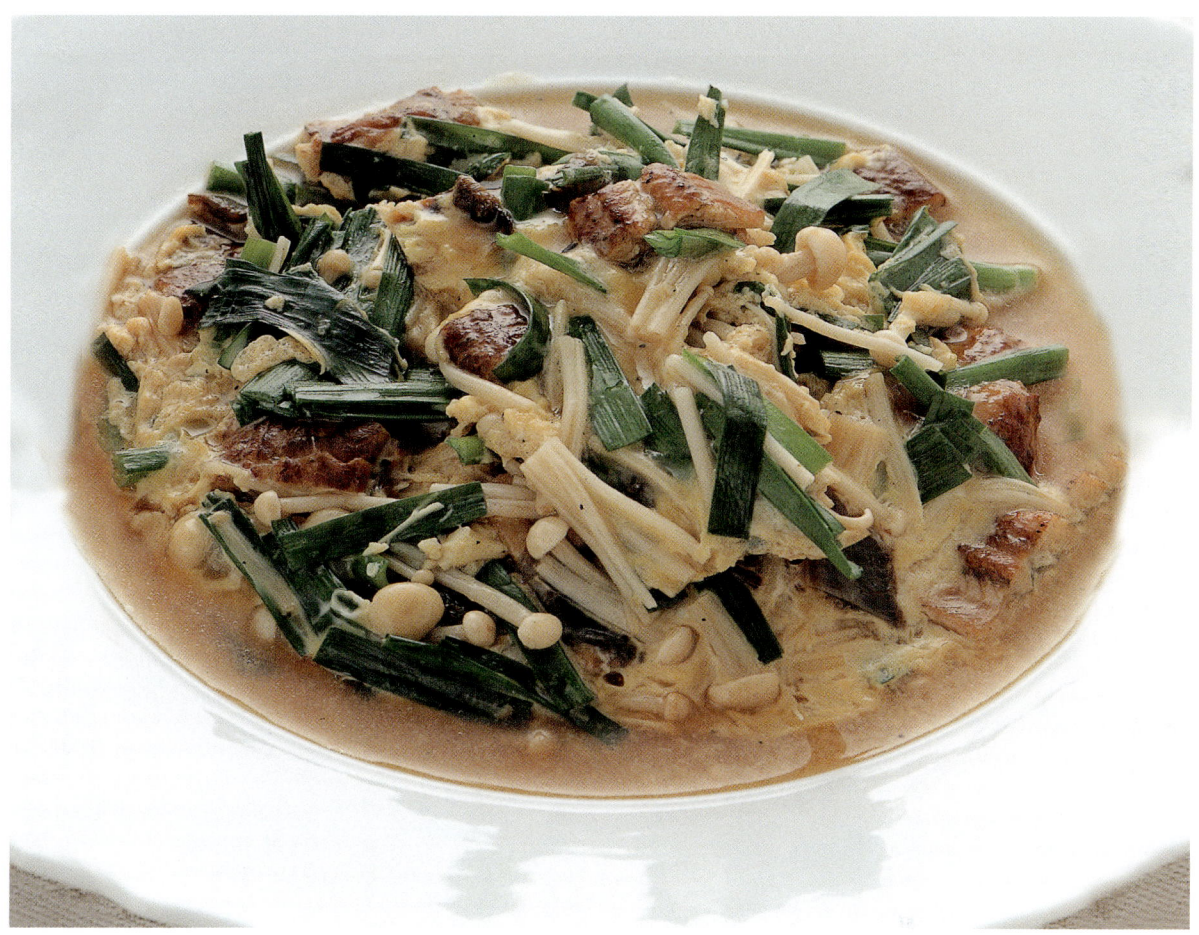

추천레시피

장어와 부추 달걀찜

■ **효능: '기'와 '혈'을 보한다.**

원기 회복에 좋은 장어, 달걀, 부추는 모두 '기'를 보하는 작용을 한다. 장어 대신 쇠고기를 이용하여 얇게 썬 우엉과 함께 찜 요리를 만들어도 좋다.

재료(2인분)

장어(양념구이) 1인분(100g), 부추 1단, 팽이버섯 1팩, 달걀 2개, 장어 양념간장 1봉지, 다시마 국물 ½컵

이렇게 만드세요

① 장어는 길이로 반 갈라 끝에서부터 1cm 폭으로 썬다. 팽이버섯은 밑동을 잘라내고 길이를 반으로 자른다. 부추는 큼직하게 썬다.

② 냄비에 다시마 국물과 장어 양념간장을 넣고 한소끔 끓인 후 ①을 넣어 센 불에서 살짝 끓인다.

③ ②에 달걀 푼 물을 흘려 넣고 한소끔 끓인다.

그밖의 추천레시피

- 굴과 두부 맛조림 (222쪽 참조)

Part 5

Q&A로 알아본 식양생 실천의 길잡이

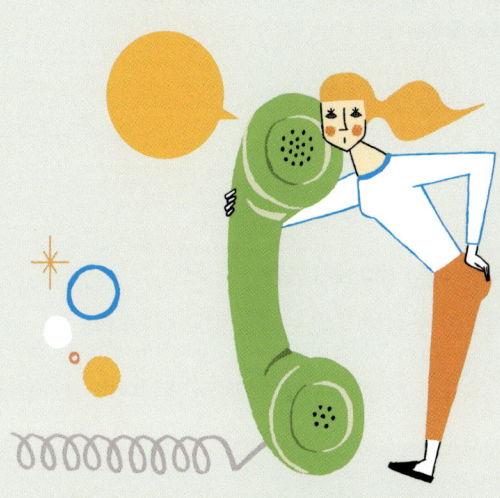

막상 식양생을 시작하려고 하면 이런저런 궁금증이 앞서기 마련이다.
처음 보는 생약이나 익숙지 않은 식품들은 어떻게 다루어야 하는지 궁금하고
전문 의학 용어들도 생소할 것이다.
이 장에서는 중의학 식사요법을 실천하는 데 알아야 할
다양한 의문들에 답하고
식양생을 이해할 수 있도록 도와
여러분을 서양의학과 전혀 다른 중의학의 세계로 안내한다.

미이 도시코와 고타카 슈지가 알기 쉽게 풀어 주는
식양생 Q & A

식양생을 시작할 때는 여러 가지 의문과 불안이 생기기 마련이다.
이 장에서는 두 저자에게 식양생에 임하는 마음가짐부터 구체적인 방법에 이르기까지
식양생에 관해 친절하고 상세한 설명을 들어본다.

Q 식양생 사상을 따른 식사는 매일 해야 하나요?
또 식단은 식양생 레시피로만 구성해야 하는지도 알고 싶습니다.

A 엄밀히 말해 식양생은 식사로 생명의 힘을 기르는 것입니다. 그러므로 매일 먹는 식사가 '양생'을 위한 것이어야 한다는 의식과 감각이 필요합니다. 식단도 마찬가지입니다. 지금 내게 필요한 식품이 무엇인지를 늘 염두에 두고 밥, 국, 반찬의 재료를 결정합니다. 이 책의 레시피를 되풀이 사용하면서 그때그때 나오는 제철 식품을 이용하여 식단에 응용하기 바랍니다. 그런데 생약을 사용하는 약선요리는 좀 다릅니다. 모든 요리가 약선이라면 만드는 쪽이나 먹는 쪽 모두 지치겠지요. 오히려 가능할 때 가능한 양만큼 무리하지 말고 조금씩 섭취하는 양생 식단이 좋습니다. 무리하지 않는 범위에서 꾸준히 지속하는 것이 중요합니다. **미이**

Q 생약이 들어간 요리를 다른 가족이 먹어도 괜찮은가요?

A 이 책에서 소개하는 요리라면 가족이 함께 드셔도 괜찮습니다. 오랜 세월 함께 생활해 온 가족은 환자와 똑같은 음식을 먹고 기호도 비슷한 경우가 많습니다. 생활습관까지 닮았다면 건강 상태도 비슷해지기 쉽겠지요. 가족 중 누군가 암에 걸렸다면 다른 가족

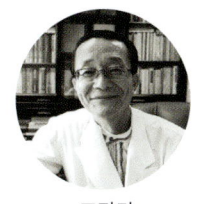

"요즘 보면 누구나 몸을 너무 차게 하는 습관이 있습니다. 평소에 늘 몸을 따뜻하게 하면 반드시 건강해질 겁니다."

고타카

도 위험할 수 있다고 생각하고 함께 식양생을 하는 것이 바람직합니다. 식양생으로 가족 모두가 건강해진 사례도 많습니다. 다만 식양생 레시피 중에 자신의 체질에 맞지 않는 식품이 들어가지 않았는지 주의해야 합니다. 이를테면 인삼이 들어간 국은 혈압이 높은 사람에게는 맞지 않습니다. 가족 분들도 자신의 몸 상태를 잘 살펴보고 환자와 똑같은 식사를 해야 할지, 어떤 음식을 먹어야 좋은지를 결정해야 합니다. **미이**

Q 중의학의 관점에서는 암을 예방하는 생활습관과 암의 재발을 막는 생활습관이 같은 것인가요?

A 그렇습니다. 거듭 말씀드리지만 암은 '기·혈·수' 중 어느 하나라도 정체되었을 때 생깁니다. 따라서 '기·혈·수'가 정체되지 않도록 생활하는 것이 암을 예방하는 것이자 동시에 재발을 방지하는 것이 됩니다. 스트레스로 '기'가 정체되거나 '냉증'이나 '수분의 과다 섭취'로 '수'가 정체되지 않도록 해야 합니다. 만약 '기·혈·수'가 정체되었다면 이 책의 44~47쪽에 나오는 생활요법과 각각의 상태에 맞는 식양생 레시피를 실천하여 신속하게 정체를 해소하도록 애써야 합니다. 그것이 바로 암이 생기지 않도록 하는 대책입니다. **고타카**

Q 몸을 만져 보면 '혈'이나 '수'가 정체되었는지 알 수 있나요?

A 중의학이나 한의학을 공부한 의사가 아니라면 일반인이 몸을 만져 보고 '혈'이나 '수'의 정체 상태를 진단하는 것은 어렵습니다. 그보다는 '혀'를 잘 살펴보고 그 특징

으로 진단하는 것이 더 쉬울 겁니다.

'혈'이 정체되면 혀의 색이 보랏빛으로 어두워지고 혀 뒤에 있는 두 줄의 정맥이 부풀어 굵어집니다. 그래서 혀를 관찰할 때는 혀의 겉면만 보지 말고 뒷면도 잘 살펴봐야 합니다. '수'가 정체되면 혀가 붓고 두터워져서 혀 가장자리에 잇자국 같은 요철이 생기고 겉면에 설태가 두껍게 끼게 됩니다. **고타카**

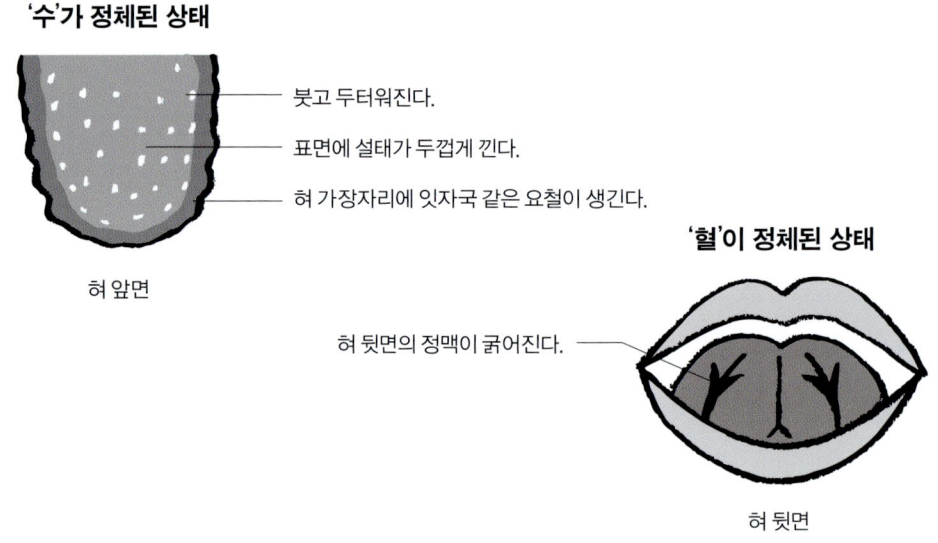

Q 중국의학과 중의학은 어떻게 다른가요?

A
'중국의학'이란 현재 중국의 의학을 말하는 것으로, 중국의 전통의학과 서양의학이 공존합니다. 반면 '중의학'이란 중국 전통의학을 가리킵니다. 현재 우리가 읽을 수 있는 고전 의학서는 기원 전후에 탄생한 것으로 알려져 있습니다. 즉 중의학의 역사는 2000년이 넘는 것이지요. '들어가는 글'에서 말했듯이 중의학은 음양오행설 같은 중국의 사상을 바탕으로 하며, '기·혈·수'를 인간을 구성하는 요소로 봅니다. 이러한 중국 전통의학을 중국의학이라고 부르기도 하지만 이 책에서는 중의학이라는 용어를 사용합니다. **고타카**

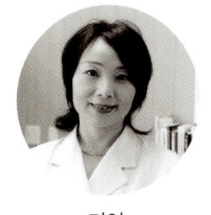

미이

"레시피 중에 입맛에 맞지 않은 식품이 있다면
같은 성질을 가진 다른 식품으로 바꾸어도 괜찮습니다."

Q 음식에 넣는 생약은 종류가 다양하고 양이 많을수록 효과가 높은가요?

A 꼭 그렇지만은 않습니다. 오히려 생약의 양이 지나치게 많으면 약효가 너무 강해져서 신체에 나쁜 영향을 줄 수도 있습니다. 또한 처방 없이 임의로 여러 종류의 생약을 섞어 넣으면 생약이 서로 견제하여 결국 각각의 효용이 상쇄되기도 합니다. 생약은 미묘한 양과 배합으로 작용하기 때문이지요.

이 책에서는 많은 사람이 이용할 수 있고 음식으로도 맛있게 먹을 수 있도록 생약의 사용량을 조절했습니다. 식양생의 수단은 약이 아니라 어디까지나 식사입니다. 이를 전제로 하여 신체 상태를 정상으로 회복시키고 면역력을 높이기 위해 생약을 배합하는 것이지요. 식양생에서 얻는 힘은 식품 고유의 효능에서 비롯되는 것이므로 생약의 효과에만 의존해서는 안 됩니다. 지나쳐서 좋은 것은 아무것도 없겠지요. 주관적으로 생약의 분량이나 종류를 늘려서는 안 됩니다. **미이**

Q 식양생에 부작용이 있나요?

A 중의학의 생약은 서양의학의 약제에 비해 부작용이 적은 편이지만 체질에 맞지 않는 것을 사용하면 몸 상태가 나빠질 수도 있습니다. 자신의 체질을 잘 살펴보고 그때그때 증상에 맞게 이 책에서 요리를 골라 먹는다면 부작용은 없을 것입니다.

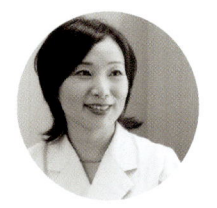

"한 번의 식사로 몸 상태가 좋아지는 일은 없습니다.
꾸준한 노력이 필요합니다."

미이

생약이 들어 있지 않거나 효과가 온화한 요리라면 오직 그것만 먹지 않는 이상은 부작용을 걱정할 필요가 없을 겁니다. 물론 자신의 몸 상태를 무시하고 '실증'인데도 고기 요리만 먹는다면 문제가 생기겠지요. 그러나 '실증'이라도 일주일에 한 번 정도 고기 요리를 먹었다고 해서 당장 몸에 이상이 나타나는 일은 없습니다. 미이

Q 항암치료 중에 감기가 들면 식양생 방법도 바꾸어야 하나요?

A 물론입니다. 먼저 감기를 치료해야 합니다. 열이 있거나 오한이 날 때는 파나 생강 같은 '온성' 식품이나 뜨끈한 죽을 먹어 몸을 따뜻하게 해서 땀을 내도록 합니다. 목이 아플 때는 금귤이나 배가 좋습니다. 감기가 완전히 나은 후에 항암치료를 해도 늦지 않습니다. 감기와 암을 동시에 치료하려고 조바심을 내도 원하는 결과는 얻기 힘듭니다. 미이

Q 생약이나 식품을 전자레인지로 조리해도 괜찮을까요?

A 전자레인지로 조리하면 부분적으로 온도가 매우 높아질 수 있습니다. 생약은 무척 섬세한 재료이기 때문에 고온으로 가열하면 성분이 손실되거나 변질될 수 있습니다. 조리 준비 단계에서 하는 식품의 밑손질 정도라면 전자레인지를 이용해도 크게 문제될 일은 없겠지요. 그러나 생약을 이용한 요리는 생약 성분이 제대로 약효를 내는 상태로 섭취해야 하므로 전자레인지로 조리하는 것은 좋지 않습니다. 미이

Q 병원에서 항암치료를 받고 있습니다. 식양생을 해도 문제가 없을까요?

A 전혀 문제가 없습니다. 오히려 식양생으로 신체를 양호한 상태로 유지하지 않으면 치료 효과를 보기 힘들 겁니다. 항암제의 부작용 중 하나는 면역력 저하입니다. 암세포가 일시적으로 작아졌더라도 면역력이 심하게 떨어지면 다시 암이 성장할 수 있습니다. 따라서 식양생으로 최대한 면역력을 높여 둘 필요가 있습니다. **고타카**

Q 주식을 현미로 바꾸는 것이 항암치료에 도움이 될까요?

A 암으로 진단받은 후에 현미식을 시작하는 사람이 많은데 현미식은 반드시 자신의 몸 상태를 정확히 파악한 후에 결정해야 합니다. 현미는 각종 영양분이 풍부한 식품이지만 식이섬유가 많기 때문에 소화가 잘 되지 않는 결점이 있습니다. 항암치료로 위장이 약해져 있을 때는 알맞지 않겠지요. 현미는 그 자체도 잘 소화·흡수가 잘 되지 않지만 함께 먹은 다른 음식의 소화·흡수마저 방해하기도 합니다. 암 투병 중에는 되도록 소화가 잘 되는 음식을 먹어 그 음식의 힘이 충분히 체내로 흡수되도록 해야 합니다. 체력에 여유가 있다면 현미식에 도전해도 괜찮겠지만 처음에는 죽이나 진밥으로 시작해서 몸에 어떤 반응이 나타나는지 살펴보는 것이 좋습니다. **미이**

Q 온열요법을 받고 있는데도 몸을 따뜻하게 하는 음식을 먹어야 하나요?

A 그렇습니다. 온열요법은 암이 생긴 환부를 덥혀서 암 조직을 손상시키는 치료법입니다. 몸 전체가 따뜻해지는 식양생과 달리 온열요법에서는 국부적으로 덥히기 때문에 온기가 온몸에 고루 이르지 못합니다. 온열요법과 식양생의 차이를 잘 알아 전신을 따뜻하게 하는 식사와 생활습관을 계속 지켜 가는 것이 좋습니다. **고타카**

Q 임신 중에 암으로 진단받았는데 식양생을 해도 괜찮을까요?

A 임신 중인 만큼 충격이 더 크셨겠지요. 아마 항암치료는 출산 이후로 미루어졌을 겁니다. 식양생도 마찬가지입니다. 이 책에서 소개하는 요리 중에는 태아에 좋지 않은 영향을 미칠 만한 것은 거의 없지만, 그래도 몸을 차게 하는 식품이나 생약은 사용하지 말고 '기'를 보하거나 몸을 따뜻하게 하는 것(육계나 홍화는 삼간다)을 중심으로 먹는 것이 좋습니다. 지금은 암보다 모체와 태아의 건강을 먼저 생각해야 합니다. 출산할 때까지는 항암치료도 적극적으로 할 수 없으므로 잠시 마음을 접고 배 속의 아기에게 집중하는 것이 어떨까요? **고타카**

Q 친척 중에 암에 걸린 사람이 많아 가족력이 있을까 걱정됩니다. 암을 예방하기 위해 가족이 함께 식양생을 하는 것이 좋을까요?

A 물론입니다. 암과 유전의 관계는 아직 확실히 밝혀지지 않았습니다. 설사 유전적인 요소가 있다 하더라도 평소에 스스로 자신의 건강을 지키는 노력을 게을리해서는 안 됩니다. '어차피 암에 걸릴 텐데'라며 숙명론으로 받아들이는 태도는 금물입니다. 지금부터라도 암 예방을 의식하고 식양생을 실천한다면 심각한 사태를 피할 수 있습니다. 내 인생은 내가 만들어 간다는 각오로 암 예방에 힘쓰기 바랍니다. **고타카**

Q 현재 건강식품을 복용하고 있는데 식양생을 해도 괜찮을까요?

A 식양생을 하는 것은 괜찮지만 자신의 판단으로 한방 건강식품을 복용하는 것은 주의해야 합니다. 건강식품이라며 매일 다량의 생약 농축액 등을 복용한다면 식양생과는 비교도 할 수 없을 만큼 심각한 영향이 나타날 수도 있습니다. 신체 상태에 맞지 않는 생약을 섭취하면 결국 '기·혈·수'의 정체가 악화되고 맙니다. 건강기능식품이나 영양보

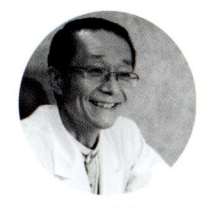
고타카

"암 치료 후 처음 2년간은 특히 조심해서 생활해야 합니다."

조식품을 모두 부정하는 것은 아니지만 먼저 치료를 위해 약을 복용하고 식사도 충실히 한 후에 그래도 부족한 것이 있다면 그때 가서 건강식품을 시도해 보겠다는 태도를 갖는 것이 좋습니다. 영양보조식품도 마찬가지입니다. 영양 보급이 필요하다고 해서 지나치게 섭취하면 도리어 식사를 제대로 할 수 없게 되고 말겠지요. 이런 점을 고려해서 적정량을 지키도록 합니다. **고타카**

Q 식양생은 언제까지 해야 하나요?

A 몸 상태는 식사에 많은 영향을 받습니다. 식양생은 꼭 암의 예방과 치료만을 위한 특별한 것이 아닙니다. 식사로 삶을 유지하는 동안에는 지금 내 몸에 무엇이 필요한지를 생각해서 먹는 것은 매우 중요한 일입니다. 몸이 좋지 않을 때는 물론이고 건강할 때는 그 건강을 지키기 위해 식양생이 필요합니다. 나이가 들면 그에 맞게 젊은 시절과는 또 다른 식양생이 필요하겠지요.

항암치료 후 무사히 5년이 지났거나 더 이상 재발할 위험이 없다고 해서 거기서 식양생이 끝나는 것은 아닙니다. 그 이후로도 질병에 걸리지 않기 위한 식양생을 의식하며 계속 실천해야 합니다. 이 책이 도움이 될 겁니다. **미이**

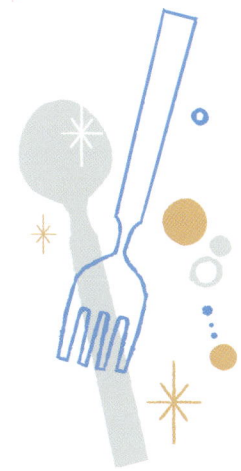

생약도감

생약을 사용할 때는 치료를 담당한 의사나 한의약사에게 상담하고 하루 용량과 주의점을 반드시 지킨다.

- 생약은 일반적인 명칭으로 표시하고 다른 이름은 괄호 안에 나타냈다.
- 생약명과 함께 '오성/오미'를 표기했다.
- 생약에 관한 전문 용어는 283~284쪽을 찾아본다.

황련 한성/쓴맛

미나리아재빗과의 상록 여러해살이풀인 황련의 뿌리줄기. 주로 구토, 설사, 복통 같은 위장 증상에 사용한다. 항염증 작용과 '청열' 작용을 한다.

- 하루 용량 1~3g

위장이 손상될 수 있으므로 체력이 있고 열이 날 때 외에는 사용하지 않는다. 위장이 약해서 냉증이 있을 때도 사용하면 안 된다.

계내금 평성/단맛

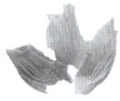

닭 모래주머니의 내막(內膜)을 건조한 것. 위통, 식욕부진, 복부팽만, 설사를 치료한다. 요리에 사용할 때는 계내금 대신 소량의 닭 모래주머니를 써도 된다.

- 하루 용량 3~6g

과식했을 때는 사용하지 않는다. 가루를 내어 복용해도 되며, 이때 하루 용량은 1.5~3g이다.

황기 약한 온성/단맛

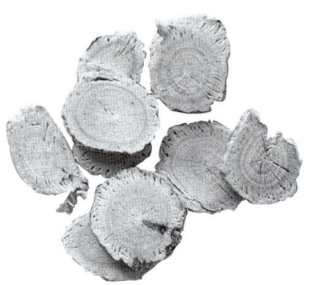

콩과에 속하는 여러해살이풀의 뿌리. 대표적인 '보기(補氣)' 약의 하나로 인삼과 함께 복용하면 효과가 더 커진다. 강장(强壯)·이수(利水)·지한(止汗)·배농(排膿) 작용을 한다. 죽을 만들 때 쓰기도 한다.

- 하루 용량 9~15g

감기 예방에 좋지만 감기 초기에 '기'가 정체되어 열이 잠복해 있을 때나 불안·초조하고 혈압이 높을 때는 사용하지 않는 것이 좋다.

산사 약한 온성/신맛·단맛

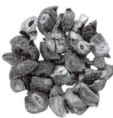

장미과 낙엽저목의 열매. 위산 분비를 촉진하여 소화를 돕는다. 특히 육류를 잘 소화하지 못할 때 좋다. '혈'을 정화하는 작용도 한다. 맛이 조금 시고 달아 조미료로 쓰기도 한다.

- 하루 용량 6~9g

위산 과다나 위궤양이 있을 때는 사용하면 안 된다.

산약(산마) 평성/단맛

마과에 속하는 덩굴성 여러해살이풀인 참마 또는 마의 뿌리줄기를 건조한 것. '비위'와 '폐', '신'의 기능을 강화한다. 설사나 소화불량, 체력이 떨어졌을 때 사용한다.

- 하루 용량 6~12g

부종이 있거나 배가 더부룩할 때는 삼간다.

감초 평성/단맛

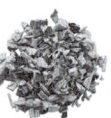

콩과의 여러해살이풀인 우랄감초의 뿌리와 줄기. '기'를 보하고 '청열·해독' 작용을 하며 통증을 멎게 한다. 감초는 '백약의 독을 푸는 약'이라 하여 다른 생약의 독성이나 자극성을 완화한다.

- 하루 용량 1~3g

부종이 있을 때는 삼간다.

행인 온성·유독성/쓴맛

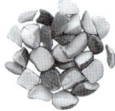

장미과 낙엽교목 살구나무 씨의 알맹이. 고행인(쓴杏仁)과 감행인(甘杏仁)이 있는데 생약으로는 고행인을 사용한다. '폐'와 '장'을 윤택하게 하여 기침을 멎게 하고 가래를 삭이며 통변 작용을 한다.

- 하루 용량 3~6g

독성(시안을 함유)이 조금 있으므로 사용량을 반드시 지킨다.

황금(황금초) 한성/쓴맛

꿀풀과 여러해살이풀인 황금의 뿌리. '폐'의 열을 제거하여 호흡기, 소화기, 비뇨기 등에 생긴 염증이나 열성 질환을 치료한다. 두통이나 상기, 불면증 등의 증상에도 쓰인다.

- 하루 용량 1~3g

위장이 손상될 수 있으므로 체력이 있고 열이 날 때 외에는 사용하지 않는다. 위장이 약해서 냉증이 있을 때도 사용하면 안 된다.

인진호 평성/쓴맛

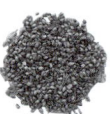

국화과의 여러해살이풀인 사철쑥의 어린 싹이나 봉오리. 예부터 황달을 치료하는 약재로 쓰였다. 소염 작용을 하므로 습진이나 구내염에도 효과가 있다.

- 하루 용량 5~10g

쓴맛이 강하기 때문에 위장이 약한 사람은 삼간다. 특히 용혈성황달*에는 사용하면 안 된다.

*체내에서 적혈구가 대량으로 파괴되어 일어나는 황달

작약(백작약) 약한 한성/신맛·쓴맛

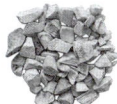

작약과에 속하는 여러해살이풀의 뿌리. 일본에서는 주로 백작약을 가리킨다. '혈'을 보하고 통증을 가라앉히는 작용을 하므로 생리통이나 불임증 같은 부인과 증상이나 복통, 근육통에 쓰인다. 한방 처방인 '사물탕'(77쪽 참조)에 들어간다.

- 하루 용량 6~9g

'기허'(283쪽 참조) 증상과 냉증이 동시에 있을 때는 단독으로 사용하지 않는다.

금은화(인동) 한성/단맛

인동과의 상록덩굴성 식물인 인동의 꽃봉오리. '청열·해독' 및 소염 작용을 한다. 향이 맑고 은은하여 목에 염증이 있거나 감기 예방에 차로 마시면 좋다.

- 하루 용량 6~9g

열이나 염증이 없을 때는 다량으로 쓰면 안 된다.

천궁 온성/매운맛

미나릿과에 속하는 여러해살이풀의 뿌리줄기. 막힌 '기·혈'을 풀어주고 통증을 가라앉히는 작용을 하여 부인과 증상이나 두통, 관절통 등의 통증에 사용한다. 한방약의 '사물탕'(77쪽 참조)에 들어간다.

- 하루 용량 3~6g

과다 복용하면 '기'를 소모시키므로 주의한다. '음허'(284쪽 참조) 또는 '기허'(283쪽 참조)상태일 때나 땀이 많은 사람은 사용하면 안 된다. 과다월경일 때도 사용에 주의한다.

초과 온성/매운맛

생강과에 속하는 여러해살이풀의 열매. 독특한 향으로 '기'의 흐름을 좋게 하고 소화불량에 의한 복부팽만, 구역질, 구토, 설사 등에 효과가 있다.

- 하루 용량 3~6g

성질이 매우 건조하므로 '음허'(284쪽 참조) 증상에는 사용하지 않는다.

인삼 약한 온성/조금 쓴맛·단맛

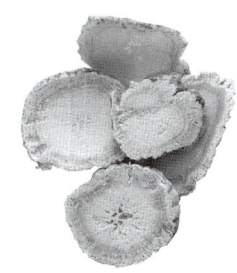

두릅나뭇과 여러해살이풀인 인삼의 뿌리. 예로부터 불로장생의 명약으로 일컬어져 귀하게 여겼다. '기'를 보하는 대표적인 생약으로 위장 기능을 활발하게 하고 신경쇠약이나 불면증, 입마름이나 열병에 의한 탈수 증상에도 효과가 있다. 요리에 쓸 때는 물에 담가 불린 후 국물 요리에 넣는다.

- 하루 용량 3~9g

혈압이 높거나 감기에 걸렸을 때는 삼간다.

황백(황경피) 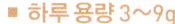 한성/쓴맛

운향과의 낙엽교목인 황벽나무의 껍질. 일본에서도 예부터 위장약으로 유명하다. 설사나 배뇨 이상에 쓴다. 항염증 및 '청열' 작용을 한다.

- 하루 용량 1~3g

위장이 손상될 수 있으므로 체력이 있고 열이 날 때 외에는 사용하지 않는다. 위장이 약해서 냉증이 있을 때도 사용하면 안 된다.

당귀 온성/단맛·매운맛

미나릿과의 여러해살이풀인 당귀의 뿌리. '혈'을 보하고 흐름을 좋게 한다. 당귀라는 이름에는 정체되어 막힌 '혈'을 '당연히 있어야 할 곳으로 되돌려 보낸다'는 뜻이 있다. 부인병에 쓰이는 대표적인 약재로 생리불순이나 생리통, 부인과 암에 사용한다. 한방 처방인 '사물탕'(77쪽 참조)에 들어간다.

- 하루 용량 6~9g

과다 월경일 때, 설사를 하거나 변이 무를 때는 쓰지 않는다. 쉽게 붓거나 배가 더부룩한 사람은 사용에 주의한다.

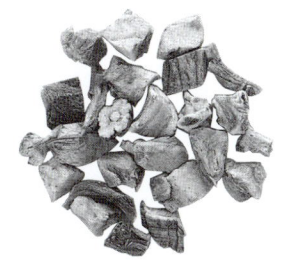

음양곽(삼지구엽초) 온성/매운맛

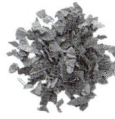

매자나뭇과의 여러해살이풀. 일본에서는 삼지구엽초라 불린다. 예부터 강정제로 잘 알려져 있다. '이수' 작용을 한다.

- 하루 용량 3~6g

체내의 '수'를 마르게 하는 작용이 강하기 때문에 과다 복용하지 않는다.

사삼 약한 한성/단맛

더덕과에 속하는 여러해살이풀의 뿌리. 가래가 적은 기침이나 열로 인한 탈수 증상, 피부가 건조해서 가려운 증상이 있을 때 사용한다.

- 하루 용량 3~6g

피부가 건조하지 않을 때나 체력이 없고 냉증이 있을 때는 사용하지 않는다.

진피 온성/매운맛·쓴맛

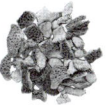

운향과에 속하는 귤껍질을 말린 것. 요리에는 가정에서 말린 것을 써도 된다. '이기(理氣)'와 '건비(健脾)' 작용을 하며 가래를 삭이는 효능이 있어 소화불량이나 가래가 많을 때 사용한다. 차나 요리에 가미해도 맛있다.

- 하루 용량: 3~6g

'수'가 부족하여 매우 건조하거나 '기'가 정체되지 않았을 때는 사용하지 않는다.

생약도감

숙지황 약한 온성/단맛

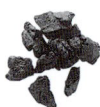

현삼과에 속하는 여러해살이풀의 뿌리줄기를 쪄서 말린 것. '혈허'(284쪽 참조)를 개선하는 '보혈(補血)' 작용을 한다. 그대로 먹거나 조림에 넣기도 한다.

- 하루 용량: 6~9g

위장이 약한 사람은 삼간다. 변이 무르거나 설사, 속쓰림이 있을 때는 사용하면 안 된다.

당삼 약한 온성/단맛

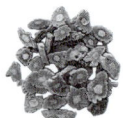

초롱꽃과의 여러해살이풀인 만삼 및 동속 식물의 뿌리. 인삼 대신 쓰지만 효능은 인삼보다 약하다. '기'를 보하고 '비'의 기능을 강화하며 입마름을 낫게 한다.

- 하루 용량: 9~15g

'기허'(283쪽 참조) 상태로 고혈압인 사람에게 적당하고 양은 조금 많이 쓰는 편이 효과적이다.

전칠인삼(삼칠인삼) 온성/약간 쓴맛·단맛

두릅나뭇과에 속하는 여러해살이풀의 뿌리. 고가의 생약이라 매우 귀하다는 뜻에서 금불환(金不換)이라고도 했다. '지혈의 신약(神藥)'이라 일컬어지며 지혈·보혈 작용을 하고 통증을 가라앉히며 상처를 낫게 하는 효능이 있다. '혈'의 정체를 푸는 작용도 하므로 종양 같은 응어리를 흩어지게 하는 목적으로 사용한다.

- 하루 용량: 3~6g

'혈허'(284쪽 참조)나 '어혈'(284쪽 참조)이 없을 때는 사용하지 않는다. 분말 상태로 쓰면 된다.

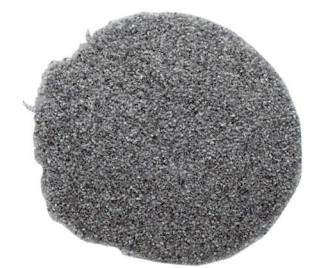

차전자(질경이씨) 한성/단맛

질경이과의 여러해살이풀인 질경이의 씨. 기침을 멎게 하고 이뇨·청열 작용을 한다. 주로 부종을 가라앉히는 데 쓴다.

- 하루 용량: 6~9g

부종이나 몸에 열감이 없을 때, 임신부는 사용하지 않는다.

대황 한성/쓴맛

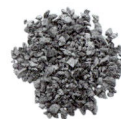

마디풀과의 여러해살이풀인 대황류의 뿌리줄기. 변비나 '어혈'(284쪽 참조)에 사용한다.

- 하루 용량: 0.5~4g

하제* 효과가 강하고 혈액의 흐름을 원활하게 하므로 체력이 있고 '실증'인 경우에만 사용한다. 임신부나 월경기, 수유기에는 사용에 주의한다. 변비의 정도에 따라 사용한다.

*장(腸)의 내용물을 배설시킬 목적으로 사용되는 약제

택사 한성/단맛

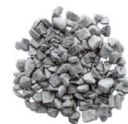

택사과의 여러해살이풀인 질경이택사(또는 택사)의 덩이줄기. 체내에 수분이 정체되어 생긴 부종이나 배뇨 장애, 구토나 설사, 입마름 등에 사용한다.

- 하루 용량: 6~9g

부종이 없을 때는 사용하지 않는다.

복령 평성/단맛

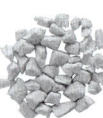

적송이나 곰솔의 뿌리에 기생하는 구멍장이버섯과 복령의 균핵. '수'의 순환을 좋게 하므로 부종을 가라앉히는 데 사용한다. 위장 기능 저하나 불면증, 가슴이 두근거리는 증상에도 효과가 있다.

- 하루 용량: 6~12g

소변량이 많을 때는 삼간다.

서양인삼(미국인삼) 양성/단맛

북아메리카 원산의 두릅나뭇과에 속하는 미국인삼의 뿌리로 인삼 대신 쓴다. '기'를 보하는 작용은 약한 편이지만 '양음(養陰)'과 '청열' 작용은 뛰어나다. 열이 나는 증상의 자양강장에 효과적이다.

- 하루 용량: 3~6g

냉증이 심할 때나 위가 차서 오는 속쓰림이나 식욕부진에는 사용하지 않는다.

동충하초 온성/단맛

맥각균과의 동충하초균이 겨울에 곤충의 유충에 기생하여 유충이 죽은 후 여름에 발아한 것. 예부터 불로불사의 약으로 귀하여 여겨 왔다. '폐'와 '신'의 기능을 높이는 효능이 있어 병후 체력 회복에 사용한다.

- 하루 용량: 1~3g

몸이 달아오르거나 열감이 있고 식은땀을 흘릴 때는 단독으로 사용하지 않는다. 감기에 걸렸을 때도 쓰지 않는다.

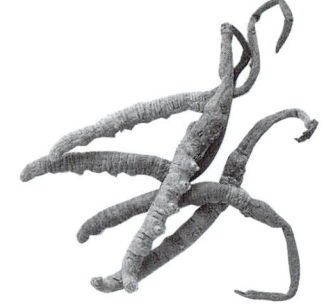

용안육 온성/단맛

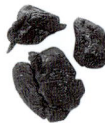

무환자나뭇과의 상록교목인 용안의 과육. '심'과 '비'의 기능을 높이고 '기·혈'을 보하며 정신을 안정시킨다. 건포도와 비슷한 단맛이 있어 그대로도 먹을 수 있다.

- 하루 용량: 9~15g

부종이 있거나 가래가 많을 때는 삼간다.

백화사설초 한성/쓴맛·단맛

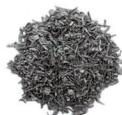

꼭두서닛과의 한해살이풀인 백운풀의 전초. '청열·해독' 작용을 하고 배뇨 장애를 개선한다. 폐렴이나 충수염, 급성신염, 방광염 등에 사용한다.

■ 하루 용량: 9~15g

위장에 부담을 주기 때문에 발열로 인한 염증성 종양이나 화농이 있을 때 외에는 사용하지 않는다.

맥아 평성/단맛

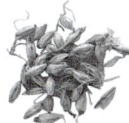

발아한 볏과의 대맥을 건조한 것. 곡류·면류·감자류의 과식으로 인한 소화불량이나 식욕부진, 복부팽만, 구토, 설사 등의 증상에 사용한다.

■ 하루 용량 9~15g

모유 분비를 억제하므로 수유기에는 사용하지 않는다. 임신부는 장기 복용을 삼간다.

아마인 평성/단맛

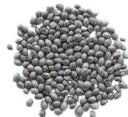

아마과의 한해살이풀인 아마의 씨. 배변을 촉진하는 대표적인 생약으로 그 작용이 온화하여 고령자나 병후의 만성 변비에 사용한다.

■ 하루 용량: 3~6g

설사를 할 때는 사용하지 않는다.

익모초
약한 한성/매운맛·약간 쓴맛

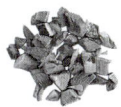

꿀풀과에 속하는 두해살이풀. 예부터 부인병을 다스리는 약으로 알려져 있어 '익모초'라고 한다. '혈'의 정체를 푸는 작용을 하여 생리불순에 효과가 있다.

■ 하루 용량 9~15g

'혈허'(284쪽 참조) 상태로 '어혈'(284쪽 참조)이 있을 때 외에는 사용하지 않는다.

영지 평성/단맛

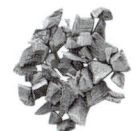

담자균류 구멍장이버섯과 버섯의 자실체. 강장, 정신 안정, '건비(健脾)' 작용을 하고 기침을 멎게 하므로 체력 저하나 만성피로, 불면증, 신경쇠약, 위장 허약 등에 사용한다.

■ 하루 용량: 3~6g

영지 생것은 맛있지만 생약으로 쓰는 것은 쓴맛이 강하다. 요리에 쓸 때는 맛을 보고 양을 조절한다.

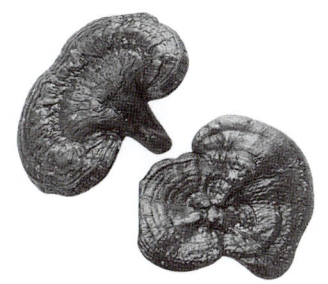

패모 한성/쓴맛

백합과의 여러해살이풀인 패모의 비늘줄기. '폐'를 윤택하게 하여 기침이나 가래, 인두통이나 임파선염, 유선염 등의 화농 증상에 효과가 있다. 과다 복용하면 구토 등의 증상이 나타날 수 있다. 약선 요리에서는 배와 함께 단맛 나게 찐 디저트가 유명하다.

■ 하루 용량 3~6g

가래가 없을 때는 사용하지 않는다. 가래가 끈적끈적하고 조금 누런색이 날 때 쓰는 것이 가장 좋다.

백출 온성/단맛·약간 쓴맛

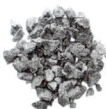

국화과의 여러해살이풀인 삽주의 뿌리줄기. 위장약이나 자양약으로 쓰이며 위장 허약이나 설사, 신체의 쇠약, 권태감, 부종 등의 증상에 효과가 있다. 한방 처방인 '사군자탕'(77쪽 참조)에 들어간다.

■ 하루 용량 6~9g

온열 작용과 건조성이 강하므로 열이 있을 때는 사용하지 않는다.

홍화(잇꽃) 온성/매운맛·약간 쓴맛

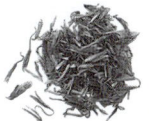

국화과의 두해살이풀인 잇꽃의 관상화. '혈'의 정체를 풀어 주므로 월경이상이나 복부의 응어리 등의 증상에 사용한다. 물에 불려 그 물과 함께 사용한다.

■ 하루 용량: 1~3g

자궁을 자극하므로 임신부는 사용하면 안 된다. 출혈이 있거나 어혈이 없는 경우에도 쓸 수 없다.

연교 약한 한성/쓴맛

물푸레나뭇과의 낙엽관목인 연교의 열매. '청열·해독' 작용을 하고 종양을 작게 하는 효능이 있어 열성 질환이나 화농성 질환에 사용한다.

■ 하루 용량 3~6g

쓴맛이 강하며 다량 복용하면 식욕이 떨어지므로 주의한다.

맥문동 약한 한성/단맛·약간 쓴맛

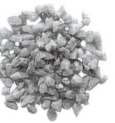

백합과의 여러해살이풀인 맥문동의 덩이뿌리. 성질이 차고 몸에 진액을 생성하므로 건조성·열성 기침이나 열성질환 등에 의한 탈수증상에 사용한다.

■ 하루 용량 3~6g

오한이 나는 감기에 걸렸거나 가래 같은 분비물이 많은 기침을 할 때, 위장이 약하고 차며 설사를 할 때는 사용하지 않는다.

특별 식품·향신료 도감

- 이 책에 나오는 특별 식품과 향신료는 일반적인 명칭으로 표시하고 생약명 등의 다른 이름은 괄호 안에 나타냈다.
- 명칭과 함께 '오성/오미'를 표기했다.
- 특별 식품과 향신료에 관한 전문 용어는 283~284쪽을 찾아본다.

구기자 평성/단맛

가짓과 낙엽관목인 구기자나무의 붉은 열매. 자양강장 효과가 뛰어나다. '혈'을 보하고 눈의 피로와 고혈압, 요통을 개선한다. 단맛이 있어 그대로 먹거나 여러 가지 요리와 디저트에 이용한다.

- **하루 용량: 6~9g**

위장이 약해서 설사가 심할 때는 삼간다.

원추리(금침채) 양성/단맛

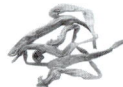

백합과에 속하는 황화채의 꽃봉오리. '혈'을 보하고 정신을 안정시키는 데 사용한다. 말린 것은 물에 불려서 쓴다.

- **하루 용량: 제한 없음**

원하는 양만큼 식품으로 사용한다.

계화 온성/단맛·매운맛

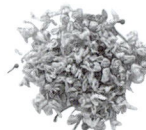

물푸레나뭇과에 속하는 은목서의 꽃. '기'를 보하고 위의 기능을 회복시킨다. 계화의 향은 '기'의 순환을 좋게 한다. 차나 디저트에 넣으면 맑고 깊은 향을 즐길 수 있다.

- **하루 용량: 3~6g**

과다 복용하면 '기'를 소모시키므로 '기허'(283쪽 참조)인 사람은 삼간다.

정향(클로브) 온성/매운맛

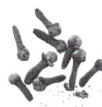

물푸레나뭇과에 속하는 정향나무의 꽃봉오리를 말린 것. '비위'를 따뜻하게 하므로 특히 냉증에서 오는 복통에 효과가 있다. 방향성 건위약으로 소화불량이나 구토에도 사용한다. 고기 요리나 디저트에 이용하면 좋다.

- **하루 용량: 3~6g**

과다 복용하면 '기'를 소모시키므로 '기허'(283쪽 참조)인 사람은 삼간다.

커민(마근)

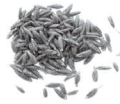

미나릿과에 속하는 식물의 씨. 위의 기능을 회복시켜 소화를 돕고 식욕을 돋우며 해독 작용을 한다. 인도 카레에 반드시 들어가는 향신료의 하나.

- **하루 용량: 제한 없음**

적당량을 향신료로 사용한다.

오골계 평성/단맛

꿩과의 닭 품종의 하나. 살과 뼈를 비롯하여 껍질과 다리, 부리까지 모두 검기 때문에 오골계라고 불린다. 자양분이 많아 허약체질이나 결핵 같은 만성 소모성 질환, 만성 위장염 등에 효과가 있다.

- **하루 용량: 제한 없음**

체력이 충실하고 '실증'인 사람은 삼간다.

울금(터메릭) 양성/매운맛·쓴맛

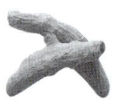

생강과에 속하는 여러해살이풀의 뿌리줄기*. '기'와 '혈'의 흐름을 풀어주고 동통을 가라앉힌다. 카레 가루의 노란색은 울금의 색소인 커큐민(curcumin) 때문으로, 커큐민은 황달에 효과가 있다. 울금은 차로 간편하게 즐길 수 있다.

- **하루 용량: 3~6g**

혈액의 흐름을 좋게 하는 작용이 강하기 때문에 임신부는 사용하면 안 된다. '혈'이 정체되지 않았을 때도 사용하면 안 된다.

*우리나라에서는 덩이뿌리를 가르킨다.

칼더먼 온성/매운맛

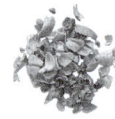

생강과 여러해살이풀인 칼더먼의 열매. '기'의 흐름을 좋게 하고 배를 따뜻하게 하므로 소화불량이나 식욕부진, 구역질, 설사에 사용한다.

- **하루 용량: 3~6g**

'기'와 '수'를 소모시키므로 '기허'(283쪽 참조)나 '음허'(284쪽 참조) 상태로 몸이 달아오르거나 식은땀이 있을 때는 사용하지 않는다.

치자 한성/쓴맛

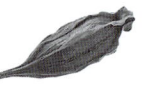

꼭두서닛과 상록관목인 치자나무의 열매. 코피가 날때나 상기(上氣), 불안감, 불면증, 황달에 사용한다.

- **하루 용량: 2~3g**

성질이 차고 쓴맛이 있어 위장을 차게 하여 손상시킬 수 있다. 위장이 약하고 만성적인 설사가 있거나 변이 무른 사람은 사용하지 않는다.

국화 약한 한성/단맛·쓴맛

국화과 국화의 꽃. 두통이나 현기증, 시력 저하나 눈의 충혈, 염증에 사용한다. 말린 것 외에 생것으로 노란색이나 보라색 국화도 있다. 말린 것은 차로 마시고 생것은 무침 요리에 이용하면 좋다.

■ 하루 용량: 3~6g
성질이 차기 때문에 열이 나는 증상이 없을 때는 삼간다.

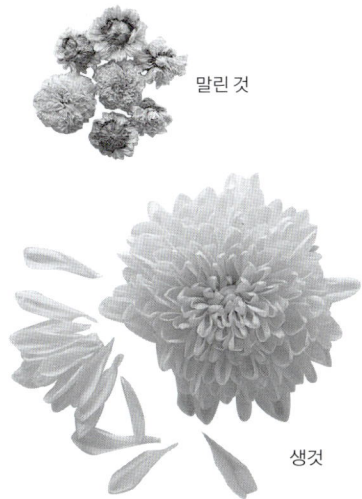
말린 것

생것

산초(화초) 열성·유독성/매운맛

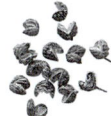

운향과에 속하는 낙엽관목의 과피. 통증을 멎게 하므로 특히 위장이 차서 생기는 복통이나 설사에 효과가 있다. 사진은 화초이며 중국 요리의 향신료로 구입할 수 있다. 우리나라의 산초도 효과는 똑같다.

■ 하루 용량: 3~6g
몸에 열감이 있을 때는 삼간다.

대추(대조) 온성/단맛

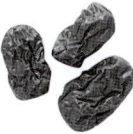

갈매나뭇과 낙엽교목의 붉은 열매. '혈'을 보하고 위장의 기능을 높이며 정신을 안정시키고 다른 약재의 자극을 완화하는 작용을 한다. 차에 넣어 마시거나 불려서 조림이나 국물 요리에 이용하기도 한다.

■ 하루 용량: 6~9g
음식물이 소화되지 못하고 위에 쌓여 배가 더부룩할 때는 삼간다.

잉어 평성/단맛

잉엇과의 민물고기. '이수' 효과가 있어 여러 가지 증상의 부종을 가라앉히는 데 사용한다. 위의 상태가 좋지 않을 때도 효과가 있다. 팥과 함께 곤 약선요리가 유명하다. 비늘을 벗기지 않고 조리해서 먹는다.

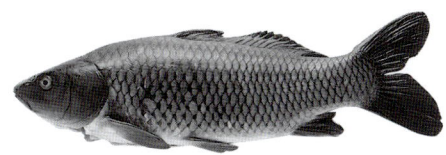

■ 하루 용량: 제한 없음
민물고기 특유의 비린내가 날 때는 끓이기 전에 미리 한 번 데쳐서 사용한다.

사프란(번홍화) 평성/단맛

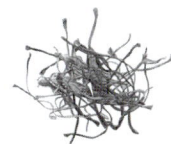

붓꽃과의 여러해살이풀인 사프란 꽃의 암술대. 값은 비싸지만 '혈'의 순환을 좋게 하여 정체를 푸는 작용을 한다. 물에 불려 그 물과 함께 사용한다. 사프란이 들어간 대표적인 요리로는 빠에야*나 부야베스**가 있다.

■ 하루 용량: 1~3g
'혈허'(284쪽 참조)'나 '어혈'(284쪽 참조)이 없을 때는 사용하지 않는다.

* 프라이팬에 쌀과 고기, 해산물 등을 함께 볶은 에스파냐의 전통요리
** 어패류를 이용한 프랑스 요리

육계(계피) 강한 열성/단맛·매운맛

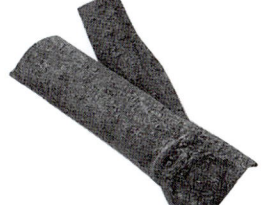

녹나뭇과의 상록활엽 교목인 육계나무의 나무껍질. 몸을 따뜻하게 하며 통증을 가라앉히는 작용을 한다. 자양제의 보조약으로도 사용한다. 국물 요리에 넣거나 홍차와 함께 우려서 마시기도 한다.

■ 하루 용량: 3~6g
더운 성질과 매운맛이 강하기 때문에 열이 높거나 열감·홍조, 입마름, 출혈이 있을 때와 임신부는 사용에 주의한다.

수세미외 양성/단맛

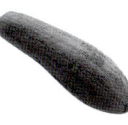

박과의 덩굴성 식물인 수세미외의 열매. 기침을 가라앉히고 이뇨 작용을 한다.

■ 하루 용량: 제한 없음
'청열·해독' 작용을 하므로 냉증이 심한 사람은 삼간다.

진고 냉성/단맛

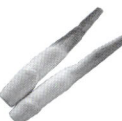

볏과의 여러해살이풀인 줄에 식용균(흑수균)이 부착하여 비대해진 것. 식감은 죽순과 비슷하고 은근한 단맛이 있으며 식이섬유가 풍부하다. 가을이 제철이다.

■ 하루 용량: 제한 없음

상어 지느러미 평성/단맛

상어 지느러미. '기'를 보하고 식욕을 돋우어 체력의 회복을 도울 뿐만 아니라 가래를 삭이고 해독 작용도 한다. 중국 요리에서 고급 식재료로 이용된다.

■ 하루 용량: 제한 없음
말린 것 그대로 또는 말린 것을 물에 불린 레토르트 식품이나 냉동품으로 판매되고 있다.

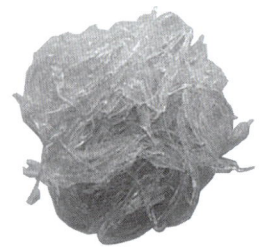

해당화 온성/단맛·약간 쓴맛

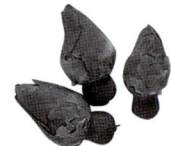

장미과의 낙엽관목인 해당화의 꽃. '기'의 정체를 개선하고 스트레스로 인한 복통이나 설사, 월경불순 등에 사용한다. 차에 넣어 마셔도 좋다.

■ 하루 용량: 1~3g
출혈이 있거나 월경량이 많은 사람, 임산부에게는 맞지 않는다.

녹두 한성/단맛

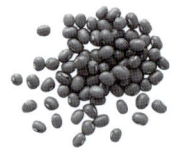

콩과에 속하는 녹두의 종자. 몸에 잠복해 있는 열을 식히고 수분의 대사를 정상으로 회복시키므로 여름철 더위에 지쳤을 때 효과가 있다. 죽을 쑤어 먹거나 달게 조려 후식으로 먹어도 좋다.

■ 하루 용량: 제한 없음
'기허'(283쪽 참조) 상태로 냉증이나 부종이 있을 때는 삼간다.

율무(의이인) 약한 한성/단맛

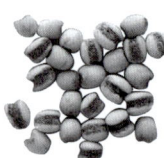

벼과의 한해살이풀인 율무의 씨. 배뇨를 촉진하고 관절통이나 관절부종, 근육통을 개선한다. 또한 화농성 질환이나 만성적인 설사 증상에도 효과가 있다. 율무차로는 효능을 얻을 수 없다.

■ 하루 용량: 9~30g
효능이 약하기 때문에 충분한 양을 사용해야 한다.

자라 평성/짠맛

자랏과에 속하는 파충류. 등딱지도 함께 조리한다. 흔히 말하는 자양강장 작용이 아니라 '혈'과 '수'를 고루 보하는 작용을 하므로 '음허'(284쪽 참조)로 인한 열감·홍조 등의 증상을 개선한다. 국물만 먹을 수 있는 즉석 조리식품도 있지만 되도록 고기와 등딱지를 함께 고아 국물을 내는 것이 좋다(91쪽 참조).

■ 하루 용량: 제한 없음
'음허'(284쪽 참조) 상태가 아니거나 위장이 약한 사람은 삼간다.

두시
약한 한성/매운맛·단맛·쓴맛

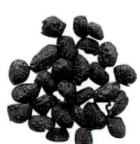

중국의 대두 발효식품. 위의 기능을 회복시켜 소화를 돕는다. 짠맛이 강하고 특유의 풍미가 있어 중국 볶음 요리에 조미료로 사용된다.

■ 하루 용량: 제한 없음
적당량을 조미료로 사용한다.

연자육 평성/단맛·떫은맛

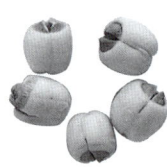

수련과의 수생 여러해살이풀인 연의 씨에서 껍질을 벗긴 것. 위장이 허약해서 오는 설사나 식욕부진, 구역질, 불안, 가슴이 두근거리는 증상에 사용한다. 물에 불려 국이나 조림에 넣어도 좋다.

■ 하루 용량: 9~15g
심이 있으면 쓴맛이 나므로 심을 제거하고 사용한다.

팔각 온성/매운맛·단맛

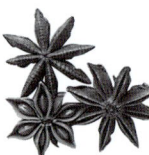

목련과의 상록교목인 대회향의 익은 열매. 몸을 따뜻하게 하고 막힌 '기'를 풀어주며 통증을 멎게 한다. 또한 냉증으로 인한 구토나 복통, 식욕부진을 낫게 한다. 중국요리에 빠져서는 안 되는 향신료이다.

■ 하루 용량: 3~6g
열이 나거나 몸이 달아오르는 증상, 입마름이 심할 때는 삼간다.

중의학 전문 용어집

- **간(肝):** 오장의 하나로 '혈'과 '기'의 순환을 제어한다(35쪽 참조).
- **개위(開胃):** 식욕을 북돋는 것.
- **건비(健脾):** 소화·흡수 기능 같은 '비'의 기능을 정상으로 회복시키는 것.
- **기(氣):** 눈에는 보이지 않지만 생명력이나 면역력, 에너지의 근원이 되는 것. 인간을 구성하는 가장 기본적인 요소의 하나
- **기체(氣滯):** 실증의 하나로 '기'가 정체된 상태.
- **기허(氣虛):** 허증의 하나로 '기'가 부족한 상태.
- **독(毒):** 신체에 머물며 해를 끼치는 것으로 몸 밖으로 내보내야 한다.
- **배농(排膿):** 고름을 신속하게 배출하여 사(邪)가 체내에 머물지 않도록 하는 치료.
- **병사(病邪):** 병을 일으키는 '사기(邪氣)'를 말한다. 외부에서 신체로 침입하는 것과 건강하지 못한 생활로 인해 체내에서 발생하는 것이 있다.
- **보기(補氣):** '기'를 보하는 것. 익기(益氣)나 보양(補陽)도 같은 뜻이다.
- **보기혈(補氣血):** '기'와 '혈'을 모두 보하는 것.
- **보신(補腎):** '신'의 기능을 높이는 것.
- **보양(補陽):** '기'를 보하는 것. 익기(益氣)나 보음(補陰)도 같은 뜻이다.
- **보음(補陰):** 체내의 '혈'과 '수'가 부족한 상태(=음허)를 개선하는 것. 자음(滋陰)이나 양음(養陰)도 같은 뜻이다.
- **보폐기(補肺氣):** '폐'의 '기'를 보하는 것.
- **보혈(補血):** '혈'을 보하는 것.
- **비(脾):** 오장의 하나로 먹은 것을 소화하여 '곡기'라는 기를 생산한다(35쪽 참조).
- **산어(散瘀):** 어혈('혈'의 정체)을 치료하는 것.
- **산종(散腫):** 응어리나 종기를 흩어지게 하는 것.
- **상역(上逆):** 기가 아랫배에서 위로 갑자기 치밀어 오르는 증상
- **생약(生藥):** 천연 식물·동물·광물을 재료로 가공한 약 및 약의 재료가 되는 것.
- **생진(生津):** 체내의 수분을 늘려서 갈증을 낫게 하는 것.
- **소장(消脹):** 속이 더부룩한 증상을 개선하는 것.
- **소종(消腫):** 붓기나 종양을 다스리는 치료법의 하나.
- **속열:** 신체의 균형이 무너지거나 '기'의 흐름이 막혀서 생기는 열. 속열이 있다고 꼭 체온이 오르는 것은 아니다.
- **수(水):** 인간을 구성하는 요소의 하나로 체액, 타액, 땀 등의 수분.
- **수체(水滯):** 실증의 하나로 '수'가 정체된 상태.
- **신(腎):** 오장의 하나로 신장, 방광, 생식기관을 포함하며 호르몬과 관련된다(35쪽 참조).
- **실증(實症):** '기·혈·수'(이 중 한 가지라도)가 정체되어 질병의 원인이 되는 나쁜 기운이 존재하는 상태 또는 체질.

- **심(心):** 오장의 하나로 마음이나 감정의 정신 활동과 순환계를 주관한다(35쪽 참조).
- **안신(安神):** 정신을 안정시키는 것.
- **양음(養陰):** 체내의 '혈'과 '수'가 부족한 상태(=음허)를 개선하는 것. 자음이나 보음도 같은 뜻이다.
- **양혈(凉血):** 열로 충혈되기 쉬운 상태를 개선하는 것.
- **어혈(瘀血):** '혈'의 흐름이 순조롭지 못한 상태.
- **연견(軟堅):** 단단하게 뭉친 종양 등을 부드럽게 만들어 낫게 하는 것.
- **오미(五味):** 식품이 지닌 다섯 가지 맛. 신맛, 쓴맛, 단맛, 매운맛, 짠맛(63쪽 참조).
- **오성(五性):** 식품이 지닌 다섯 가지 성질. 열성, 온성, 평성, 양성, 한성(61쪽 참조).
- **오장(五臟):** '폐(肺)', '간(肝)', '비(脾)', '신(腎)', '심(心)'.
- **완급지통(緩急止痛):** 긴장이나 통증을 가라앉히는 것.
- **윤폐(潤肺):** 마른기침이 나는 등 폐가 건조한 상태를 개선하는 것.
- **음분(陰分):** 신체를 생기 있게 유지하는 '수'와 '혈'을 말한다.
- **음허(陰虛):** 허증의 하나로, '수'와 '혈'의 부족으로 몸이 건조하고 속에 열이 있는 상태.
- **이기(理氣):** '기'의 흐름을 좋게 하는 것.
- **이뇨(利尿):** 배뇨를 촉진하는 것.
- **이수(利水):** 배뇨를 촉진하여 붓기를 가라앉히는 것.
- **익기(益氣):** '기'를 보하는 것. 보기나 보양도 같은 뜻이다.
- **자음(滋陰):** 체내의 '혈'과 '수'가 부족한 상태(=음허)를 개선하는 것. 보음이나 양음도 같은 뜻이다.
- **정기(正氣):** 질병에 대한 신체의 저항력.
- **증(症):** 체질이나 몸 상태를 나타내는 용어.
- **지혈(止血):** 출혈을 치료하는 방법. 크게 세 가지 치료법이 있다고 말해진다.
- **진액(津液):** '수'를 말한다.
- **청열(清熱):** 체내의 열을 식히는 것.
- **통기(通氣):** '기'의 흐름을 좋게 하는 것.
- **통리(通利):** '기·혈·수'의 흐름을 좋게 하는 것.
- **평성(平性):** 식품의 성질. 몸을 차게도 덥게도 하지 않는 것.
- **폐(肺):** 오장의 하나로 호흡을 주관한다. 맑은 기운을 받아들여 온몸으로 보낸다(35쪽 참조).
- **해독(解毒):** 체내에 정체되어 신체에 해를 입히는 것을 물리쳐 없애는 것.
- **허(虛):** 부족한 상태. 예를 들어 혈허(血虛)는 '혈'이 부족한 상태를 말한다.
- **허증(虛症):** '기·혈·수'(이 중 한 가지라도)가 부족한 상태 또는 체질.
- **혈(血):** 인간을 구성하는 요소의 하나로, 서양의학에서 말하는 혈액뿐만 아니라 림프액 등도 포함된다.
- **혈허(血虛):** 허증의 하나로 '혈'이 부족한 상태.
- **화담(化痰):** 가래를 삭이는 치료 방법의 하나.
- **화습(化濕):** 병의 원인으로 작용하는 습기를 없애는 치료 방법.
- **활혈(活血):** '혈'의 흐름을 좋게 하는 것.

생약을 구입할 수 있는 곳

서울 제기동 '서울 경동시장'

http://www.kyungdongmart.com
동대문 제기동지역 시장 정보 사이트 e경동시장

http://www.internetkyungdong.or.kr
경동시장 인터넷 상인회가 운영하는 온라인 한약재 쇼핑몰

서울시 동대문구 제기동에 위치한 '서울 경동시장'은 조선 효종 2년(1651년) 왕명에 의해 최초로 한의학을 민족의약으로 계승 발전시키기 위하여 설립된 약령시장으로, 본격적으로 번창하기 시작한 것은 1995년 6월 서울시가 이 시장을 전통한약시장으로 지정하면서부터이다. 이후 서울 경동시장은 한약도매상, 한약방, 한의원, 건재상 등으로 구성된 1천여 회원이 협회를 구성하여 시장의 활성화를 위한 다양한 행사와 사업을 벌이고 있다.

서울 경동시장에는 약업사, 한의원, 약국, 상회 등 각기 다른 이름의 가게가 있는데 약업사는 한약 수출입상으로 현재 50여 곳이 성업 중이며 한의원은 3백여 곳, 건강식품류의 농산물을 도소매하는 상회는 1백여 곳에 달한다. 서울 경동시장의 '약전골목'에는 크고 작은 한약상과 한의원, 한약수출업체 등이 밀집되어 있어 전국 한약재의 약 3분의 2가 이 시장을 통해 유통되고 있다.

서울 경동시장 입구에 들어서면 아치 바로 옆에 '가격 동향표'라는 간판이 눈에 띄는데, 거기에는 기본적인 약재 30가지의 소매 가격표가 적혀 있다.

- 서울시 지하철 1호선 제기역 하차, 도보 5분

(사)한국생약협회, 농협 국산 약재 매장

http://www.koreaherb.or.kr 한국생약협회

전국에서 한약재를 재배하는 국내 생약 생산자 단체로 국산 한약재 전문매장 운영 등을 통해 국산 한약재의 경쟁력 제고와 우리 생약 살리기 운동을 꾸준히 전개해 나가고 있으며, 그 일환으로 제기동에 '국산한약재상설매장'을 개설, 운영해 오고 있다.

Tel : 02-967-8133

http://hanaro-club.com 농협 하나로클럽

전국 농협의 유통센터인 하나로클럽에서도 한약재 코너를 만날 수 있다. 인터넷 사이트로도 주문할 수 있으며 생산지가 명기된 국산 한약재를 구입할 수 있다.

대구 한약재도매시장(약령시장)

http://daeguherb.co.kr 사이버 한의약 체험관
대구 약령시 보존 위원회 : 대구 중구 남성로 51-1 Tel : 053-257-0545

대구 한약재도매시장은 조선 효종 9년(1658년) 경상감사가 직무하는 감영의 소재지로 집결하는 약재 가운데 좋은 것은 중앙기관으로 상납하고 그 나머지를 일반인들에게 판매하면서 시작되었다. 대구를 비롯해 공주, 전주, 원주, 진주, 청주, 충주, 의주 등에 유명한 약령시가 있었는데 그 가운데 가장 오래되고 융성했던 곳이 대구 한약재도매시장이다. 위의 홈페이지에 들어가면 대구 약령시 한방 문화축제 스케줄을 볼 수 있는데, 매년 5월 초에 축제를 개최하며 축제 기간 중에는 한약 썰기 경연대회, 한방 무료 진료, 보약 증정 등의 행사가 있다. 한편 약령시 전시관에는 희귀한 약재와 한방 고서 등 한방 관련 유물과 자료들이 전시되어 있다.

제천 약초시장

http://www.jcyakcho.org
충북 제천시 원화산로 121 Tel : 043-643-0109

조선시대부터 있었던 전국 3대 약령시장 중 하나로, 시내 화산천을 중심으로 형성되어 왔다. 1993년 화산동으로 이주한 후, 2005년 충북 1호 제천 약초 웰빙 특구로 지정되면서 더욱 활성화되어 가고 있다. 2005년 제천시 한방 특화사업으로 마련된 산지 경매장을 운영함으로써 생산자와 소비자의 가교 역할을 담당하고 있다.

금산인삼 약령시장

http://www.geumsan.go.kr/html/tour/sub05/sub05_050404.html
충남 금산군 금산읍 인삼약초로 24 Tel : 041-753-3219

1981년 제1회 금산인삼제를 개최하여 오늘에까지 이르고 있다. 금산에서는 전국 인삼 생산량의 80%가 거래되고 있는데, 이곳에는 재래시장, 국제시장, 수삼센터, 인삼 약령시장, 쇼핑센터 등이 자리잡고 있다.

■ ■ 금산인삼 쇼핑센터

금산 인삼 약초시장 내에 위치해 있는 '인삼약초종합백화점'은 인삼 약초 판매장과 인삼호텔, 인삼사우나 등을 갖추고 있어 각종 인삼류와 약초 등을 저렴한 가격으로 구입할 수 있으며 인삼 관련 시설들을 즐길 수 있는 종합쇼핑몰이다.

• 금산군청 인삼약초과 유통정보팀 Tel : 041-750-2611

■■ 금산인삼전통시장

전통 재래시장으로 인삼, 약초 이외에도 다양한 품목들이 거래된다. 장이 서는 2, 7일은 볼거리와 먹을거리들이 풍성하고 전국에서 몰려든 인파로 활력이 넘친다.

- 금산군청 인삼약초과 유통정보팀 Tel : 041-750-2611

강화 인삼센터

http://ganghwainsam.co.kr 강화인삼농협
인천시 강화군 강화읍 강화대로 335 Tel : 032-933-5001~3

강화군 강화대교 만남의 광장 옆. 인삼사 등 50여 개의 가게가 밀집되어 있다.

부산 부전 인삼시장

부산시 부전역 앞 부전시장 내에 있으며, 인삼사 등 184개의 가게가 밀집되어 있다.

- 부산시 부산진구 중앙대로 783번길 23 Tel : 051-819-2325

대전 한의약특화거리

대전역 부근의 중앙동 한의약거리는 6·25전쟁 직후부터 본격적으로 형성되기 시작하여 현재는 한약재 도·소매, 탕제업과 한약방, 한의원 등이 고루 분포되어 있다. 1999년부터 매년 정기적으로 약초 꽃 및 한약재 전시회 행사를 개최, 한의약특화거리 홍보에 주력함은 물론, 행사기간 중에 한약 무료 증정, 한방 무료 진료 등을 실시하고 있다.

- 대전시 대전역 앞 중앙동 한의약특화거리

생약 구입 요령과 사용상 주의점

생약을 구입할 때는 한의약사에게 요리에 사용할 것이라고 말한다. 용도를 명확하게 전달하면 여러 가지 도움말을 들을 수 있다. 생약의 분량은 레시피에 따른다. 만약 분량을 바꾸고 싶다면 반드시 의사나 한의약사에게 상담하도록 한다.

생약 보관법

생약은 습기가 많은 곳과 직사일광을 피하면 1년 이상 보존할 수 있다. 습기가 많은 장소에 두면 곰팡이가 생길 수 있고, 직사일광을 받으면 생약이 변질될 수 있으므로 냉장 보관하는 것이 가장 좋다. 밀폐가 잘 되는 저장 용기에 넣어 보관하면 1년 이상 사용할 수 있다.

이런 재료는 여기에서 구입한다

■ **잉어 같은 민물고기나 자라**

수산물 시장에서 구입하거나 양식장에서 주문하는 방법이 있다.

■ **중국 요리 재료**

연자육, 대추, 녹두, 상어 지느러미 등의 중국요리 재료는 대형 마트나 백화점 또는 중국요리 전문점에서 구입할 수 있다.

■ **중국차·꽃차(계화, 해당화)**

중국차는 백화점이나 대형마트 등에서도 구입할 수 있다. 계화나 국화, 해당화는 생약으로 판매하는 곳도 있고, 중국차 전문점에서도 구할 수 있다.

식재료별 요리 찾아보기

견과류·종자류

● 호두·땅콩
흑미 죽   78
당근 땅콩버터 무침   139
뿌려 먹는 땅콩과 깨   264

● 깨
뿌려 먹는 땅콩과 깨   264
버섯 깨된장 무침   122
여주 가다랑어포 무침   255
배 샐러드   191
두부 검은깨 묵   164

곡류·콩류

● 팥·녹두
녹두 죽   81
잉어 팥탕   221
행인 은이 죽   210

● 율무
율무와 김 스프   189
파파야 율무 죽   174
루콜라 진피 죽   231

과일류

● 살구
당삼윤폐탕   248

● 오렌지
귤즙차   260
연근 주스   193

● 배·사과
배 패모찜   247
배 샐러드   191
사과 죽   174
오즙밀 주스   193

● 파파야
파파야 율무 죽   174

● 건포도
당근 땅콩버터 무침   139
구운 파 마리네이드   144

달걀

수세미외 달걀 토마토 스프   147
여주 볶음   191
토마토와 양상추 스프   253
전칠인삼 달걀찜   204
익모초 달걀조림   237
장어와 부추 달걀찜   265

디저트·주스

귤즙차   260
단호박찜   149
오즙밀 주스   193
두유 양갱   233
배 패모찜   247
연근 주스   193

버섯류

검은 목이버섯과 마늘 조림   121
닭고기와 연자육 조림   151
마와 버섯 발사믹 식초 볶음   156
만가닥버섯과 튀김두부 볶음   120
미네스트로네   239
버섯 깨된장 무침   122
버섯 약선 스프   205
버섯 호일 구이   120
버섯탕   83
오골계탕   87
자라탕   91
행인 은이 죽   210
에스닉 버섯 스프   123
전복 산사 조림   243
가리비 패주와 두부 조림   232
도미 당귀찜   115
두유 전골   165
수세미외 달걀 토마토 스프   147
약선 닭곰탕   217
참마 무침   157
연근전   152
미역국   126
고야두부 조림   167
다시마채 조림   128
팔진탕   77
흰 살 생선 스프 찜   249
장어와 부추 달걀찜   265
토마토와 양상추 스프   253

생약

● 행인
행인 은이 죽   210

● 인진호
인진 죽   258

● 음양곽
참마 메밀국수   238

●계내금
맥아 죽   223

●산사
전복 산사 조림   243
닭고기 흑초 조림   109

●사삼
오리탕   95

●숙지황
스페어립 조림   107

●초과
약선 닭곰탕   217

●인삼
팔진탕   77
당삼윤폐탕   248
회복기에 먹는 양생 스프   195

●진피
루콜라 진피 죽   231
추어탕   114
버섯 약선 스프   205

●전칠인삼
전칠인삼 달걀찜   204
쇠고기 전칠인삼 스튜   106

●동충하초
오리탕   95
추어탕   114
동충하초 전복찜   209

●당귀
회복기에 먹는 양생 스프   195
도미 당귀찜   115
팔진탕   77
익모초 달걀조림   237

●패모
배 패모찜   247

●맥아
맥아 죽   223

●복령
팔진탕   77
경수채와 두부 맑은국   226

●익모초
익모초 달걀조림   237

●용안육
참마 메밀국수   238
회복기에 먹는 양생 스프   195
닭고기와 연자육 조림   151
오골계탕   87

●영지
영지 자라탕   263
버섯 약선 스프   205

스프

미네스트로네   239
토마토와 양상추 스프   253
상어 지느러미 게살 스프   113
회복기에 먹는 양생 스프   195
수세미외 달걀 토마토 스프   147
에스닉 버섯 스프   123
팔진탕   77
버섯탕   83
채소탕   80
미역국   126
약선 닭곰탕   217
당삼윤폐탕   248
채소 카레 스프   185
율무와 김 스프   189
버섯 약선 스프   205
스페어립 양생 스프   211
참마 스프   216
간과 채소 스프   227
토마토와 양상추 스프   253

추어탕   114
배춧국   134
영지 자라탕   263
원추리 국   146

어패류

●전복
전복 산사 조림   243
전복 크림 스튜   112
동충하초 전복찜   209

●오징어
오징어 향미 조림   242
해물 메밀국수   85
토란과 오징어 매콤 달콤 조림   155

●장어
장어와 부추 달걀찜   265
장어 약식   117

●새우
새우 살 두부찜   116
에스닉 버섯 스프   123
연근과 새우 조림   153
해물 메밀국수   85

●굴
굴과 두부 맛조림   222

●잉어
잉어 팥탕   221

●바지락
원추리 국   146

●자라
영지 자라탕   263
자라탕   91
자라 맛죽   93

●도미
흰 살 생선 스프 찜   249

도미 당귀찜   115

●미꾸라지
추어탕   114

●상어 지느러미
상어 지느러미 게살 스프   113

육류

●쇠고기·양고기·오리고기
쇠고기 전칠인삼 스튜   106
양고기 스튜   109
오리탕   95
오리탕 국수   97

●닭고기
오골계탕   87
오골계 맛죽   89
닭고기 흑초 조림   109
팔진탕   77
검은 목이버섯과 마늘 조림   121
락교와 닭고기 볶음   143
동아와 닭고기 조림   148
닭고기와 연자육 조림   151
약선 닭곰탕   217

●돼지고기
스페어립 조림   107
돼지고기 국수   79
추어탕   114
김 죽   127
돼지고기 마늘종 볶음   140
회복기에 먹는 양생 스프   195
스페어립 양생 스프   211
당삼윤폐탕   248
마파두부   166
진고와 자차이 볶음   161
싹양배추 토마토케첩 조림   136

●간
간 향미 조림   108

간과 채소 스프   227

죽·면 요리

돼지고기 국수   79
루콜라 진피 죽   231
맥아 죽   223
사과 죽   174
오리탕 국수   97
인진 죽   258
자라 맛죽   93
참마 메밀국수   238
칡 죽   203
파 메밀국수   82
파파야 율무 죽   174
해물 메밀국수   85
행인 은이 죽   210
현미 죽   84
김 죽   127
오골계 맛죽   89
흑미 죽   78
녹두 죽   81

중국 식품·특별 식품

●울금
스페어립 조림   107

●국화
채소탕   80

●원추리
원추리 국   146

●구기자
돼지고기 국수   79
팔진탕   77
단호박찜   149
동충하초 전복찜   209
두부 검은깨 묵   164
참마 스프   216

●계화
오징어 향미 조림   242
칡 죽   203

●두시
스페어립 조림   107

●대추
오골계탕   87
흑미 죽   78
영지 자라탕   263
당삼윤폐탕   248
인진 죽   258
팔진탕   77
닭고기와 연자육 조림   151

●연자육
닭고기와 연자육 조림   151
스페어립 양생 스프   211

●해당화
칡 죽   203

●홍화
흑미 죽   78

●마른새우
오리탕   95
연근전   152
배춧국   134
무와 마른새우 조림   132

●가리비 패주(건조)
오리탕   95
가리비 패주와 두부 조림   232

채소

●아보카도
브로콜리 새싹 말이   133

●순무
오골계탕　87

●단호박
단호박찜　149

●양배추
새콤달콤 양배추 절임　88
싹양배추 토마토케첩 조림　136
채소 볶음　254

●오이
참마 무침　157
참마와 오이 초무침　187
배 샐러드　191

●그린아스파라거스
굴소스 아스파라거스 샐러드　92
백합 뿌리와 아스파라거스 마늘 볶음　142

●소송채
굴과 두부 맛조림　222
버섯탕　83

●토란
토란과 오징어 매콤 달콤 조림　155

●꽈리고추
익모초 달걀조림　237
튀긴 가지와 꽈리고추 마리네이드　137

●감자
양고기 스튜　109
녹차 감자 샐러드　215

●생강
생강 새콤달콤 절임　170

●셀러리
토마토와 양상추 스프　253
셀러리 매실육 무침　135

양고기 스튜　109
오징어 향미 조림　242
채소 볶음　254
채소탕　80

●무
무와 마른새우 조림　132
간과 채소 스프　227
스페어립 양생 스프　211
회복기에 먹는 양생 스프　195

●죽순·진고
버섯탕　83
도미 당귀찜　115
오리탕　95
튀긴 죽순 김무침　159
죽순과 유바 조림　160
진고와 자차이 볶음　161

●양파
흰 살 생선 스프 찜　249
양고기 스튜　109
미네스트로네　239
채소탕　80
러시아풍 양파 스프 조림　155
싹양배추 토마토케첩 조림　136
채소 카레 스프　185
간과 채소 스프　227

●동아
동아와 닭고기 조림　148

●토마토
중화풍 토마토 샐러드　94
쇠고기 전칠인삼 스튜　106
토마토와 양상추 스프　253
파프리카와 방울토마토 발사믹드레싱 샐러드　138
미네스트로네　239
흰 살 생선 스프 찜　249
수세미외 달걀 토마토 스프　147

●가지
미네스트로네　239
튀긴 가지와 꽈리고추 마리네이드　137
채소 카레 스프　185

●여주
여주 가다랑어포 무침　255
여주 볶음　191

●부추
장어와 부추 달걀찜　265
오즙밀 주스　193
만가닥버섯과 튀김두부 볶음　120

●당근
새콤달콤 양배추 절임　88
양고기 스튜　109
오골계탕　87
해물 메밀국수　85
미네스트로네　239
채소탕　80
당근 땅콩버터 무침　139
채소 카레 스프　185
회복기에 먹는 양생 스프　195
다시마채 조림　128
간과 채소 스프　227

●마늘
검은 목이버섯과 마늘 조림　121
돼지고기 마늘종 볶음　140
백합 뿌리와 아스파라거스 마늘 볶음　142
익모초 달걀조림　237

●파
파 메밀국수　82
채소 볶음　254
구운 파 마리네이드　144

●배추
해물 메밀국수　85

배츳국 134

●피망·파프리카
도미 당귀찜 115
파프리카와 방울토마토 발사믹드레싱 샐러드 138
진고와 자차이 볶음 161
채소와 두부 조림 259
파 메밀국수 82
채소 볶음 254

●브로콜리·브로콜리 새싹
채소와 두부 조림 259
브로콜리 새싹 말이 133

●수세미외
수세미외 달걀 토마토 스프 147

●경수채
경수채와 유바 조림 166
두유 전골 165
율무와 김 스프 189
경수채와 두부 맑은국 226

●파드득나물
파드득나물 볶음 141

●양하
양하 새콤달콤 절임 170

●참마
당삼윤폐탕 248
회복기에 먹는 양생 스프 195
약선 닭곰탕 217
참마 스프 216
참마 메밀국수 238
참마와 오이 초무침 187
마와 버섯 발사믹 식초 볶음 156
참마 무침 157

●백합 뿌리
백합 뿌리와 아스파라거스 마늘 볶음 142

당삼윤폐탕 248
스페어립 양생 스프 211

●락교
락교와 닭고기 볶음 143

●루콜라
루콜라 진피 죽 231

●연근
연근전 152
채소탕 80
연근과 새우 조림 153
오즙밀 주스 193
연근 주스 193
전칠인삼 달걀찜 204
닭고기와 연자육 조림 151
연근과 새우 조림 153

콩·콩 제품

채소와 두부 조림 259
새우 살 두부찜 116
만가닥버섯과 튀김두부 볶음 120
두유 양갱 233
두부 검은깨 묵 164
경수채와 유바 조림 166
두유 전골 165
마파두부 166
여주 볶음 191
가리비 패주와 두부 조림 232
닭고기와 연자육 조림 151
경수채와 두부 맑은국 226
죽순과 유바 조림 160
고야두부 조림 167
굴과 두부 맛조림 222

해조류

미역국 126

김 죽 127
다시마채 조림 128
두유 양갱 233
율무와 김 스프 189
튀긴 죽순 김무침 159
참마와 오이 초무침 187

향신료

●칼더먼
약선 닭곰탕 217

●커민
채소탕 80
채소 카레 스프 185

●정향
녹두 죽 81

●사프란
간 향미 조림 108

●산초
스페어립 조림 107
간 향미 조림 108
마파두부 166

●육계
흑미 죽 78
오골계탕 87
스페어립 조림 107
간 향미 조림 108

●팔각
스페어립 조림 107
간 향미 조림 108
양고기 스튜 109

옮긴이 _ 윤혜림

서울대학교 건축학과를 졸업했다. 일본 교토대학에서 건축학 전공으로 공학석사 학위를 받고, 동 대학에서 건축환경공학 전공으로 공학박사 학위를 받았다. 한국표준과학연구원에서 일했고, 지금까지 전공과 관련하여 5권의 책을 내고 7권의 책을 옮겼다.

최근에 《암도 막고 병도 막는 항산화 밥상》, 《합병증 없이 극복하는 고혈압》, 《양·한방으로 극복하는 간장병》, 《노화는 세포건조가 원인이다》, 《내장지방을 연소하는 근육 만들기》, 《근육 만들기》, 《세로토닌 뇌 활성법》, 《나에게 꼭~ 맞는 면역강화 밥상》, 《생활 속 독소배출법》, 《생활 속 면역 강화법》, 《부모가 높여주는 내 아이 면역력》, 《먹는 면역력》, 《면역력을 높이는 생활》, 《먹어서 개선하는 콜레스테롤》, 《나를 살리는 피, 늙게 하는 피, 위험한 피》, 《마음을 즐겁게 하는 뇌》, 《내 몸 안의 숨겨진 비밀, 해부학》, 《내 아이에게 대물림되는 엄마의 독성》을 비롯한 건강서와 자기계발서 《잠자기 전 5분》, 《코핑》, 자녀교육서 《엄마의 자격》 등을 번역했다.

좋은 책의 첫 번째 독자로서 누리는 기쁨에 감사하며, 번역을 통해 서로 다른 글을 잇는 다리를 놓아 저자의 지식과 마음을 독자에게 충실히 전달하려 한다.

암 환자를 살리는 항암 보양 식탁

개정판 1쇄 인쇄 | 2018년 2월 12일
개정판 1쇄 발행 | 2018년 2월 19일

지은이 | 미이 도시코·고타카 슈지
요리 | 다카기 준코·하마다 히로미
옮긴이 | 윤혜림
펴낸이 | 강효림

편집 | 지유
디자인 | 채지연
마케팅 | 김용우

종이 | 화인페이퍼
인쇄 | 한영문화사

펴낸곳 | 도서출판 전나무숲 檜林
출판등록 | 1994년 7월 15일·제10-1008호
주소 | 03961 서울시 마포구 방울내로 75, 2층
전화 | 02-322-7128
팩스 | 02-325-0944
홈페이지 | www.firforest.co.kr
이메일 | forest@firforest.co.kr

ISBN | 979-11-88544-06-6 (13510)

※ 책값은 뒷표지에 있습니다.
※ 이 책에 실린 글과 사진의 무단 전재와 무단 복제를 금합니다.
※ 잘못된 책은 구입하신 서점에서 바꿔드립니다.
※ 이 책은 《항암치료 보양식탁》 개정판입니다.

인간의 건강한 삶과 문화를 한권의 책에 담는다

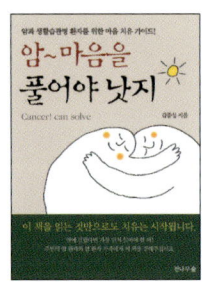

암~ 마음을 풀어야 낫지
김종성 지음 | 288쪽 | 값 13,000원

암 발생의 가장 큰 원인 중의 하나는 바로 스트레스다. 따라서 스트레스로 고통받는 마음을 풀어야 꼬인 유전자가 풀리고 서서히 건강한 세포가 살아나기 마련이다. 저자는 암을 치료하는 데 있어서 심리치료와 영성치료의 중요성을 강조하고 전반적인 심신의학의 치료법은 물론이고 명상을 통해 마음을 치료하는 법도 제시하고 있다.

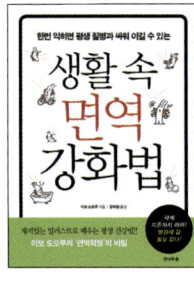

생활 속 면역 강화법
아보 도오루 지음 | 윤혜림 옮김 | 236쪽 | 값 14,000원

세계적인 면역학자 아보 도오루의 면역학 이론을 쉽게 풀어쓴 책. 어려운 의학 용어와 복잡한 원리를 일러스트로 쉽고 재미있게 설명하면서 생활 속에서 누구나 실천할 수 있는 면역력 강화법을 제시한다. 특히 '면역력을 높이는 10가지 방법'은 그간 아보 도오루가 제창해온 면역학 이론에서 '핵심 중의 핵심'이라는 평가를 받고 있다.

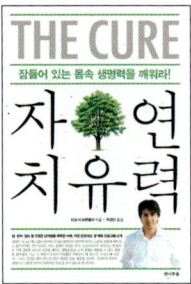

자연치유력
티모시 브랜틀리 지음 | 박경민 옮김 | 336쪽 | 값 15,000원

미국의 권위 있는 자연의학자이며 유명인의 주치의인 브랜틀리 박사의 자연치유 실천 가이드북으로 대체 무엇을 어떻게 먹어야 하는가에 대한 해답을 제시한다. 자연식을 먹고 식습관을 바꿔 암, 천식, 당뇨병 등을 치료한 실제 임상 사례를 담았다. '먹을거리와 식습관' 등 단순하지만 강력한 치유의 해결책을 제시한다.